食品营养素递送系统

FOOD-GRADE NUTRACEUTICAL
DELIVERY SYSTEMS

魏子淏　著

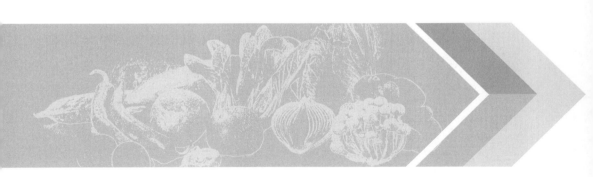

中国轻工业出版社

图书在版编目（CIP）数据

食品营养素递送系统 / 魏子淏著. — 北京：中国
轻工业出版社，2022.5
　　ISBN 978-7-5184-3870-9

　　Ⅰ.①食…　Ⅱ.①魏…　Ⅲ.①食品营养—研究　Ⅳ.
①R151.3

　　中国版本图书馆CIP数据核字（2022）第012230号

责任编辑：罗晓航　　　　责任终审：白　洁　　　整体设计：锋尚设计
策划编辑：伊双双　罗晓航　责任校对：宋绿叶　　　责任监印：张　可

出版发行：中国轻工业出版社（北京东长安街6号，邮编：100740）
印　　刷：三河市万龙印装有限公司
经　　销：各地新华书店
版　　次：2022年5月第1版第1次印刷
开　　本：720×1000　1/16　印张：23
字　　数：400千字
书　　号：ISBN 978-7-5184-3870-9　定价：128.00 元
邮购电话：010-65241695
发行电话：010-85119835　传真：85113293
网　　址：http://www.chlip.com.cn
Email：club@chlip.com.cn
如发现图书残缺请与我社邮购联系调换
210131K1X101ZBW

前 言

随着人们对于食物的消费观念从"吃得饱"到"吃得好"的逐步转变，"营养素"这一概念开始逐渐走入人们的视野。相比于传统食品，营养素强化的食品通常具有更高的营养价值和生理功效。而且，研究人员还可以设计各种不同的营养素强化食品来满足不同人群（年龄、性别、职业、体重等）的差异化营养需求。但是，将营养素添加进食物中面临着许多挑战，营养素可能与食物成分相互作用从而导致营养价值和生理功效降低，食物加工、贮藏和运输过程中各种环境因素也会对营养素的营养价值和生理功效造成损害。因此，有必要探索一种有效的方式来尽可能地保留营养素的营养价值和生理功效，这对营养素强化食品的发展而言具有十分重要的意义。

应用食品级递送系统来封装营养素是一种解决现阶段营养素在强化食品中应用所面临的问题的有效手段。食品级营养素递送系统是一种能够封装营养素的可食性载体，不仅能够有效保护营养素免受外界环境因素的损伤，还能避免营养素与食物成分之间的相互作用。此外，应用递送系统来封装营养素能够显著提高营养素的生物利用率，而且，由于递送系统对胃肠道环境条件敏感性的差异，被封装于其中的营养素在胃肠道特定部位的靶向释放也能够实现。食品级递送系统的这些优点使被封装的营养素在强化食品中的营养价值和生理功效能得到更好的发挥，这对于开发更具应用价值的营养强化食品具有积极意义。

本书从食品营养素的类型及其在应用过程中面临的困难出发，系统阐述了食品级纳米（微）乳液、皮克林乳液、油凝胶、纳米颗粒、脂质体、纳米（微）胶囊、水凝胶、分子复合物、可食用膜、气凝胶等各种营养素递送系统，以及这些递送系统在营养素递送方面的相关知识。最后，本书对食品营养素递送系统现阶段面临的挑战以及未来可能的发展方向做出了讨论。本书描述了各种食品营养素递送系统，有助于人们对食品营养素递送体系相关理论知识的系统理解。

本书编写过程中参阅了近年来国内外食品营养素递送系统的多篇相关文献，在保证可读性的同时，力求做到先进性和系统性，但是由于作者知识水平有限，不足甚至错误之处也在所难免，敬请广大读者批评和指正。

魏子淏

2022年1月

目 录

第一章

食品营养素
递送系统概论

"民以食为天"，随着生活水平的不断提高，人们对食品的摄入要求早已从满足温饱的基本需求转变为追求功能营养性的食品。目前，我们对营养素的种类和功能的认知不断深化，许多营养素由于自身性质的不稳定性无法被机体高效地吸收利用，而近年来营养活性成分的递送体系受到了研究者们的广泛关注并且经历了高速发展，人们也一直相信其在食品及相关领域的巨大应用潜力。

第一节
食品营养素的概述与分类

一、食品营养素的概述

人体必须从外界食物中获取营养素以维持正常生命活动所需的物质基础，来源于食物中的营养素种类和数量繁多，根据其对机体的生理作用可以将其分为以下七大类，分别是蛋白质（Protein）、脂类（Lipids）、碳水化合物（Carbohydrate）、维生素（Vitamin）、矿物质（Mineral）、膳食纤维（Dietary fiber）和水（Water）。根据机体对营养素需求量的多少，又可将其分为宏量营养素和微量营养素。宏量营养素包括蛋白质、脂类、碳水化合物和水，人们需要从外界环境中大量摄取该类营养素；微量营养素包括维生素、矿物质和膳食纤维，虽然机体对它们的需求量较少，但它们在机体内部也发挥着不可替代的作用。

随着人们对食品营养性和功能性的需求进入了一个全新的阶段，营养食品行业近年来得到迅速发展，摄入营养食品的目的不仅限于满足人体对营养物质的基本需求，并且更注重其对机体生理机能的调节作用。摄入营养均衡的饮食是维持机体健康的必要方式，因此我们需要尽可能地提高优质营养摄入量并提升各类营养素的生物利用率。

二、食品营养素的分类

（一）七大基本营养素

1. 蛋白质

食物蛋白质是维持人类营养健康的一类关键性大分子物质，其在食品中具有多种功能特性。研究人员通过物理化学等加工手段对蛋白质进行处理和改性，进而形成具有理想功能的特定结构[1]。对食物中的蛋白质而言，其能吸附在界面处并在外界加工条件下形成不同形状、尺寸和聚集形式的蛋白质聚合物，同时蛋白质中的三维凝胶网络状结构使其具有较强的稳定性。食品中蛋白质的结构特征、功能特性以及在食品中的品质都是近年来人们对蛋白质研究的重点[2]。目前，能够从食品蛋白质中获取具有一定生理功能的活性肽和小分子蛋白质。一般来说，生物活性肽在母体的蛋白质序列中不具有明显的活性特征，但当母体蛋白质经过酶水解、发酵或胃肠道的消化后，可以获取对机体具有特殊调节作用的一类活性肽类物质[3]。

根据生物活性肽的来源将其分为动物源、植物源、微生物源活性肽。动物源的生物活性肽主要包括乳蛋白肽、蛋清肽、鱼类肽、胶原肽等。植物源的生物活性肽多种多样，例如，小麦面筋蛋白在胃蛋白酶、胰蛋白酶等酶的水解作用下获得具有阿片肽活性的小麦多肽，大豆蛋白能够形成具有多种生理活性的大豆肽，亚麻籽蛋白衍生肽具有抗自由基、抗菌活性以及抗糖尿病作用[4]。此外，椰浆、豆粕、米糠、亚麻籽等也是活性肽的重要来源[3]。微生物源的小分子蛋白质以及活性肽的来源丰富，例如，海洋微生物中活性肽主要有线性肽、肽衍生物以及环状肽等，海带、紫菜以及螺旋藻能够形成许多小分子蛋白质。此外，杏鲍菇、猴头菇、冬虫夏草中含有的多肽物质能够被提取出并用于制备具有保健功效的营养品。但目前生物活性肽的稳定性较低，摄入机体后可能无法达到预期效果，并且生物活性肽常伴有一定的苦味和吸湿性，而对其进行封装是一种能够增强活性成分生理功效的有发展潜力的技术。

2. 脂质

食品中的脂质具有重要的生理功能，首先是作为为人体供给能量的一个主要来源物质，具有较强的饱腹感。这是由于脂肪在人体内的消化时间最长，当食物中的脂肪进入十二指肠时，十二指肠会分泌肠抑胃素，使得胃的蠕动速率放缓，减慢脂肪通过整个消化系统的速率，并且食物中的脂肪含量越高，从机体内部消化系统排空所需要的时间就越长，造成的饱腹感就越强烈。此外，脂肪还能够改善食物的感官品质以及作为脂溶性维生素的载体[5]。

从深海鱼类中提取出的深海鱼油中富含二十碳五烯酸（Eicosapentaenoic acid，EPA）和二十二碳六烯酸（Docosahexaenoic acid，DHA）等多不饱和脂肪酸，EPA和DHA在许多陆生生物以及普通鱼类的体内较少被发现，但却能够富集在深海鱼的体内。鱼油的水溶性差、鱼腥味重、容易氧化等问题限制了其在食品领域的应用，对其进行封装能够很好地解决上述问题，进而提高机体对鱼油的利用率。天然胶原蛋白通过部分水解形成的明胶经常用于构建疏水性鱼油的递送载体，已开发的明胶核-壳电纺纳米纤维膜能够作为一种可食用膜用于同时递送疏水性鱼油以及亲水性的维生素C，且该递送体系具有较强的负载能力和稳定性[6]。此外，也有研究通过明胶-海藻酸盐/壳聚糖形成的多层乳液稳定鱼油，提高了鱼油在经过胃液环境条件下的稳定性[7]。

3. 碳水化合物

碳水化合物是一类具有或能够水解产生多羟基醛和多羟基酮的重要生物大分子物质，根据其聚合度可分为单糖、双糖、寡糖以及多糖。目前，许多具有特殊功能性的多糖被先后开发出来，例如，水果多糖、木耳多糖、灵芝多糖、米糠多糖等，它们被发现普遍具有抗氧化、抑菌、降血糖、降血脂以及免疫调节等作用，无论是在食品还是医药行业都具有较强的发展前景。

此外，许多单糖和低聚糖能够赋予食品以甜味，能够作为甜味剂添加到各种食品中改善产品风味；多糖能够改变食品的流变特性，提高食品的保水性和凝胶性，从而使得食品的稠度增大，延迟风味物质的释放[8]；高浓度的糖还能有效延长食品的保质期，例如，在果脯和果酱制品中，高浓度糖的添加能够抑制微生物的生长，延缓食品变质过程。碳水化合物能够改善产品风味，参与非酶褐变，产生风味物质，同时部分的糖类物质能够抑制不良风味的产生，增加食品的可口性。不同种类的碳水化合物对产品风味产生影响的机制是不同的，单糖、双糖倾向于通过与水分子相互作用影响产品风味，而多糖则倾向于与风味物质结合或是改变产品的质构而影响产品风味[9]。

4. 维生素

对人体来说，维生素是一种需要量有限但却必不可少的微量营养素，在人体内无法合成或合成量有限，故必须从外界摄取。维生素的种类繁多，结构和物化性质各不相同，根据溶解性可将其分为脂溶性维生素和水溶性维生素。一般情况下，我们较少使用脂溶性维生素对产品进行营养强化，这主要是由于其在水中的溶解性差，化学性质不稳定，因此在实际应用中，为解决这些问题，我们可以将其进行封装以提高脂溶性维生素的生物可及性和生物利用率[10]。近来，人们对强化维生素E食品的关注越来越多，胶体形式的维生素E的生物利用率要显著高于散装形式的维生素E[11]。有研究者将阿拉伯胶以及乳清蛋白两种乳化剂用于稳定维生素E纳米乳液，该乳液将化学性质不稳定的维生素E与油相进行结合，能够应用于功能性食品饮料中[12]。此外，强化食品中的维生素C、维生素D也是目前研究较多的方向，使用明胶和/或淀粉作为主要成分，山梨糖醇作为增塑剂，将富含维生素C的卡姆果作为活性成分，制备出一种与唾液接触后能够将活性成分快速释放于口腔中的递送体系，用于补充维生素C [13]。有研究者使用三种不同的非离子表面活性剂（Tween 20、Tween 60、Tween 80）制备纳米乳液递送体系来递送维生素D_3[11]。如何提高维生素的生物利用率以及强化食品营养性，有待今后的进一步探究。

5. 矿物质

矿物质也是维持人体正常生理机能必不可少的一种微量元素，能够从外界食物中获取，根据人体对其的需要量程度可将其分为常量元素和微量元素，主要矿物质元素包括钙（Ca）、镁（Mg）、钾（K），微量矿物质元素包括锰（Mn）、锌（Zn）、硒（Se），它们来源于各种食物，并且其生物利用率各不相同。影响其生物利用率的关键是食品中矿物质间的相互作用、食品成分的氧化还原能力、矿物质化学存在形式、螯合剂以及机体自身的生理状态。许多环境因素会影响矿物质的生物利用率，乳酸、柠檬酸和抗坏血酸等有机酸可以与矿物质形成可溶性的螯合物，阻止其在体内与其他抑制剂结合或产生沉淀，从而降低了矿物质的生物利用率[14]。乳制品是一种高钙食品，当存在高浓度的植酸和草酸时，钙的生物利用率就会下降，因此，摄入钙制品的同时应注意膳食抑制成分的摄取。尽管硒的生物吸收率受到蛋白质和有机酸的影响，但其一般仍维持在80%以上。值得注意的是，人体对不同食物中的锌元素的生物吸收率差异较为明显，动物制品中锌的吸收率要显著大于谷物类制品，这可能是由于谷物制品中植酸类成分的存在会影响人体对锌元素的消化吸收。

6. 膳食纤维

膳食纤维是一种无法被人体小肠的内源性酶水解，但会在大肠中被充分或部分消化的存在于天然植物中的可食用多糖。它常被认为是植物多糖和木质素的总和，其具有的功能特性包括降低血液中的糖类和胆固醇含量，防止2型糖尿病，饱腹感强，能在一定程度上控制体重。膳食纤维的主要食物来源包括谷物（外壳、胚乳细胞壁）、蔬菜、水果（果皮）和豆类（种皮和子叶）[15]，此外，在一些海洋生物的体内也发现了膳食纤维的存在。根据膳食纤维在肠道中的溶解性，可将其分为不溶性膳食纤维（Insoluble dietary fiber，IDF）和可溶性膳食纤维（Soluble dietary fiber，SDF），它们之间生理效应和功能特性有所差异。一般情况下，不溶性膳食纤维不溶于水，能够被动地吸水从而不断增加自身体积，能够促进粪便软化，通常由纤维素、木质素、半纤维素和改性纤维素组成，而可溶性膳食纤维通常由树胶、果胶、半纤维和黏液组成[16]。谷物中的膳食纤维含有较多的半纤维素和不溶性纤维素，而蔬菜水果中则包含比例极高的可溶性膳食纤维，我们通常认为蔬菜水果对人体具有更高的健康功效，包括保水保油能力、结肠发酵能力以及更低的热值。食物中的膳食纤维能够与其他成分发生复合作用而改善产品的结构特性，稳定高脂肪含量产品，延长产品的保质期限。高膳食纤维产品具备一定的功能特性（黏性、咀嚼性、保水保油性以及抗氧化性），在食品领域具有良好的应用前景[17]。

7. 水

水也是机体所必需的一种基本营养素，具有多种生物学功能。根据是否与非水化合物进行化学结合，可将其分为结合水和自由水。根据化学结合强度的不同，可进一步将结合水分为构成水、临界水和多层水。自由水也能够分为滞化水、毛细血管水和自由流动水。食品的水分含量常被作为衡量微生物生长以及生化反应是否发生的有效指标，食物中不同的水分含量对产品保质期具有较大影响[5]。

（二）生物活性成分

食物中除了包含上述的七大基本营养素，还存在着许多对人体有益的生物活性成分，先前也有人将这类物质称为活性成分，它们虽无法维持机体的基本发育及生长需求，但是它们的存在却能够提高机体的生存质量，调节生理机能以及预防一些疾病的发生，我们通常也称之为营养素。然而，一旦摄入过量，则可能会干扰其他营养物质的吸收和代谢。生物活性成分大多来自植物性食品，主要包括类胡萝卜素、多酚类化合物、皂苷类化合物、有机硫化物、植物固醇、单萜类、植物雌激素、植酸等。它们具备了许多基本营养素所不具备的生理活性，主要表现在以下几个方面：

（1）抗氧化作用　有相关研究表明，豆科作物的抗氧化活性和其总酚含量呈现出一定的相关性，一些其他生物活性成分，例如，皂苷、抗坏血酸对抗氧化性具有协同促进的作用。此外，研究人员也发现酚类物质的抗氧化性与其供氢体结构之间存在着密不可分的关系；黄酮类的抗氧化性来源于其结构中的吡喃环和多酚类成分[18]。

（2）免疫调节作用　许多生物活性成分对人体的免疫系统具有调节作用，例如，虫草中的多糖成分对机体的特异性免疫、非特异性免疫和细胞免疫都具有增强作用[19]。

（3）降胆固醇和血糖作用　活性物质对胰岛素敏感性以及体内血糖水平具有一定的调节作用。此外，多酚能够促进内源胆固醇在肝脏中形成胆酸，降低血液内部的胆固醇；皂苷与胆酸结合后无法通过肠壁，进而使得更多的胆酸无法被机体吸收而被迫排出体内；植物化合物能够抑制体内合成胆固醇酶类的活性，降低胆固醇的生成量[5]。

（4）抑制肿瘤作用　人们从海洋生物以及陆生的许多中草药中都发现具有抑制肿瘤作用的生物活性成分，它们来源广、毒性低、效能高，是新型抗肿瘤药物的重要原料。有研究人员发现，部分生物活性成分能够通过间接抑制机体内部葡萄糖的转运系统以及蛋白质、核酸的合成来达到抑制肿瘤生长的目的。

（5）抑制微生物作用　例如，虫草素对炭疽杆菌（*Bacillus anthracis*）和链球菌（*Streptococcus*）都具有较强的抑制作用[19]。多种生物活性成分能够较为稳定地存在于天然作物中，但对其进行加工处理后，一些敏感性成分会受到多种外界环境条件或其他成分的共同作用降解或失活，面对这种情况，我们有必要将不同的营养物质相互隔离封装起来，以规避一些不理想结果的产生，进而确保敏感性活性成分维持自身的物化稳定性和生理活性。

（三）益生菌

益生菌能够改善肠道健康，调节机体免疫功能以及消除体内有害物质，因而也被认为是一种营养活性成分。许多益生菌的生存能力差，在胃环境下会失去自身活性，无法实现理想的生理功能。为应对这些挑战，有必要对其进行封装以保证益生菌能够在加工、贮藏以及胃肠道消化过程中维持活性。微胶囊是最为常见的一种封装益生菌的递送体系，微胶囊的构建材料对益生菌的存活率有着显著影响。研究人员最近开发了一种新型的核壳结构用于增强益生菌的储存性、实现在胃肠道中的缓释以及改善冻干稳定性，这种核壳结构是以孢粉质外壁胶囊为核心，以海藻酸钙/羧甲基厚皮素凝胶为壳，其中茯苓多糖的添加能够提高外壳的热稳定性[20]。此外，益生菌还能够与其他营养活性物质形成共微胶囊结构，在功能食品的开发上具有一定的发展潜力[21]。表1-1列举了常见的需要递送的营养素及其功能特性。

表 1-1   常见的需要递送的营养素及其功能特性

营养素类别	举例	功能特性
蛋白质	谷胱甘肽、大豆肽、酪蛋白磷酸肽、免疫活性肽	调节机体生理功能
多不饱和脂肪酸	α-亚麻酸、亚油酸、EPA、DHA	预防心脑血管疾病，抗癌，抗炎，调节神经系统，提升记忆力
维生素	维生素 C、维生素 A、维生素 D、维生素 E、维生素 K	调节机体正常生理功能
矿物质	铁、碘	均衡体内营养，调节机体生理功能
多酚类化合物	姜黄素、白藜芦醇、单宁酸、花青素、橙皮苷、花色苷、香芹酚	抗氧化抗菌作用、增强机体免疫力、降血糖血脂
类胡萝卜素	β-胡萝卜素、虾青素、番茄红素、叶黄素	延缓衰老、抗氧化抗癌、增强机体免疫力
皂苷类化合物	人参皂苷、三七皂苷	预防心脑血管疾病
单萜类	柠檬醛、百里酚	抗菌抗氧化作用

续表

营养素类别	举例	功能特性
益生菌	短双歧杆菌（*Bifidobacterium breve*）、干酪乳杆菌（*Lactobacillus casei*）、副干酪乳杆菌（*Lactobacillus paracasei*）、嗜酸乳杆菌（*Lactobacillus acidophilus*）、动物双歧杆菌（*Bifidobacterium animalis*）、保加利亚乳杆菌（*Lactobacillus bulgaricus*）、短乳杆菌（*Lactobacillus brevis*）、植物乳杆菌（*Lactobacillus planturum*）、鼠李糖乳杆菌（*Lactobacillus rhamnosus*）	维持机体内部的正常菌群，增强免疫力

第二节
食品营养素应用的困难与食品营养素递送系统的意义

一、食品营养素应用的困难

人们日常生活中不均衡的营养摄入会导致体内微量元素的缺乏，这使得我们不仅开始关注营养强化食品，也开始重视如何最大限度地提高营养素在体内的吸收利用率。许多营养物质都属于高敏感性物质，易受到光、热、氧气以及各种外源化合物的影响，此外，产品加工工艺过程、包装形式、保存运输条件等也会影响营养素的功能特性。因此，如何提高营养素的生物可及性以及生物利用率是未来的一个重点研究内容。机体在摄入各种营养素的同时，也存在一定的问题和困难：

（1）存在安全隐患　食品营养素的过量摄入可能会对机体造成一定损坏，目前，对部分微量元素尚未制定出明确的可耐受最高摄入量。

（2）生物可及性较差　许多营养素，如β-胡萝卜素、姜黄素、维生素A、维生素D、维生素E和维生素K等，在加工和贮藏过程中的化学性质都不稳定，易受到光、氧、热等因素的影响或是被胃肠道环境中的酶降解，因而我们有必要将其通过递送体系保护和封装起来，提高其生物可及性。

（3）生物利用率有待提高 机体内部外源化合物以及食物中其他成分的存在也会对食品营养素的摄入产生一定的影响，营养素能够直接与化合物发生相互作用进而影响其在体内的吸收代谢，例如，有机酸能够降低钙、铁等的吸收利用率，影响体内生物转化/转运酶的形成。此外，铁、锌、铅等会竞争相关的转运蛋白以影响营养素的生物利用率。一些外源化合物甚至能够破坏机体的细胞和组织，损害机体的正常生理功能，显著改变营养素的消化吸收水平，因而我们能够通过对营养素物化性质的了解，使用科学的方法来提高营养素在机体消化过程中的吸收率[5]。

（4）不良风味有待改善 将食品香料暴露于外界环境中，可能会导致香料失去独特的风味特征，而对香料物质进行封装能提高产品的感官品质；另一种情况是针对一些带有刺激性气味的营养素，为了提高产品的口感，递送体系的出现可用于掩盖营养素的不良风味。

（5）靶向递送有待实现 对于一些活性成分我们要精准地控制其在小肠中被分解吸收，但营养素在实际的消化吸收过程中会过早地在口腔或胃液中发生降解，因而我们将其封装在递送体系中，进而实现对营养成分的靶向递送。

二、食品营养素递送系统的意义

如今，随着人们对食品的营养性和功能性的要求逐渐提高，许多营养素和生物活性成分都被添加到食品中用于开发营养保健食品，然而，在食品的实际加工运输贮藏过程以及体内消化环境的影响下，许多食品营养素的稳定性、生物利用率和活性遭受破坏，因此，如何保护和控制营养活性成分释放到特定位置是提高食品营养价值的关键，解决这一问题的主要方法是避免营养素大量暴露于外界环境中，通过可控的方式（封装、诱捕和包衣）释放活性成分，有效强化其对人体的功能特性的同时避免营养物质的失活和降解。

营养活性成分在经过唾液、胃肠道等一系列的消化过程后，仍保持着较强的生理功能和完整形式，通过小肠上皮细胞及血液循环达到作用位点才能保证营养素在机体的高效利用。而小肠上皮细胞的黏液层会在一定程度上限制亲水性和疏水性活性成分的高效运输。为解决营养素在消化过程中出现的失活和降解等情况，我们有必要在食品基质中将高敏性的营养素封装进适当的递送系统中，以进一步实现：高效靶向地递送营养成分；有效控制营养素在机体内部释放的浓度，实现营养活性物质的吸收利用最大化；便于不同组分混合物之间的相互作用[22]。许多天然高分子凭借着自身的高度生物相容性用于制备微米/纳米级的营养素封装材料。营养活性成分与递送体系的优势与困难如图1-1所示，接下来，我们将分别介绍不同种类的食品营养素递送系统。

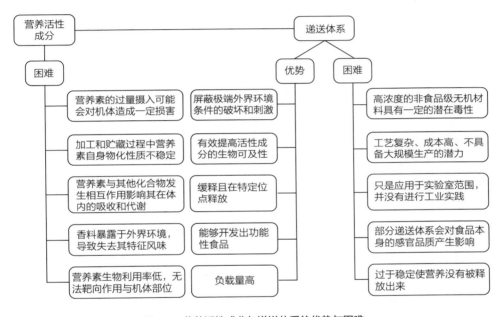

图1-1　营养活性成分与递送体系的优势与困难

第三节
食品营养素递送系统的定义与分类

一、食品营养素递送系统的定义

由于食品基质的复杂性，许多营养成分易受外界贮藏或加工条件的影响，通过先前大量研究发现，对营养活性成分进行封装是提高其生物利用率的首要选择。递送系统是指将营养活性物质封装在具有一定保护作用的聚合物中，这不仅能够有效屏蔽极端外界环境条件的破坏和刺激，有效提高活性成分的生物可及性，还能够实现营养素的缓释和靶向释放。

二、食品营养素递送系统构建材料

（一）多糖递送体系

多糖作为一种天然易得的生物材料，在递送营养素方面应用广泛，这主要是由于多糖来源广，易获取，且具有较高的经济性、生物相容性、可降解性和安全性。多糖包括动物源多糖（如壳聚糖、硫酸软骨素）、植物源多糖（如淀粉、果胶和瓜尔胶）和其他来源多糖（如从海藻提取的海藻酸盐），根据多糖表面所带的电荷又分为中性多糖（如淀粉、纤维素）、阴离子多糖（如海藻酸盐、黄原胶）和阳离子多糖（如壳聚糖、葡聚糖–精胺）[2]（多糖表面的电荷取决外界条件的酸碱度）。组成多糖的基本结构（即单糖）决定了多糖的理化和结构性质。多糖相比于蛋白质或是小分子表面活性剂，能够抵御蛋白酶的降解作用和胃酸的环境条件。最近，有研究者开发了一种可控的方法制备多糖基高内相乳液①，此方法不需要外加任何表面活性剂以及胶体颗粒，仅需要使用超声波制备出微球并进行离心处理，通过人为控制多糖浓度、超声强度形成高内相乳液[23]。

壳聚糖是甲壳类动物壳中存在的一种多糖类物质，尽管很早以前我们就对壳聚糖进行开发和利用，但将其作为递送材料进行研究在最近二十年才逐渐受到人们的关注。壳聚糖自身带有正电荷，它能够与许多带有负电荷的聚合物甚至在水溶液中的聚阴离子发生相互作用[24]。去乙酰化的壳聚糖表面更容易被修饰形成所需的结构，壳聚糖能够形成纤维、微米/纳米颗粒、水凝胶、膜等载体形式。

果胶是一种骨架中主要含有半乳糖醛酸片段的植物细胞壁多糖，工业中的果胶来源主要包括果渣、甜菜和柑橘皮等。研究表明具有出色的乳化稳定性、界面活性的果胶结构应满足乙酰化度为10%且蛋白质含量为3%的条件，而甜菜果胶因其

---

① 高内相乳液：内相体积分数大于 74% 的乳液体系。

具有的高度支化多糖结构、高蛋白质含量以及高乙酰化度，故具有更加优异的乳化能力。有研究人员使用喷雾干燥法封装基于甜菜果胶的固/油/水的乳液体系，发现其与传统方法构建的乳液体系相比具有更小的液滴尺寸和对营养素更好的封装效果[25]。此外，虽然单独的多糖具备一定的乳化能力，但是为进一步提高其乳化效果，我们经常采用多糖复合物的形式，它们彼此之间能够通过静电相互作用、疏水相互作用以及氢键等连接，并进一步用于递送食品活性成分[26]。

（二）蛋白递送体系

食品蛋白质相比于其他生物聚合物的优点在于其较强的生物相容性和生物降解性，它们的结构和功能性质具有可调性，能够在液滴周围形成具有一定黏度、弹性且耐用的膜以稳定乳液，能够有效抑制分散相中颗粒的聚结。由于空间效应以及表面的电荷作用，蛋白质主要通过静电排斥作用稳定乳液液滴。蛋白质的性质受到多种因素的影响，包括氨基酸的组成、蛋白质的构象、变性温度、表面电荷以及外界环境条件的作用。

皮克林乳液、纳米/微米颗粒、水凝胶是蛋白质构建的最为常见的三种体系，我们经常采用一些预处理手段形成蛋白质颗粒，预处理的目的主要是增强蛋白质的界面吸附、溶胀和乳化能力，形成合适的粒径并提高其在机体内部的消化率，而预处理方式主要取决蛋白质性质以及递送体系的预期特性[27]。昆虫蛋白近年来也被发现能够应用于保护和封装疏水性的活性成分，例如，姜黄素能够通过疏水作用与昆虫蛋白纳米颗粒的疏水核发生相互作用，提高姜黄素的热稳定性，封装率达到30%～47%[28]。大豆分离蛋白（Soy protein isolate，SPI）可以用于制备各种纳米尺寸的结构，这些纳米结构能够作为优良的脂溶性生物活性物质的递送体系[27]。SPI作为一种十分常见的递送体系构建材料，具有高聚集和凝胶化的倾向。体外消化实验表明，SPI制备的纳米乳液对营养素进行封装时，能够有效避免营养素在胃环境下的降解而实现其在小肠中的释放与吸收，这初步证明了SPI适宜于制备亲脂性的小肠靶向递送系统[29]。玉米醇溶蛋白是一种对pH依赖性较强、对消化酶具有较高抵抗力的大分子物质，其在胃肠道中的消化吸收率有限，因而十分适用于构建活性营养成分的递送系统。乳清蛋白浓缩物能够用于封装疏水性的营养活性物质，可以先使用柠檬酸等交联剂对乳清蛋白分离物进行处理以形成乳清蛋白聚集体，聚集体显示出对姜黄素更高的负载和封装能力[30]。

（三）脂质递送体系

尽管多糖和蛋白质构建的递送系统各有优势，但在实际应用过程中，它们需要经过各种复杂的外界处理条件，因此，基于多糖或蛋白质构建的营养素递送系统在进一步发展方面仍存在局限性，这也为基于脂质构建的递送体系的发展提供了可能，脂质递送体系普遍具有低毒性和更高的封装率，具有十分广阔的发展前景[31]。脂质被用来维持营养物质的生物活性，调节其在体内的消化吸收，多数的非极性脂肪能够作为亲脂性营养成分的负载材料，而极性的脂质由于其亲水性和亲油性，能够稳定含有营养活性成分的乳液[32]。目前，一些常见的脂质载体包括纳米乳液、纳米脂质体、固体脂质纳米粒子以及纳米结构脂质载体等[31]。脂质基的纳米乳液因其改善生物活性成分的增溶作用而被普遍用于输送一些水溶性差的营养成分；脂质体的一个重要优势是具有靶向性，能够在体内的目标位点释放它们的负载；而固体脂质纳米粒子由于其固体基质，在控制释放方面具有较强灵活性，能够为活性成分提供更多保护；纳米结构脂质载体是一种新出现的载体形式，其能克服固体脂质纳米粒子负载率低、贮藏过程不够安全等问题。

不同的脂质在机体内部的消化吸收率有所不同，一项研究表明，不同种类的油对维生素D_3进行封装时，其在机体内的生物利用率是有所差别的，其中玉米油/鱼油>橘子油>矿物油>中链三酰甘油，这证实了长链甘油三酯（玉米油和鱼油）相比于中链甘油三酯（橘子油以及矿物油）能够更加高效地递送维生素D_3[33]。

（四）多糖–蛋白复合递送体系

目前，我们也发现某些多糖难以单独吸附于界面处，导致这一现象发生的原因可能是多糖的高度亲水性或是结构的复杂多样性，通常利用疏水基团对多糖进行修饰以提高其乳化性能。此外，我们也发现多糖能够与蛋白质、其他多糖或是一些小分子表面活性剂共同作用，提高乳化性能[26]。

蛋白质能够与多糖通过静电作用结合，蛋白质和多糖携带了相反电荷，将两者混合到一起时，两种物质间会通过静电作用结合，形成可溶性的复合物、沉淀或凝聚；但当两种物质携带相同的电荷时，混合物会形成单相溶液（溶液浓度足够低）或两相溶液（浓度超过临界值）。目前，使蛋白质–多糖结合的常用方式主要是复合和加热处理，球状蛋白在特定的酸碱度条件下加热至变性温度以上，再与离子多糖结合制备出复合颗粒；也可以通过在特定酸碱度和高于变性温度的条件下直接加热蛋白–多糖复合物形成复合颗粒[29]。许多的单一生物聚合物本身不足以保护某些特定的生物活性成分，必须通过结合其他有效壁材共同对营养物质进行封装。例如，研究发现单独的壳聚糖无法稳定地保护和封装角鲨烯，需要添加另一种高效的乳化稳定剂才能实现对角鲨烯的保护作用，因此，研究者使用喷雾干燥技术将壳聚糖–乳清蛋白共同用于封装角鲨烯，在温度达到422℃的条件下仍能维持角鲨烯的稳定性，将角鲨烯胶囊化处理能够使其具备更好的氧化稳定性、流动性以及溶解性[34]。

（五）其他递送体系

此外，蛋白质–多糖–稳定剂制备的三元复合纳米颗粒相比于蛋白质–多糖二元复合纳米颗粒或是生物聚合物形成的单一纳米粒子，能够更好地递送某些营养活性成分。例如，使用玉米醇溶蛋白/壳聚糖/茶多酚构建的载体用于递送金丝桃苷，封装率能达到94.2%，茶多酚作为一种具备诸多益处的多酚类化合物能够作为潜在的稳定剂用于形成复合递送体系[35]。玉米醇溶蛋白–羧甲基壳聚糖–茶多酚三元复合体系递送β–胡萝卜素，能够有效防止β–胡萝卜素颜色的降解并使得复合体系具有更加优异的抗氧化性能[36]。此外，蛋白质–多糖–脂质的三元复合纳米粒子也被用于高效的递送体系。例如，玉米醇溶蛋白–硫酸软骨素/槐糖脂已成功封装姜黄素，提高了姜黄素的水溶性以及热稳定性[36]。

上述都是食品级的递送体系，但目前也存在着许多非食品级的递送体系构建材料。例如，一些合成聚合物（聚D，L–丙交酯、聚丙交酯–共–乙交酯、聚乳酸、聚D，L–乙交酯等），它们能够用于靶向递送药物和生物活性物质，但其是否存在潜在的毒性尚未可知，并且合成聚合物的生产工艺较为复杂、成本普遍较高等问题都限制了其进一步发展[36]。介孔①二氧化硅纳米粒子、磁性纳米粒子、树枝状聚合物、碳纳米管等也是被批准的能够用于构建营养活性成分递送系统的材料，这些材料的共同优点是高度的生物相容性，比表面积大，能够高效地封装活性成分，但缺点是在高浓度条件下使用，它们可能存在潜在毒性甚至具有一定的致癌性，因而目前研究的重点是开发食品级聚合物材料用于构建递送体系[37]。表1–2列出了目前常

---

① 介孔：孔径为 2~50nm 的孔。

见的递送体系构建材料。

表 1-2   常见的递送体系构建材料

递送体系构建材料	主要来源	例子	优缺点
多糖	植物细胞壁	纤维素	可再生、廉价、高生物相容性；机械强度低，一般复合使用提高营养素的负载率
	褐海藻	海藻酸钠	价格低廉，来源广泛；形成的封装体系的孔隙率较大，使得负载的营养素被快速释放，在酸性环境中易被降解
	虾蟹等海洋生物的外壳	壳聚糖	生物相容性高，能够与聚阴离子相互作用形成聚电解质复合物，更高效递送营养素；水溶性较差
	海藻（红藻）	卡拉胶	热可逆性强，降低物质对酶的敏感性，更加高效地负载营养素，形成的颗粒尺寸较大，影响食品的口感、外观以及营养
	石花菜、江蓠、红藻	琼脂	极强的凝胶能力，稳定性强
	天然淀粉	线性糊精[①]	空腔大，水溶性好，适宜结合
	刺槐	阿拉伯胶	具有良好界面性质，提高递送体系的黏度
	微生物	结冷胶	具有凝胶性、热响应性以及细胞相容性
	油菜黄单胞菌	黄原胶	具备凝胶性以及 pH 稳定性
	水果和蔬菜的细胞壁	果胶	在消化道中的溶解性差，但在结肠中易被分解
	天然淀粉	淀粉	具有单左旋螺旋的空腔，容纳更多的疏水性营养素
蛋白质	胶原、乳制品	明胶、乳清蛋白、酪蛋白	具有优异的乳化性、溶解性、黏附性、成膜性、生物相容性以及生物降解性，稳定性强
	豌豆	豌豆蛋白	乳化性强，形成的黏弹性强的界面膜
	大豆	大豆分离蛋白	高聚集能力和凝胶倾向
	玉米粒胚乳	玉米醇溶蛋白	自组装能力强，但在某些递送体系中聚集并不稳定

---

① 线性糊精：根据分子结构的不同，糊精可分为线性糊精、支化糊精和环糊精。其中，线性糊精是一种线性聚合物，通常由 α-1，4- 糖苷键连接的葡萄糖单元构成。

续表

递送体系 构建材料	主要来源	例子	优缺点
脂质	玉米、鱼类、橘子的果皮	玉米油、鱼油、橘子油	极性、流变学、化学稳定性、物理状态、可消化性
	棕榈果、椰肉	棕榈油、椰子油	相对分子质量更小，水溶性强，具有更高的抗氧化稳定性
		固体脂质	与半合成脂质相比，它具有更高的生物相容性和更低的毒性
蛋白质 – 多糖复合物	—	乳清蛋白 – 壳聚糖	显示出理想的贮藏稳定性以及负载能力
	—	玉米蛋白 – 黄原胶	离子稳定性、pH 耐受性强
	—	卵清蛋白 – 普鲁兰多糖	显示出理想的贮藏稳定性以及负载能力
其他	—	低相对分子质量的表面活性剂	构建的递送系统不够稳定，封装率有限
	—	蛋白质 – 多糖 –稳定剂、蛋白质 –多糖 – 脂质	稳定性强，负载营养素效率更高

三、不同类型的活性物质递送体系

（一）传统乳液

　　乳液运载体系是目前最为常见的一种营养素递送系统，其是一种非均多相分散体系，这一体系主要是针对两种及两种以上互不相溶的液体，也有大量研究针对乳液的稳定原理进行了拓展研究，先后开发了纳米乳液、多层乳液、多重乳液等体系。根据稳定体系的颗粒大小，又将乳液分为粗乳液和大乳液、纳米乳液或亚微米乳液、微乳液[7]，微乳液相比于粗乳液具有更强的稳定性，其优势在于液滴的平均尺寸更小，并且更有利于改善亲脂性活性成分的生物可接受性，这主要是由于微乳液具有更大的表面积体积比以及更快的扩散速度。纳米乳液主要用于递送亲脂性成分，如多酚物质、亲脂性维生素、多不饱和脂肪酸、色素等[38, 39]，并且其递送的亲脂性成分的物化性质是决定其在乳液结构中位置的主要因素。

许多表面活性剂能够用于维持乳液稳定性，主要机制是其能够有效减少介质和不溶性基团的相互作用。液-液界面的界面张力会随着乳化剂添加量的增加而降低，当界面具有较低的界面张力时，由许多小液滴稳定的体系高度分散且较不稳定，随着贮藏时间的延长或受到外部加工条件的影响，液滴可能会发生凝聚或变大导致乳液体系受到破坏，致使油相和水相发生分离，但当乳化剂的浓度足以使得界面饱和，界面张力为零时，所形成的乳液在热力学上具有较强的稳定性[40]。

多重乳液是一种将传统乳液分散相液滴再进一步分散到另外的连续相中所形成的复合的乳液体系，能够分为油包水包油型（O/W/O）和水包油包水型（W/O/W）。根据分散的位置，多重乳液可以分为外水相（或外油相）、内水相（或内油相）以及中间水相（或中间油相）。多重乳液相比于传统乳液的优点在于同时具备油包水和水包油的双重界面膜，因此其兼备了两者的优势，能够实现同时封装水溶性以及油溶性成分，对包载在内部的成分具有更好的保护作用，但目前的多重乳液并没有被大面积地用于工业生产中，这主要是由于多重乳液具有过高的自由能，使得乳滴变小或溶胀，导致多重乳液转变为单重乳液，难以长时间维持乳液的稳定性[41]。

食品领域中的许多乳液在某些温度、离子强度以及酸碱度条件下并不稳定，大量研究发现，可以通过乳化剂稳定形成多层乳液进而提高乳液在各种环境中的物化稳定性，并且不同乳化剂的复配使用能够达到对活性成分更好的递送效果。例如，有相关研究表明，植物蛋白与多糖之间通过静电作用结合，从而稳定水包油型乳液，该乳液能更好地抵抗外界的环境压力[42]，制备出的多层乳液的稳定性取决乳化稳定剂的分子质量、结构以及电荷量等性质。研究人员将阴离子果胶和阳离子脱乙酰壳多糖在阴离子皂苷包被的脂滴上制备多层乳液，并对虾青素进行了包埋，这使虾青素的物化稳定性得到了提高，延缓了虾青素的降解速度[43]。

（二）皮克林乳液

皮克林乳液是近年来新型乳液的一大研究热点，它是对传统乳液的进一步开发和利用，皮克林乳液中的胶体颗粒可充当稳定剂，而传统乳液则是由小分子表面活性剂或具有良好溶解性的两亲性大分子所稳定的乳液。传统乳液的稳定机制主要是通过静电稳定作用、在可溶性生物大分子和表面活性剂的作用下降低界面张力以及维持空间稳定性。而对于皮克林乳液来说，在油-水界面处的胶体颗粒倾向于形成物理屏障，通过体积排阻以避免界面以及液滴间的接触和相互作用[14, 42]，胶体颗粒被稳定地吸附在油–水界面间，这使得皮克林乳液具有了比传统乳液更高的表面负载和厚度，且皮克林乳液中乳化剂不会发生动态交换，而这一现象能够在传统乳液中被观察到[15]，上述的几点原因都解释了为什么皮克林乳液的稳定性要大于传统乳液。此外，乳液中的酸碱度、表面电荷量和固体颗粒的尺寸、浓度、润湿性等都会影响乳液的稳定性。

目前，许多研究者们也专注于开发结构更为复杂的双重皮克林乳液，根据颗粒的疏水性可将双重皮克林乳液分为油包水包油（O/W/O）型皮克林乳液和水包油包水（W/O/W）型皮克林乳液，皮克林乳液也被证实能够递送多种营养活性成分，主要包括抗氧化抗菌物质和精油等[44]。皮克林乳液中的高内相乳液相比于传统乳液具有更高的内相比（>74%），高内相乳液相比于传统乳液对乳化稳定剂的需求量更少，但却能形成具有更强抗聚结能力以及更高稳定性的乳液体系。

目前用于稳定食品级皮克林乳液的颗粒主要包括多糖类颗粒、蛋白质基颗粒、复合颗粒、黄酮类颗粒、脂肪晶体和食品级蜡[45]。它们彼此间具有一定的协同作用，有研究人员将玉米醇溶蛋白纳米颗粒和大豆卵磷脂结合用来稳定皮克林乳液，它们的组合能够快速降低界面张力并提高界面活性，卵磷脂的存在有利于提高界面膜的表面弹性，更增加了皮克林乳液的稳定性[46]。此外，可以对颗粒稳定剂进行预处理以进一步提高其乳化效果。目前，常用的一些预处理手段主要包括交联、酸水解、酯化等改性方式或是构建不同生物大分子的杂化纳米粒子[47]。

（三）油凝胶

油凝胶由亲油液体以及少量的油凝胶剂组成，其中油凝胶剂能够通过自组装或结晶方式捕获液态油并进一步转化形成具有较强黏弹性的半固体脂质混合物，这种混合物由于不含反式脂肪和饱和脂肪酸，其健康性受到人们的普遍关注[48]。目前，包括脂肪酸、甘油、脂肪醇在内的许多可食用成分都可以用作油胶凝剂以模拟固体脂质的口感等特性，但是我们发现油凝胶剂的混合物更能够形成具备理想特性以及网络结构的油凝胶体系，它们能够用于制备巧克力、蛋糕等食品[49]。

常用的油凝胶递送系统分为以下几类：

1. 油凝胶

由于油凝胶中网络结构能够在递送营养活性成分时起到一定的屏障阻隔作用，

它能够装载许多的脂溶性营养素，如姜黄素、叶黄素酯等活性成分能够通过油凝胶体系实现递送[50, 51]。

2. 油凝胶基乳液

（1）油凝胶-纳米乳液　其需要首先形成热可逆的半固体油凝胶，然后进行高压均质或超声处理进一步乳化制得。有研究人员比较了油凝胶-纳米乳液和散装油递送β-胡萝卜素的能力，结果表明，前者能够更高效地递送β-胡萝卜素（生物利用率提高了约11.5倍）[52]。

（2）油凝胶-皮克林乳液　这一新型的乳液不是使用完全或部分的固化脂肪，而是使用油凝胶作为分散相来制备皮克林乳液，相关研究表明此类结构能够有效提高橙皮苷、β-胡萝卜素等的生物可及性[53, 54]。

（3）油凝胶-水凝胶复合体系　通常两种不同的凝胶相（油凝胶和水凝胶）能够共同形成一种新型的双相体系，称为混合凝胶（Bigel）。混合凝胶不是将油水凝胶进行简单的混合，而是形成了一种具有一定凝胶强度的更耐机械形变的体系[55]，不仅如此，混合凝胶还能够单独或同时输送亲脂和亲水性营养素。此外，油凝胶以及水凝胶的性质和含量也决定了混合凝胶的功能和结构特性，较高的油凝胶含量能够增加混合凝胶的机械强度和流变黏弹性[56]，同时也能够增强混合凝胶对营养活性成分的保护作用。但双凝胶体系具有一定的复杂性，它的油-水界面没有被乳化稳定剂覆盖，故油水凝胶的结构间可能存在一定的渗透作用，这与单凝胶或是凝胶乳液中的变化规律有所不同[57]。目前我们对双凝胶结构的认识依旧十分有限，其功能和结构特点有待进一步的理解和探究。

（四）纳米颗粒

纳米颗粒也是一种常见的营养活性成分递送体系。目前，许多蛋白质、多糖等生物聚合物被认为能够形成良好的聚合物纳米颗粒。不同的生物活性成分也可以封装在不同的胶体颗粒中，例如，蛋白质-多糖复合纳米颗粒递送体系，其能够充分将多糖的屏障保护作用与蛋白质的高亲和力特点相结合，进一步提高递送稳定性和效率，这一复合体系也是目前最为常见的复合纳米颗粒递送体系，并且因其高度的生物相容性和无毒性而有着十分广阔的发展前景。此外，我们也使用经美拉德反应修饰的大分子聚合物制备出颗粒载体，其被证实具有更高的表面活性、抗氧化活性以及乳液稳定性。例如，β-胡萝卜素能够负载在基于β-乳球蛋白-葡聚糖缀合物构建的纳米颗粒中并表现出较大的释放率和渗透系数[58]。由酪蛋白酸钠-葡聚糖美拉德偶联物形成的玉米醇溶蛋白纳米颗粒能够封装白藜芦醇以提高其生物利用率[22]。此外，还能够通过静电沉积作用，以疏水性蛋白质为核心、亲水性的多糖为壳制备出核壳结构的纳米颗粒以负载营养活性物质并用作功能性食品或营养补充剂[59]。

近年来，复合纳米颗粒的制备和研究也引起了人们的广泛关注，有研究者发现制备出的玉米醇溶蛋白-果胶二元复合纳米颗粒相比于单独玉米醇溶蛋白纳米颗粒能够更加高效地递送金丝桃苷。此外，人们发现向蛋白质-多糖体系中添加稳定剂形成的三元复合纳米颗粒具备更强的功能因子传递特性[60]。

作为聚合物纳米颗粒以及核壳纳米颗粒的替代品，固体脂质纳米颗粒通常由水包油乳液制得。将疏水性的生物活性物质事先溶解在热液体油中，将固体脂肪加热至溶解温度使其转变为液体形式，而后使用含有亲水性乳化剂的水溶液对上述液体进行均质化处理，能够形成乳液体系并将其冷却至室温，导致脂质颗粒部分或完全结晶，这种纳米颗粒体系能够提高营养活性成分的化学稳定性，但对营养成分的负载能力较低[61, 62]。为进一步高效递送营养成分，我们还引入了新型的纳米结构脂质载体，这一结构具有更低的水分含量，能够有效地规避活性物质在被负载过程中的释放损耗，现已成为一种递送亲脂性生物活性成分的优良载体[63]。

（五）脂质体

脂质体通常是由磷脂双分子层组成的单个或多个同心球形结构，与细胞膜结构相似，因磷脂双分子层具有的两亲性，亲水基团暴露于水相中，而疏水区域能够与非极性生物活性物质直接接触形成胶束或双分子层结构的囊泡。脂质体的中心层和外层是亲水的，双分子层的内部是疏水的，因此能够封装部分的油溶性、水溶性和两亲性物质。研究表明，叶黄素和β-胡萝卜素通过负载在脂质体上而具有更强的贮藏稳定性[64]。此外，脂质体还能够增强某些营养活性成分的抗氧化性，如抗坏血酸、原花青素等[65]，不仅如此，同时装载具有协同作用的两种类型的疏水活性成分（薏苡仁油和β-胡萝卜素）的共载脂质体相比于装载单一生物活性成分的脂质体而言，能够被赋予更高的抗氧化活性和抗癌性[66]。此外，由于脂质体同时具备疏水和亲水性的空腔，因此其能够用于装载相应的疏水性和亲水性活性成分，但是目前能够充分应用两个不同空腔进行共封装营养成分的研究和应用较少，有待进一步的开发和探索。

目前也发现脂质体的成本较高，生物活性成分释放快，易获得大颗粒和多晶型转变导致对营养成分的贮藏稳定性降低。为了解决脂质体递送营养活性成分所面临的一系列问题，近年来也开发出了固体脂质纳米粒以及纳米结构脂质载体，因含有液体和固体脂质的无组织结构，这两种递送体系可以达到更好的营养素封装效果并实现营养素的控制释放[67]。此外，也可以通过聚合物涂层修饰脂质体来提高传统脂质体的稳定性，有研究将毛蕊花糖苷负载在脂质体中并用壳聚糖涂层，结果发现毛蕊花糖苷的释放速率被显著延缓[68]。除了递送活性成分，脂质体还能够用来截留水，脂质体中的水分能够在一定程度上延长低水分活度食品的保质期。利用脂质体对香料进行包埋也是食品领域的一大应用，通过控制脂质双分子层的组成以调节相变温度，进而防止香料在贮藏期间发生降解，并能够在口腔中得到释放[69]。

（六）纳米胶囊与微胶囊

纳米以及微米级胶囊通常由一个具有核壳结构的聚合物膜或涂层以及一个含有液体或固体形式的内核组成，目前，纳米胶囊以及微胶囊常用于营养素递送，并将营养素限制在核壳结构中。根据构建出的胶囊尺寸分为纳米胶囊和微米胶囊。微米及纳米胶囊的制备方法主要有双乳化法、纳米沉淀法、聚合物涂层法、逐层包衣法、乳液扩散法以及乳液凝聚法等[70]。在实际应用中，应优先选用价格低廉、来源广泛、无毒性的天然/合成高分子材料作为封装壁材，玉米醇溶蛋白作为一种两亲性蛋白质倾向于在油封装过程中形成具备核壳结构的微胶囊。此外，研究人员发现，单独使用某种蛋白质作为微胶囊的壁材可能会导致核壳结构的疏松多孔，降低营养活性成分进入机体后的消化吸收率，因而，有研究在玉米醇溶蛋白构建的微胶囊结构外涂抹阿拉伯胶以减少微胶囊的挂壁和结块现象[71]。此外，研究人员通过将玉米醇溶蛋白和柠檬酸交联制得微胶囊，并用于负载β-胡萝卜素，作为壁材的蛋白质能够通过生物或化学交联剂进行交联以提高递送体系的稳定性[72]。纳米尺寸封装体系相比于微米级的封装体系具有更好的物理化学特性；多层纳米胶囊可用于携带、保护和递送营养活性物质以及药物成分。有研究使用逐层技术在聚苯乙烯颗粒上逐层沉积壳聚糖和海藻酸盐，生产出具有较强的球形形态以及具备理想封装能力的多层纳米胶囊，并在胶囊的第三层成功负载了5-氨基水杨酸以及糖巨肽[73]，胶囊壁层数的增加能够提高胶囊的稳定性和机械强度，进而提高其输送营养活性成分的能力。

（七）水凝胶

水凝胶是一种由亲水性均聚物或共聚物通过交联形成的具有网状结构的橡胶状聚合物，其内部充斥着大量水，因此称作水凝胶。它也是一种能够封装营养活性成分的良好封装体系。目前，已有许多基于水凝胶体系递送益生菌、多酚类化合物、精油等的应用实例。研究发现，基于果胶的水凝胶结构不会在胃中被降解，但会在小肠中被破坏和降解，为确保营养素递送到结肠处，有相关研究者通过静电相互作用逐层吸附果胶制备水凝胶结构[74]。构建食品级水凝胶的壁材主要是多糖、蛋白质及它们的复合物，它们具有较强的凝胶化能力、生物降解性、生物相容性、结构多样性以及修饰适应性等。此外，根据水凝胶的组成材料，可以分为一元、二元和三元水凝胶[75]。

食品级水凝胶根据尺寸大小又可分为宏观水凝胶、纳米凝胶以及微凝胶。相比于宏观水凝胶结构，具有更小尺寸的纳米凝胶或微凝胶的一个显著特征是能够渗透到活性组织中并进一步到达目标细胞中[76]。此外，水凝胶还能够形成一种特殊的球形凝胶结构，称为凝胶珠粒，凝胶珠粒通常能够通过两步形成，即颗粒形成以及颗粒的凝胶化。目前，注射、乳液模板、静电结合、反溶剂沉淀等方法都能够用来制备凝胶珠粒，下一步将根据生物聚合物的性质和尺寸等特点确定其具体的制备途径[77]。

（八）分子复合物

分子复合物通常被认为是生物大分子间的功能性组合，其形成和制备过程较为简单，也被广泛用于递送营养活性物质。单独的一些生物大分子胶体递送系统可能存在一定的局限性，特别是当其被迫暴露于一些极端的外界环境条件时很容易发生聚集，故可以通过与其他生物大分子（多糖或蛋白质等）进行复合，形成内部更具空间排斥和静电排斥作用的分子复合物，防止其在外界环境下发生化学降解和聚集。例如，有研究表明，多糖能够增加玉米醇溶蛋白分子复合物的稳定性和封装率。目前大量研究利用果胶、κ-卡拉胶等阴离子多糖制备表面具有负电荷的玉米醇溶蛋白纳米复合物。壳聚糖是一种阳离子多糖，人体的胃肠道黏膜表面普遍具有负电荷，具备一定的黏附能力，壳聚糖在胃肠道中能起到一定的屏障保护作用并能够递送槲皮素[78]。目前认为非共价复合物相比于共价复合物具有更多优势，这主要是由于非共价复合物可以通过温和的方法获得，大豆分离蛋白和κ-卡拉胶形成非共价复合物，复合物中大豆分离蛋白的结构变化能够为槲皮素提供许多来自于羟基的H^+，使得复合物具有较强的自由基清除能力，能够高效稳定地递送槲皮素[79]。

（九）可食用膜

目前，许多可食用的涂层或膜主要应用于抑制食品的质量损失或是阻止微生物等细菌受到侵害，进而有效延长食品保质期。蛋白质、多糖、脂质等都能够作为可食用膜的构建材料，最常见的制备膜结构的材料包括壳聚糖、卡拉胶、海藻酸钠、纤维素及其衍生物、明胶、玉米蛋白、牛乳蛋白等[80, 81]。可食用膜也可由上述的多种材料组合制备而成，目的是利用不同化合物间的特性以及协同作用，因此，混合聚合物基质相比于单一聚合物基质能够更好地控制抗氧化抗菌物质的释放[81]。值得注意的一点是，任何成分的加入都可能会影响可食用膜的自身特性，绿茶提取物的加入可能对壳聚糖基薄膜的结构产生积极的影响，这主要归因于绿茶多酚化合物与壳聚糖基质间羟基与氨基的相互作用能够降低水蒸气渗透率并改善膜的机械特性[82]。在蛋白质或多糖的薄膜中添加酚酸成分，酚酸中的羧基与蛋白质氨基酸或多糖中的羧基之间能够发生相互作用，促进交联效应，增加了薄膜的机械和阻隔性能[82]，且它们之间的结合能够增加薄膜对水的亲和力。

可食用膜可抑制水分、气体、脂质以及香气成分的迁移，能够用于递送具有抗氧化和抗菌活性的营养成分，有效减少蔬菜水果等食品的腐败，抑制微生物生长以及防止食品脂质氧化。可食用膜的成膜基质是决定薄膜性能的主要因素之一，拉伸强度、断裂伸长率、氧气渗透率以及水蒸气渗透率是薄膜性能的一些重要指标[83]。

（十）气凝胶

气凝胶是一类具有高比表面积、低密度以及高开孔率的能够控制营养素释放的网络状高效输送系统，它可以通过从凝胶中除去溶剂获得，有机凝胶以及水凝胶都能够转变形成气凝胶[84]。气凝胶的上述性质都决定了其具备独特的阻隔能力以及高负载能力，能够应用于功能性食品的包装中。我们通常见到的第一代气凝胶都是由金属氧化物、二氧化硅或聚苯乙烯制成，而新一代的气凝胶减少了无机以及合成材料的应用，转而使用生物聚合物制备气凝胶结构，不仅能够封装性质不稳定的生物活性成分，还可以作为食品包装的智能组件。此外，在包装中使用天然聚合物也被认为是一种经济环保的方法[85]。

目前，气凝胶的功能化主要分为两种途径：湿浸渍和干燥后浸渍。湿浸渍是指在气凝胶的制备过程中，使营养活性成分直接与生物聚合物的溶剂发生接触，也可以使用干燥浸渍的方法对醇凝胶进行临界干燥时，将功能性成分进行封装；干燥后浸渍是将活性物质装载到干燥的气凝胶中。通常来说，一些活性成分需要提前溶解在辅助溶剂中，然后使其扩散到气凝胶孔中，最后从气凝胶中除去溶剂使得活性成分被吸附或沉淀截留于气凝胶的多孔结构中[85]。

在气凝胶的形成过程中使用不同的凝胶条件、溶胶-凝胶处理粉末技术、后处理技术、模具都会对气凝胶的质地产生一定的影响。我们能够通过多种技术的组合制备出核壳气凝胶和涂层气凝胶等双层气凝胶结构[86]。目前，食品级的气凝胶除了常见的多糖气凝胶以及蛋白质气凝胶，一种新型的趋势是制备出种子黏液气凝胶，种子来源的黏液通常由各种多糖和少量的蛋白质组成。例如，基于亚麻籽黏液已成功制备出气凝胶结构[87]。各个递送体系示意图如图1-2所示。

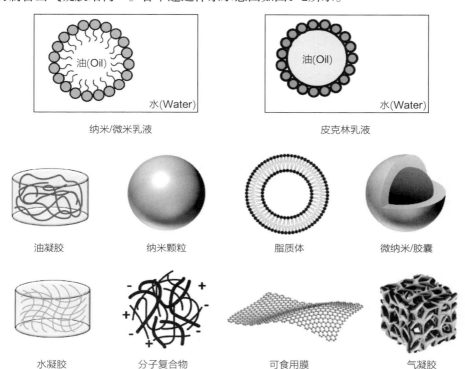

图1-2　递送体系示意图

第四节
食品营养素递送系统的总体研究现状

一、总体研究现状

封装技术目前被广泛应用于提高营养活性成分的生物可及性以及生物利用率，改善营养素的溶解性以及掩盖活性成分的不良气味等。此外，不同封装体系的构建材料不同，它们能够在机体的不同部位被分解，并释放出内部的营养物质，进而能够实现对活性营养物质的靶向递送。例如，多糖在到达结肠之前可能不会被其他部位消化利用，而蛋白质和磷脂一般都是被胃和小肠中的蛋白酶和磷脂酶消化进而释放出营养物质被机体利用。递送系统的尺寸普遍是纳米或微米级范围，本章中，我们将常见的递送体系分为以上几大类，根据负载成分的具体理化性质以及封装需求，合理选择递送体系的构建材料及类型，进而提高机体对营养素的吸收利用率。

二、困难

虽然递送体系作为一大研究热点近年来得到广泛关注和开发，但应用于食品和医学领域的递送系统还十分有限，递送体系在应用时存在的主要问题和困难包括：

第一，目前大部分递送体系的构建材料都是食品级大分子生物聚合物，但是也有少数的非食品级聚合物，它们虽也能够递送营养成分，但高浓度的非食品级无机材料具有一定的潜在毒性。

第二，递送体系虽能够高效地封装活性成分，但是部分递送体系的生产工艺复杂、成本较高，并不具备大规模生产潜力。目前，递送体系应用时的环境限制以及对环境的友好程度等都需要做全方位的考量，此外，还需要符合国家相关标准和法律法规的要求。

第三，许多递送体系目前只在实验室范围内应用，并没有应用于大规模工业生产，在实践过程中可能会受到一些不可测的外部技术或环境条件的影响，导致原本在实验室小范围的成功开发却无法在工业生产中成功实践，这一问题还有待进一步的发现和解决。

第四，部分递送体系可能会对食品本身的感官品质产生一定影响，其是否仍在人们的可接受范围内也是我们应当探讨的内容。

第五，递送体系可能在进入机体内部后过于稳定致使营养活性成分无法被释放出来，使得递送体系失去意义。

参考文献

[1] Wu D, Tu M, Wang Z, et al. Biological and conventional food processing modifications on food proteins: Structure, functionality, and bioactivity [J]. Biotechnology Advances, 2020, 40: 107491.

[2] Corredig M, Young N, Dalsgaard TK. Food proteins: processing solutions and challenges [J].Current Opinion in Food Science, 2020, 35: 49-53.

[3] Görgüç A, Gençdağ E, Yılmaz FM. Bioactive peptides derived from plant origin by-products Biological activities and techno-functional utilizations in food developments-A review [J]. Food Research International, 2020, 136: 109504.

[4] Wu S, Wang X, Qi W, et al. Bioactive protein / peptides of flaxseed : A review [J]. Trends in Food Science & Technology, 2019, 92: 184-193.

[5] 孙长颢, 凌文花, 黄国伟, 等. 营养与食品卫生学[M]. 北京: 人民卫生出版社, 2018.

[6] Liu L, Tao L, Chen J, et al. Fish oil-gelatin core-shell electrospun nanofibrous membranes as promising edible films for the encapsulation of hydrophobic and hydrophilic nutrients [J]. LWT-Food Science and Technology, 2021, 146: 111500.

[7] Ding M, Liu L, Zhang T, et al. Effect of interfacial layer number on the storage stability and *in vitro* digestion of fish oil-loaded multilayer emulsions consisting of gelatin particle and polysaccharides [J]. Food Chemistry, 2021, 336: 127686.

[8] Lu X, Chen J, Guo Z, et al. Using polysaccharides for the enhancement of functionality of foods: A review. [J]. Trends in Food Science & Technology, 2019, 86:

311-327.

[9] 王迪, 代蕾, 高彦祥. 碳水化合物与风味物质相互作用及其对风味释放的影响[J]. 中国食品添加剂, 2016, 4(10): 118-125.

[10] Knijnenburg JTN, Posavec L, Teleki A. Nanostructured Minerals and Vitamins for Food Fortification and Food Supplementation[M]//Rubio AL, Rovira MJF, Sanz M, Gómez-Mascaraque LG. Nanomaterials for Food Applications. Elsevier, 2019: 63-98.

[11] Ziani K, Fang Y, McClements DJ. Encapsulation of functional lipophilic components in surfactant-based colloidal delivery systems: Vitamin E, vitamin D, and lemon oil [J]. Food Chemistry, 2012, 134(2): 1106-1112.

[12] Ozturk B, Argin S, Ozilgen M, et al. Formation and stabilization of nanoemulsion-based vitamin E delivery systems using natural biopolymers: Whey protein isolate and gum arabic. Food Chemistry, 2015, 188: 256-263.

[13] dos Santos Garcia VA, Borges JG, Maciel VBV, et al. Gelatin / starch orally disintegrating films as a promising system for vitamin C delivery [J]. Food Hydrocolloids, 2018, 79: 127-135.

[14] Nosratpour M, Jafari SM. Bioavailability of minerals (Ca, Mg, Zn, K, Mn, Se) in food products[M]//Melton L, Shahidi F, Varelis P. Encyclopedia of Food Chemistry. Academic Press, 2019: 148-154.

[15] Bultosa, G. Functional foods: Dietary fibers, prebiotics, probiotics, and synbiotics[M]//Wrigley C, Corke H, Seetharaman K, Faubion J. Encyclopedia of Food Grains (Second Edition). Academic Press, 2016: 11-16.

[16] Yegin S, Kopec A, Kitts DD, et al. Dietary fiber: A functional food ingredient with physiological benefits[M]// Preuss HG, Bagchi D. Dietary Sugar, Salt and Fat in Human Health. Academic Press, 2020: 531-555.

[17] Zhang H, Wang H, Cao X, et al. Preparation and modification of high dietary fiber flour: A review [J]. Food Research International, 2018, 113: 24-35.

[18] 周萌, 马玉荣, 黄惠华. 不同品种大豆中的生物活性成分及其抗氧化活性的比较分析[J]. 现代食品科技, 2015, 31(4): 137-143.

[19] 左锦辉, 贡晓燕, 董银卯, 等. 蛹虫草的活性成分和药理作用及其应用研究进展 [J]. 食品科学, 2018, 39(21): 330-339.

[20] Deng Z, Li J, Song R, et al. Carboxymethylpachymaran / alginate gel entrapping of natural pollen capsules for the encapsulation, protection and delivery of probiotics

with enhanced viability [J]. Food Hydrocolloids, 2021, 120: 106855.

[21] Misra S, Pandey P, Mishra HN. Novel approaches for co-encapsulation of probiotic bacteria with bioactive compounds, their health benefits and functional food product development: A review [J]. Trends in Food Science & Technology, 2021, 109: 340-351.

[22] Davidov-Pardo G, Pérez-Ciordia S, Marín-Arroyo MR, et al. Improving resveratrol bioaccessibility using biopolymer nanoparticles and complexes: Impact of protein-carbohydrate maillard conjugation [J]. Journal of Agricultural and Food Chemistry, 2015, 63(15): 3915-3923.

[23] Huang M, Wang J, Tan C. Tunable high internal phase emulsions stabilized by cross-linking/ electrostatic deposition of polysaccharides for delivery of hydrophobic bioactives [J]. Food Hydrocolloids, 2021, 118: 106742.

[24] Wu C, Sun J, Jiang H, et al. Construction of carboxymethyl konjac glucomannan/ chitosan complex nanogels as potential delivery vehicles for curcumin [J]. Food Chemistry, 2021, 362: 130242.

[25] Zhang Y, Lin J, Zhong Q. S/O/W emulsions prepared with sugar beet pectin to enhance the viability of probiotic *Lactobacillus salivarius* NRRLB-30514 [J]. Food Hydrocolloids, 201652: 804-810.

[26] Zhang R, Belwal T, Li L, et al. Recent advances in polysaccharides stabilized emulsions for encapsulation and delivery of bioactive food ingredients: A review [J]. Carbohydrate Polymers, 2020, 242: 116388.

[27] Chang C, Li J, Su Y, et al. Protein particle-based vehicles for encapsulation and delivery of nutrients: Fabrication, digestion, and release properties [J]. Food Hydrocolloids, 2021, 106963.

[28] Okagu OD, Verma O, McClements DJ, et al. Utilization of insect proteins to formulate nutraceutical delivery systems: Encapsulation and release of curcumin using mealworm protein-chitosan nano-complexes [J]. International Journal of Biological Macromolecules, 2020, 151: 333-343.

[29] Tang CH. Nanostructured soy proteins: Fabrication and applications as delivery systems for bioactives (a review) [J]. Food Hydrocolloids, 2019, 91: 92-116.

[30] Mohammadian M, Moghadam M, Salami M, et al. Whey protein aggregates formed by non-toxic chemical cross-linking as novel carriers for curcumin delivery: Fabrication and characterization [J]. Journal of Drug Delivery Science and

Technology, 2020, 56: 101531.

[31] Naseema A, Kovooru L, Behera AK, et al. A critical review of synthesis procedures, applications and future potential of nanoemulsions [J]. Advances in Colloid and Interface Science, 2021, 287: 102318.

[32] 刘夫国, 杨伟, 魏子淏, 等. 营养素传递系统研究进展[J].中国食品添加剂, 2014(6): 156-162.

[33] Nallamuthu I, Khanum F, Fathima SJ, Patil MM, Anand T. Enhanced nutrient delivery through nanoencapsulation techniques: The current trend in food industry[M]// Grumezescu AM. In Nanotechnology in the Agri-Food Industry, Nutrient Delivery. Academic Press, 2017: 619-651.

[34] Lekshmi RGK, Rahima M, Chatterjee NS, et al. Chitosan – whey protein as efficient delivery system for squalene: Characterization and functional food application [J]. International Journal of Biological Macromolecules, 2019, 135: 855-863.

[35] Wang X, Li M, Liu F, et al. Fabrication and characterization of zein-tea polyphenols-pectin ternary complex nanoparticles as an effective hyperoside delivery system: Formation mechanism, physicochemical stability, and *in vitro* release property [J]. Food Chemistry, 2021, 364: 130335.

[36] Zorkina Y, Abramova O, Ushakova V, et al. Nano carrier drug delivery systems for the treatment of neuropsychiatric disorders: Advantages and limitations [J]. Molecules, 2020, 25(22): 5294-5348.

[37] Rashidi L. Different nano-delivery systems for delivery of nutraceuticals [J]. Food Bioscience, 2021, 43: 101258.

[38] Rehman A, Qunyi T, Sharif HR, et al. Biopolymer based nanoemulsion delivery system: An effective approach to boost the antioxidant potential of essential oil in food products [J]. Carbohydrate Polymer Technologies and Applications, 2021, 2: 100082.

[39] Pathak M. Nanoemulsions and their stability for enhancing functional properties of food ingredients[M]// Oprea AE, Grumezescu AM. Nanotechnology Applications in Food. Academic Press, 2017: 87-106.

[40] Mason TG, Wilking JN, Meleson K, et al. Nanoemulsions: Formation, structure, and physical properties[J]. Journal of Physics: Condensed Matter . 2007, 19: 079001.

[41] 张倩洁, 段国兰, 张婉萍. 乳化剂及油脂结构对O/W/O多重乳液形成及稳定的影

响[J].日用化学工业, 2020, 50(11): 735-742.

[42] Burgos-Díaz C, Wandersleben T, Marqués AM, et al. Multilayer emulsions stabilized by vegetable proteins and polysaccharides [J]. Current Opinion in Colloid and Interface Science, 2016, 25: 51-57.

[43] Liu C, Tan Y, Xu Y, et al. Formation, characterization, and application of chitosan/pectin-stabilized multilayer emulsions as astaxanthin delivery systems [J]. International Journal of Biological Macromolecules, 2019, 140: 985-997.

[44] Li J, Xu X, Chen Z, et al. Zein/gum Arabic nanoparticle-stabilized Pickering emulsion with thymol as an antibacterial delivery system [J]. Carbohydrate Polymers, 2018, 200: 416-426.

[45] Xia T, Xue C, Wei Z. Physicochemical characteristics, applications and research trends of edible Pickering emulsions [J]. Trends in Food Science & Technology, 2021, 107: 1-15.

[46] Jiang H, Zhang T, Smits J, et al. Edible high internal phase Pickering emulsion with double-emulsion morphology [J]. Food Hydrocolloids, 2021, 111: 106405.

[47] Liu Z, Li Y, Geng S, et al. Fabrication of food-grade Pickering high internal phase emulsions stabilized by the mixture of β-cyclodextrin and sugar beet pectin [J]. International Journal of Biological Macromolecules, 2021, 182: 252-263.

[48] Khiabani AA, Tabibiazar M, Roufegarinejad L, et al. Preparation and characterization of carnauba wax/adipic acid oleogel: A new reinforced oleogel for application in cake and beef burger [J]. Food Chemistry, 2020, 333: 127446.

[49] Zhao W, Wei Z, Xue C. Recent advances on food-grade oleogels: Fabrication, application and research trends [J]. Critical Reviews in Food Science and Nutrition, 2021: 1-18.

[50] Li L, Wan W, Cheng W, et al. Oxidatively stable curcumin-loaded oleogels structured by b-sitosterol and lecithin: Physical characteristics and release behaviour *in vitro* [J]. International Journal of Food Science & Technology, 2019, 54(7): 2502-2510.

[51] Jiang Z, Geng S, Liu C, et al. Preparation and characterization of lutein ester-loaded oleogels developed by mono-stearin and sunflower oil [J]. Journal of Food Biochemistry, 2019, 43 (11): 1-9.

[52] Fan Y, Gao L, Yi J, et al. Development of b-carotene-loaded organogel-based nanoemulsion with improved *in vitro* and *in vivo* bioaccessibility [J]. Journal of

Agricultural and Food Chemistry, 2017, 65 (30): 6188-6194.

[53] Qi W, Zhang Z, Wu T. Encapsulation of β-carotene in oleogel-in-water Pickering emulsion with improved stability and bioaccessibility [J]. International Journal of Biological Macromolecules, 2020, 164: 1432-1442.

[54] Wei Z, Huang Q. Developing organogel-based Pickering emulsions with improved freeze-thaw stability and hesperidin bioaccessibility [J]. Food Hydrocolloids, 2019, 93: 68-77.

[55] Zheng H, Mao L, Cui M, et al. Development of food-grade bigels based on κ-carrageenan hydrogel and monoglyceride oleogels as carriers for β-carotene: Roles of oleogel fraction [J]. Food Hydrocolloids, 2020, 105: 105855.

[56] Zhu Q, Gao J, Han L, et al. Development and characterization of novel bigels based on monoglyceride-beeswax oleogel and high acyl gellan gum hydrogel for lycopene delivery [J]. Food Chemistry, 2021, 365: 130419.

[57] Paul SR, Qureshi D, Yogalakshmi Y, et al. Development of bigels based on stearic acid–rice bran oil oleogels and tamarind gum hydrogels for controlled delivery applications [J]. Journal of Surfactants and Detergents, 2018, 21(1): 17-29.

[58] Yi J, Lam TI, Yokoyama W, et al. Controlled release of β-carotene in β-lactoglobulin–dextran-conjugated nanoparticles' in vitro digestion and transport with Caco-2 monolayers [J]. Journal of Agricultural and Food Chemistry, 2014, 62(35): 8900-8907.

[59] Hu K, Huang X, Gao Y, et al. Core-shell biopolymer nanoparticle delivery systems: Synthesis and characterization of curcumin fortified zein-pectin nanoparticles [J]. Food Chemistry, 2015, 182: 275-281.

[60] Wang X, Li M, Liu F, et al. Fabrication and characterization of zein-tea polyphenols-pectin ternary complex nanoparticles as an effective hyperoside delivery system: Formation mechanism, physicochemical stability, and in vitro release property [J]. Food Chemistry, 2021, 364: 130335.

[61] Dan N. Engineering effective nanoscale nutrient carriers[M]// Grumezescu AM. In Nanotechnology in the Agri-Food Industry, Nutrient Delivery. Academic Press, 2017: 141-176.

[62] McClements DJ. Nano-enabled personalized nutrition: Developing multicomponent-bioactive colloidal delivery systems [J]. Advances in Colloid and Interface Science, 2020, 282: 102211.

[63] Liu M, Wang F, Pu C, et al. Nanoencapsulation of lutein within lipid-based delivery systems: Characterization and comparison of zein peptide stabilized nano-emulsion, solid lipid nanoparticle, and nano-structured lipid carrier [J]. Food Chemistry, 2021, 358: 129840.

[64] Liu X, Wang P, Zou YX, et al. Co-encapsulation of Vitamin C and β-Carotene in liposomes: Storage stability, antioxidant activity, and *in vitro* gastrointestinal digestion [J]. Food Research International, 2020, 136: 109587.

[65] Luo M, Zhang R, Liu L, et al. Preparation, stability and antioxidant capacity of nano liposomes loaded with procyandins from lychee pericarp [J]. Journal of Food Engineering, 2020, 284: 110065.

[66] Bai C, Zheng J, Zhao L, et al. Development of oral delivery systems with enhanced antioxidant and anticancer activity: Coix seed oil and β-carotene coloaded liposomes [J]. Journal of Agricultural and Food Chemistry, 2019, 67(1): 406-414.

[67] Barroso L, Viegas C, Vieira J, et al. Lipid-based carriers for food ingredients delivery [J]. Journal of Food Engineering, 2021, 295: 110451.

[68] Zhou F, Xu T, Zhao Y, et al. Chitosan-coated liposomes as delivery systems for improving the stability and oral bioavailability of acteoside [J]. Food Hydrocolloids, 2018, 83: 17-24.

[69] Singh H, Thompson A, Liu W, Corredig M. Liposomes as food ingredients and nutraceutical delivery systems[M]// Garti N, McClements DJ. Encapsulation Technologies and Delivery Systems for Food Ingredients and Nutraceuticals. Woodhead Publishing, 2012: 287-318.

[70] Mora-Huertas CE, Fessi H, Elaissari A. Polymer-based nanocapsules for drug delivery [J]. International Journal of Pharmaceutics, 2010, 385(1-2): 113-142.

[71] Huang X, Wang Y, Zhang H, et al. Construction and characterization of medium-chain triglyceride (MCT)/zein microcapsules with core-shell structure [J]. Food Science, 2019, 40: 21-27.

[72] Teng MJ, Wei YS, Hu TG, et al. Citric acid cross-linked zein microcapsule as an efficient intestine-specific oral delivery system for lipophilic bioactive compound [J]. Journal of Food Engineering, 2020, 281: 109993.

[73] Rivera MC, Pinheiro AC, Bourbon AI, et al. Hollow chitosan/alginate nanocapsules for bioactive compound delivery [J]. International Journal of Biological Macromolecules, 2015, 79: 95-102.

[74] Zhang W, Mahuta KM, Mikulski BA, et al. Novel pectin-based carriers for colonic drug delivery [J]. Pharmaceutical Development and Technology, 2016, 21(1): 127-130.

[75] Liu K, Chen YY, Zha XQ, et al. Research progress on polysaccharide/protein hydrogels: Preparation method, functional property and application as delivery systems for bioactive ingredients [J]. Food Research International, 2021, 147: 110542.

[76] Abaee A, Mohammadian M, Jafari SM. Whey and soy protein-based hydrogels and nano-hydrogels as bioactive delivery systems [J]. Trends in Food Science & Technology, 2017, 70: 69-81.

[77] McClements DJ. Recent progress in hydrogel delivery systems for improving nutraceutical bioavailability [J]. Food Hydrocolloids, 2017, 68: 238-245.

[78] Chen S, Ma X, Han Y, et al. Effect of chitosan molecular weight on zein-chitosan nanocomplexes: Formation, characterization, and the delivery of quercetagetin [J]. International Journal of Biological Macromolecules, 2020, 164: 2215-2223.

[79] Dong Y, Wei Z, Xue C. Recent advances in carrageenan-based delivery systems for bioactive ingredients: A review [J]. Trends in Food Science & Technology, 2021, 112: 348-361.

[80] Jafarzadeh S, Nafchi AM, Salehabadi A, et al. Application of bio-nanocomposite films and edible coatings for extending the shelf life of fresh fruits and vegetables [J]. Advances in Colloid and Interface Science, 2021, 291: 102405.

[81] Ganiari S, Choulitoudi E, Oreopoulou V. Edible and active films and coatings as carriers of natural antioxidants for lipid food [J]. Trends in Food Science & Technology, 2017, 68: 70-82.

[82] Siripatrawan U, Harte B R. Physical properties and antioxidant activity of an active film from chitosan incorporated with green tea extract [J]. Food Hydrocolloids, 2010, 24(8): 770-775.

[83] Zhang L, Yu D, Regenstein JM, et al. A comprehensive review on natural bioactive films with controlled release characteristics and their applications in foods and pharmaceuticals [J]. Trends in Food Science & Technology, 2021, 112: 690-707.

[84] El-Naggar ME, Othman SI, Allam AA, et al. Synthesis, drying process and medical application of polysaccharide-based aerogels [J]. International Journal of Biological Macromolecules, 2020, 145: 1115-1128.

[85] Manzocco L, Mikkonen KS, García-González CA. Aerogels as porous structures for food applications: Smart ingredients and novel packaging materials [J]. Food Structure, 2021, 28: 100188.

[86] Antonyuk S, Heinrich S, Gurikov P, et al. Influence of coating and wetting on the mechanical behavior of highly porous cylindrical aerogel particles [J]. Powder Technology, 2015, 285: 34-43.

[87] Selvasekaran P, Chidambaram R. Food-grade aerogels obtained from polysaccharides, proteins, and seed mucilages: Role as a carrier matrix of functional food ingredients [J]. Trends in Food Science & Technology, 2021, 112: 455-470.

第二章

食品级纳米乳液与微乳液

　　近年来，食品级纳米乳液和微乳液在食品领域中被越来越多地用于封装、保护和递送营养素。其作为理想的营养素递送系统，具有许多突出的优势，比如增强营养素对不利的环境条件的稳定性、提高营养素的生物利用率、改善食品质量与营养性等[1]。了解食品级纳米乳液和微乳液的理化性质、制备方法、应用等研究现状，将有助于合理设计和制备用于营养素递送的纳米乳液和微乳液，以期推动食品工业发展。

第一节
食品级纳米乳液与微乳液的概述与制备

一、食品级纳米乳液的概述与制备

（一）概述

　　纳米乳液是由两种互不相溶的相经过乳化剂（包括表面活性剂、磷脂、蛋白质、多糖或它们的组合）稳定后，利用低能量或高能量技术构成的纳米级精细乳液系统[2, 3]。食品级纳米乳液以油相、水相和乳化剂为主要构成成分。乳化剂作为纳米乳液组分之一，是一种两亲性分子，通过降低界面张力来稳定纳米乳液，防止液滴聚集[4]。制备纳米乳液的乳化剂种类比较广泛，小分子表面活性剂、蛋白质以及多糖均可作为构建纳米乳液体系的乳化剂，其会影响纳米乳液的尺寸和稳定性。纳米乳液可分为水包油型（O/W）和油包水型（W/O）纳米乳液；此外，多层纳米乳液和多重纳米乳液是结构较为复杂的纳米乳液。

　　纳米乳液由于具有液滴尺寸较小、光学透明度高、物理稳定性好、能显著改善被封装物质的生物利用率等优点，在食品、制药以及其他领域受到广泛关注[5]。在饮料行业，由于纳米乳液具有高透明度这一优势特性，将纳米乳液加入饮料中不会影响最终产品的外观[6]；在食品保鲜方面，纳米乳液还能作为可食用涂层，用于保存水果和蔬菜，延长保质期[7]。由于纳米乳液能够较好地提高营养素的稳定性和生物利用率，因此其作为营养素递送系统拥有非常广阔的前景，有助于推动营养素在食品工业中的广泛应用。

（二）制备方法

制备纳米乳液的方法主要分为高能乳化法和低能乳化法。高能乳化法又包括高压均质化法、超声均质化法、微射流法等。作为制备纳米乳液最常用的方法，高压均质化法是一种能够产生高局部应力，用于连续生产的成熟技术[8]。这种方法通过利用高压均质机，在高温高压下形成粒径很小的纳米乳液。超声均质化法利用高强度的声波产生尺寸很小的液滴，相比于其他高能乳化法，超声均质化法消耗的能量最低。微射流法则需使用微射流均质机，当油水两相充分混合形成粗乳液后，其通过微通道进入撞击区再经过流化过程得到均匀精细的纳米级乳液[4]。研究表明，微射流均质机形成的粒度分布往往比其他均质化装置形成的粒度分布更窄、更小[5]。

随着纳米乳液技术的发展，在纳米乳液的制备上，除高能乳化法外，低能乳化法也日渐成为常用方法。低能乳化法包含自发乳化法、相转变组分法、相转变温度法、D相乳化法等。自发乳化法基于水混溶组分（如表面活性剂和助表面活性剂）从有机相向水相的移动，在两相界面间产生强湍流，导致油-水界面面积增加，最终自发产生细小的液滴。相转变组分法是自发乳化法的延伸，通过在室温下使用磁力搅拌器混合油和表面活性剂，并以水逐滴加入的方式来形成纳米乳液。随着水量的增加，先形成油包水纳米乳液，然后在转化点形成水包油纳米乳液，而不消耗大量能量[7]。此外，相转变温度法是对油、水和表面活性剂等组分进行加热，达到相转变温度后经冷却形成纳米乳液[1]。在D相乳化法中，D相体系不但包括作为基本组分的油、水和表面活性剂，还包括使用烷基多元醇作为额外的组分，以形成优良的水包油纳米乳液[9]。与其他低能乳化法相比，D相乳化法要求的表面活性剂浓度更低，能耗也更低。

制备纳米乳液的关键在于获得理想的液滴尺寸，这是进一步开发和利用纳米乳液的基础，决定着最终产品的外观、质地、稳定性与生物利用率。不同的制备方法各有其优缺点，根据需要选择合适的制备方法对于优化生产纳米乳液来说至关重要[9]。在高能乳化法中，液滴的破坏由较大的压差来实现，而较大的压差主要通过机械设备或超声波产生[6]。高能乳化法能够利用各种各样的材料来生产精细的乳液，可以灵活地控制乳液液滴的粒度分布，适用于任何种类的油（尤其适合高黏度和高分子质量的油）[7]，比低能乳化法更容易扩大规模，因而在工业中被广泛使用。而低能乳化法是利用储存在系统中的能量来形成纳米乳液，更适用于敏感物质[9]。

（三）表征技术

纳米乳液的特性可以通过多种途径来表征，如散射技术、核磁共振、成像技术等。在散射技术中，动态光散射（DLS）可以表征纳米乳液的液滴尺寸，评估其稳定性；利用小角度中子散射（SANS）能够了解纳米乳液的整体结构[7]；核磁共振在定量分析和结构分析方面具有重要作用，对纳米乳液进行核磁共振分析，能够获得关于分子流动性和排列情况等信息[10]。成像技术主要包含扫描电子显微镜（SEM）、透射电子显微镜（TEM）、原子力显微镜（AFM）等，可以提供关于纳米乳液形态（大小、分布和形状）的信息。此外，纳米乳液系统的稳定性可以通过离心分析、冻融循环、加热–冷却试验等来测定[7]。纳米乳液的流变性能可通过玻璃毛细管、剪切流变仪等表征。在实际的研究和生产中，使用合适的工具和仪器来表征纳米乳液的理化性质非常重要，这有助于准确描述其功能特性，控制和改善用于特定应用的纳米乳液的设计，从而进一步开发和利用所制备的纳米乳液。

二、食品级微乳液的概述与制备

（一）概述

微乳液是热力学稳定的、透明（或半透明）的各向同性胶体分散体，通常由油、水和乳化剂组成，但在某些情况下，也需要使用助表面活性剂或助溶剂[11]。微乳液的类型以水包油型、油包水型和双连续型三类为主要代表[12]。乳化剂作为构成微乳液最基本的物质，能够降低界面张力，有助于微乳液的形成。而助表面活性剂则是通过促进乳化剂降低油水两相界面张力的能力，抑制结晶、沉淀等现象的发生，而起到促使微乳液自发形成并提高其稳定性的作用[13]。在助表面活性剂中，短链醇最为常见，其中，乙醇由于安全无毒等特性被广泛应用于食品等领域[14]。油、水、表面活性剂以及界面的性质会影响微乳液的结构和类型。

与普通乳液相比，微乳液具有粒径更小、颗粒分散更均匀、流动性更好和稳定性较高等优势。微乳液可用来清洗果蔬，在食品加工过程中代替消毒杀菌剂，起到延长食品保质期和提高安全性的作用[15]；此外，微乳液作为营养素的递送系统还能显著提高营养素的稳定性与生物利用率，改善脂溶性营养素的水溶性，在食品工业中具有很高的应用价值[13]。

（二）制备方法

微乳液的制备方法与纳米乳液类似，主要分为高能乳化法和低能乳化法。高能乳化法是制备微乳液的传统方法，包括高压均质法、超声法等。其中，高压均质法最为常见，随着高压均质次数增加和压力不断增大，液滴平均粒径降低，最终形成稳定的微乳液。低能乳化法的应用更加广泛，主要包括加水法、加油法、三组分直接混合法、相转变温度法等[16]。加水法是指用水稀释含有油和乳化剂等的混合物；类似地，加油法指用油稀释含有水和乳化剂等的混合物；三组分直接混合法则是将所有组分混合在一起形成微乳。由于这三种方法中的每一种都会涉及微乳液的自发形成，所以成分的添加顺序会影响微乳液的形成[17]。而相转变温度法则适用于乙氧基化的非离子型表面活性剂形成的微乳液，在某一温度范围内，当温度升高到相转变温度时，微乳液会由水包油型变为油包水型[18]。

在如上所述的制备方法中，高能乳化法和相转变温度法均存在一定的局限性。与低能乳化法相比，采用高能乳化法形成的微乳液粒径更大，且成本较高；离子型表面活性剂制备的微乳液不适用于相转变温度法。在微乳液的实际工业化生产过程中，要根据微乳液的性质和目标产品的具体需要选择合适的制备方法。

（三）表征技术

不同的技术被用来表征微乳液的特性，主要包括电子显微镜分析、散射技术、核磁共振、光谱分析等。近年来，电子显微镜技术取得了显著进展，灵敏度大大提高，扫描电子显微镜（SEM）、场发射扫描电子显微镜（FE-SEM）、偏振光显微镜、原子力显微镜（AFM）、透射电子显微镜（TEM）、冷冻–透射电子显微镜和冷冻断裂电子显微镜（FFEM）等技术成为研究微乳液结构、形态和性能的重要工具。在散射方法中，小角度X射线散射（SAXS）、小角度中子散射（SANS）、动态光散射（DLS）和广义间接傅里叶变换（GIFT）等技术受到了越来越多的关注，它们可以用来展示微乳液的形态、大小和结构等信息。此外，核磁共振作为一种广泛用于微乳液表征的技术，在研究微乳液分子组分扩散行为、相转变等方面起到重要作用。光谱方法（如化学发光光谱、傅里叶红外变换光谱和荧光光谱等）是应用于微乳液的常用方法，为监测微乳液的跃迁行为、相互作用、形态和其他结构特征等提供了有用的信息[14]，可以推导出更复杂的微乳液的精细结构图。随着制备微乳液的组分结构越来越复杂，如含有生物聚合物的微乳液等，它们的表征需要更精细的方法，这可以通过不同技术的互补来实现，将各种表征技术结合起来，从而对所制备的微乳液进行更加全面的研究。另外，解决其组成结构日益复杂的问题也是未来微乳液体系表征的主要发展方向。

三、食品级纳米乳液和微乳液的区别

纳米乳液和微乳液是不同的体系，它们的区分是非常重要的，这会影响它们的设计策略、稳定方法和制备技术。纳米乳液和微乳液的不同主要表现在结构、组成、粒子尺寸、热力学稳定性以及制备方法等方面。

（一）结构

纳米乳液和微乳液虽然在结构方面比较相似，但也存在一些差异。纳米乳液的液滴一般呈球形，这主要归因于界面张力相对较高、粒径较小会产生较大的拉普拉斯压力，有利于减少界面面积。而微乳液的液滴既可以是球形的，也可以是非球形的，这取决表面活性剂单层的最佳曲率和体系中含有的油量。因为表面活性剂单层的界面张力于微乳液体系而言相对较低，因此具有非球形形状的损失较小。在结构区分上，可以通过显微观察或散射等方法，借助颗粒形状的差异来区分纳米乳液和微乳液[1]。

（二）组成

纳米乳液和微乳液在组成上也有相似之处，它们一般都由油相、水相和乳化剂（有时还需要助表面活性剂）组成。虽然可以用相同的成分来制备二者，但成分之间的比例不同[18]。通常，增加乳化剂与油的比例、降低油与水相的比例、降低油与水相的黏度比或降低油-水界面张力会促进小液滴的形成。纳米乳液和微乳液的形成取决油和乳化剂的相对含量。一般来说，相比于纳米乳液，微乳液的制备需要更高的乳化剂-油比。另一方面，用于制备纳米乳液的乳化剂比用于制备微乳液的乳化剂范围更广。小分子表面活性剂、蛋白质和多糖均可以作为构建纳米乳液的乳化剂。而通常只有小分子表面活性剂能用于制备微乳液，因为它们能够在特定的单层曲率下产生超低的界面张力[1]。

（三）粒子尺寸

"微"这个术语通常指10^{-6}，"纳米"通常指10^{-9}，这意味着纳米乳液的粒径比微乳液更小。但实际情况通常相反，微乳液也是纳米级别的[15]，其粒径要比纳米乳液的粒径小。研究表明，可以通过粒度分布形状来分辨纳米乳液和微乳液[1]。出现一个窄峰，它可能是微乳液或纳米乳液，但如果包含多个峰或宽峰，它可能是纳米乳液。

（四）热力学稳定性

食品级微乳液和纳米乳液的主要区别在于它们的热力学稳定性：微乳液具有热力学稳定性，而纳米乳液在热力学上是不稳定的[18, 19]。需要注意的是，在特定的条件范围内，微乳液能够保持热力学稳定。但若环境条件改变，不在热力学稳定的范围内，微乳液就会变得不稳定。此外，纳米乳液的热力学不稳定性意味着，只要有足够的时间，纳米乳液总会分解[6]。也正是因为纳米乳液具有热力学不稳定性，所以纳米乳液的研究热点主要集中在提高其动力学稳定性上，从而促进其应用。纳米乳液的动力学稳定性可通过调整其微观结构（如粒径分布）或加入稳定剂（如乳化剂、质地改性剂等）来提高[1]。

（五）制备方法

在制备方法上，纳米乳液和微乳液也存在着相似性。它们都可以通过高压均质化法、相转变温度法等方法来制备。由于微乳液是热力学稳定的体系，因此只需在特定温度下将油、水和乳化剂等结合在一起，而不提供任何外部能量就可以自发形成微乳液。但在实际生产中，因为需要克服动能障碍或质量传输限制来阻碍微乳液自发产生，所以通常要利用外部能量（以搅拌或加热的形式）来促进微乳液的形成。相比之下，由于纳米乳液的热力学不稳定性，它往往需要输入一些外部能量才能将单独的组分转化为胶体分散体[19, 20]。

第二节
纳米乳液与营养素递送

一、纳米乳液递送营养素

近年来，随着由不合理的生活方式导致的慢性病发病率不断上升，人们的营养和健康意识逐渐提高[21]。通过饮食来促进健康成为大势所趋，营养素和功能性食品随之成为热门话题[22]。食品源营养素能够提供人体生长发育和进行基本生命活动所需的能量，是保障人体健康的重要物质。食品源营养素具有多种生物活性，如抗氧化、抗菌、抗癌等，可起到维持人体正常机能、增强机体免疫力、防病抗病的作用[23]。但是，食品中的营养素往往因自身特性（如不良的风味和颜色、较差的水溶性等）和不利的环境条件等因素制约着其生物活性，从而无法达到原有的功效。为了克服上述困难，研究人员采用各种有效的封装技术对营养素进行包埋，制备了相应的递送系统来保护营养素的生物活性，提高其生物利用率，以促进功能性食品的开发。

食品级纳米乳液作为一种营养素递送系统，在食品科学领域中被广泛应用。纳米乳液能够保护被封装的营养素不被降解，防止营养素与其他成分相互作用[24]，还能使营养素靶向释放或缓释等，实现理想的营养素释放。此外，纳米乳液可减少某些带有不良风味的营养素对食品感官品质的不利影响，使开发出的食品更容易被消费者接受。纳米乳液经常作为脂溶性营养素的递送系统，如精油、维生素、类胡萝卜素、多不饱和脂肪酸、抗氧化剂等[25]。脂溶性营养素具有多种生物活性，如抗炎症、抗菌、抗氧化作用等，但是其稳定性和水溶性较差，生物利用率也随之降低，不利于其在食品中的应用[26]。

诸多研究表明利用纳米乳液封装脂溶性营养素能够有效解决上述问题，纳米乳液在提高脂溶性营养素的生物利用率方面有很大的潜力。为改善肉桂精油的稳定性和抑菌性能，侯克洪等使用酪蛋白酸钠和羟丙基-β-环糊精作为乳化剂制备了低粒径、高稳定性且具有良好抑菌特性的肉桂精油纳米乳液[27]；另一项研究表明使用低能法制备的食品级维生素E醋酸酯纳米乳液具有更高的生物活性、抗氧化性和抗菌活性[28]。此外，Walia等采用高压均质化法制备了豌豆蛋白作为乳化剂的负载维生素D的纳米乳液，提高了维生素D的溶解度和生物利用率，为含有维生素D的强化食品的开发提供了指导[29]。同样使用高压均质化法，Sotomayor-Gerding及其团队研究并评估了负载类胡萝卜素的纳米乳液的稳定性和体外消化特性，结果表明类胡萝卜素的生物利用率得到显著提高，纳米乳液可以有效封装和释放类胡萝卜素[30]。辣椒素也是一种脂溶性物质，具有良好的抗菌活性，在食品中既可作为香料又能作为着色剂。一项最近的研究采用高压均质化法和超声波处理制备了负载辣椒素的具有良好抗菌活性的纳米乳液，提高了辣椒素的生物利用率，为开发含有辣椒素的功能性食品提供了理论基础[25]。纳米乳液能提高脂溶性物质的生物利用率的原因之一在于纳米乳液具有较小的尺寸和较大的表面积，能被更快速、更彻底地消化，从而释放被包埋的物质。此外，纳米乳液还能迅速形成混合胶束，可以溶解被释放的脂溶性物质[31]。

纳米乳液在递送营养素方面的有效性已被证实，通过改变和控制影响其性能的因素，有利于纳米乳液的精准设计和合理应用，使其作为营养素递送系统实现价值最大化。影响纳米乳液性能的因素主要包括内在因素和环境因素，内在因素如形成纳米乳液的组分的种类、比例，被包埋的营养素的种类、浓度，以及制备方法等，环境因素如温度、pH、离子强度等。

通过改变纳米乳液的组成（即油、水相和乳化剂的类型和浓度）和制备条件，可以控制其稳定性、理化性质和功能特性，从而制备出满足需要的纳米乳液[5]。一项研究比较了载体油类型（橄榄油与亚麻籽油）对封装在纳米乳液中的β-胡萝卜素生物利用率的影响，结果表明橄榄油和亚麻籽油都能提高β-胡萝卜素的生物利用率，但橄榄油比亚麻籽油更能有效地提高整体的生物利用率[30]。同样为研究载体油类型对纳米乳液基递送系统的影响，一项研究发现，相比由鱼油制备的纳米乳液，被包埋的姜黄素在由共轭亚油酸制备的纳米乳液中具有更高的生物利用率[32]。在另一项制备负载虾青素的纳米乳液的研究中，研究人员探究了乳化剂类型对载有虾青素的纳米乳液释放性能的影响，结果发现，与由Tween 20作为乳化剂的纳米乳液相比，由绞股蓝皂苷作为乳化剂的纳米乳液中的虾青素的生物利用率较低，但稳定性较高[33]。为了优化番茄红素纳米乳液的制备条件，Kim等研究了番茄红素浓度（0.015～0.085mg/mL）对所制备的纳米乳液性能的影响，结果发现当番茄红素的浓度为0.085mg/mL时，能得到稳定性最高的纳米乳液[34]。此外，纳米乳液的营养素递送性能还会受到制备方法的影响。制备纳米乳液的方法主要包括高能法和低能法，不同的操作参数的设置会产生不同的作用。例如，Sotomayor-Gerding等在使用高压均质化法生产负载类胡萝卜素的纳米乳液的过程中，选择不同的均质压力（5、10、100 MPa）来制备，结果表明当均质压力为100MPa时，负载类胡萝卜素的纳米乳液的体外生物可及性最高（93%）[35]。

除此之外，在制备纳米乳液的过程中，环境因素也会影响纳米乳液的稳定性、释放等性能。一项由绞股蓝皂苷作为乳化剂的虾青素纳米乳液的研究表明，在一定的pH（6～8）和热处理（60～120℃）条件下，纳米乳液是稳定的，而在酸性环境（pH为3～5）和高离子强度（25～100mmol/L $CaCl_2$）条件下不稳定[33]。另一项研究发现，制备的负载类胡萝卜素的纳米乳液在胃酸环境中发生聚集现象，而在小肠中会进行释放等行为[35]。

以上研究表明制备纳米乳液的内在因素和环境条件均会对纳米乳液特性产生影响，如何提高纳米乳液递送和释放营养素的性能、优化基于纳米乳液的营养素递送系统已成为研究热点。在实际生产中，可以通过优化纳米乳液配方、改变操作条件和调节外部环境因素等方式来提高营养素的生物活性和生物利用率，从而获得更加稳定且理想的纳米乳液，实现营养素的高效递送。

二、纳米乳液递送营养素的应用

纳米乳液作为营养素递送系统，其在食品中的应用近年来取得了重大进展。例如，纳米乳液可用作食品中的抗菌剂。研究表明，己醛纳米乳液能有效地灭活苹果汁中的腐败菌和致病微生物，而不改变其理想的感官特性[36]。Dasgupta等使用低能法制备的食品级维生素E乙酸酯纳米乳液具有更高的生物活性、抗氧化性和抗菌活性，可用于延长果汁的保质期[28]。另一项研究发现肉桂精油纳米乳液能有效抑制冷藏亚洲海鲈鱼片中的腐败菌和致病微生物生长[37]。此外，将百里香精油用纳米乳液包埋提高了百里香精油对鱼类腐败菌和食源性致病菌的抗菌效果[38]。纳米乳液还能作为可食用薄膜用于食品保藏。一项研究发现普鲁兰多糖-肉桂精油纳米乳液涂膜具有较强的抗菌活性，在延长新鲜草莓室温贮藏的保质期方面具有很大的潜力[39]。纳米乳液的另一重要应用是将脂溶性营养素加入基于水的饮料或其他食品中，如软饮料、强化水、酱汁和蘸料等[40]，而不会对食品原有的感官特性（外观、口感或风味特征）产生不利的影响。这些研究报道都为纳米乳液作为营养素递送系统在食品中的广泛应用提供了理论支持。纳米乳液在食品中作为营养素递送系统的应用如图2-1所示。

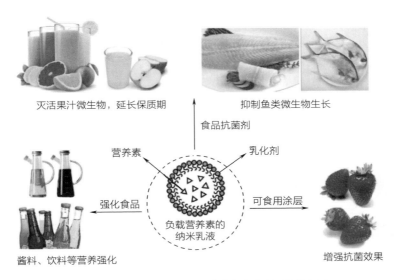

图2-1　纳米乳液在食品中作为营养素递送系统的应用

　　但是，纳米乳液在食品中的广泛应用仍面临一些挑战。首先，用于制备和稳定纳米乳液的表面活性剂数量有限。其中有很多是合成的表面活性剂，在一些国家是禁用的，或者只能在较低的含量水平下使用，因此寻找能够替代合成表面活性剂的天然表面活性剂成为重要课题。其次，对于纳米乳液的精准设计和不断优化还有待进一步研究和讨论。如果纳米乳液设计得当，被封装营养素的生物利用率可得到大幅度提高。纳米乳液中液滴的大小对于提高负载的营养素的生物利用率来说至关重要。一般来说，液滴越小，脂质消化速度越快，营养素的生物利用率越高。但情况也并非都是如此，在某些研究中，营养素在含有更小液滴的乳液中降解更快。因此，重要的是优化液滴尺寸，以确保良好的理化稳定性，从而提高整体的生物利用率，这可以通过改变其组成或加工方法来控制。还可以通过多种策略改善纳米乳液的功能特性，除了从影响纳米乳液性能的因素方面进行改善，还可以与其他递送系统相结合，比如将负载营养素的纳米乳液包埋进水凝胶中，使营养素能被更有效地封装和释放，有助于环境响应型递送系统的设计。再者，当负载营养素的纳米乳液加入复杂食品中后，是否会与食品中的其他成分发生相互作用，从而造成营养素生物活性不同程度的损失，这也需要在未来进行进一步探索。

第三节
多层纳米乳液与营养素递送

一、多层纳米乳液的概述

传统的纳米乳液（如水包油或油包水型纳米乳液）作为营养素递送系统，其有效性已被证实，但其结构简单性限制了它们的应用。为了提高传统纳米乳液的稳定性、封装、释放等功能特性，并扩大纳米乳液的应用范围，研究人员探索了很多方法，其中一种策略是制备多层纳米乳液。多层纳米乳液是油滴被一层以上的带电荷的乳化剂和生物聚合物涂层包覆的纳米乳液，基于携带相反电荷的物质之间的静电相互作用而成。蛋白质和多糖是制备多层纳米乳液的理想材料，因为它们既可用作乳化剂，也可作为涂层进行包覆。由于外部涂层的存在，多层纳米乳液对环境条件（pH变化、高离子强度、高温等）的耐受力较强[41]。

基于带电荷的聚电解质在带相反电荷的液滴上的沉积，制备多层纳米乳液主要采用逐层法[42]。多层纳米乳液的形成和稳定性主要取决以下因素，如乳化剂的种类和浓度，生物聚合物的种类、浓度、添加顺序和层数，包括pH、离子强度、介电常数、温度以及搅拌速度在内的工艺参数等[41, 43]。通过调节这些影响因素、控制系统的组成可以避免液滴聚集或絮凝，从而获得精细稳定的多层纳米乳液体系。

二、多层纳米乳液递送营养素

多层纳米乳液比传统的纳米乳液具有更多的优势，它能够更好地保护和释放营养素。多层纳米乳液进一步提高了营养素的物理和氧化稳定性，加强了对敏感性营养素的保护。研究发现，利用辛烯基琥珀酸酐淀粉和壳聚糖形成的多层纳米乳液提高了被封装的β-胡萝卜素的稳定性[44]。另一项研究表明，相比于由乳清蛋白作为乳化剂的姜黄素纳米乳液，添加了壳聚糖层的多层纳米乳液提高了姜黄素的抗氧化能力，同时增加了姜黄素通过人克隆结肠癌细胞（Caco-2）的渗透性[45]。此外，通过对外部涂层的合理选择与设计，多层纳米乳液可以控制脂类的可消化性或消化速率，能在特定的环境下释放营养素，赋予整个递送系统特定功能的同时提高营养素的生物利用率。例如，Pinheiro等制备了海藻酸盐和乳铁蛋白稳定的姜黄素多层纳米乳液，结果表明该多层纳米乳液提高了姜黄素的生物利用率，与由乳铁蛋白稳定的纳米乳液相比，海藻酸盐涂层有助于控制胃肠道内的脂质消化和游离脂肪酸的释放速率[46]。在另一个递送姜黄素的研究中，Silva等首先制备了负载姜黄素的纳米乳液，在此基础上添加了带有相反电荷的海藻酸盐和壳聚糖，形成多层纳米乳液。通过动态胃肠系统研究，发现纳米乳液具有更高的姜黄素生物利用率，而多层纳米乳液则能有效控制脂质的消化率，降低脂质的消化吸收程度，增加了饱腹感，这对开发抗肥胖的功能性食品具有重要意义。此外，添加海藻酸盐和壳聚糖涂层后可有效保护姜黄素，更好地保持其在消化过程中的抗氧化能力[47]。

多层纳米乳液作为营养素递送系统，其突出优势在于可以通过控制外部涂层的性质来获得不同的功能特性。这可以通过多种方式实现，例如，改变用于制备初始纳米乳液的乳化剂的性质、单层生物聚合物的性质、多层纳米乳液的外部聚电解质层数，调整生物聚合物沉积在液滴表面的顺序等[48]。

此外，通过逐层方法形成的多层纳米乳液外部涂层的渗透性依赖于离子强度和pH，原因在于它们是通过静电相互作用结合在一起的。当溶液的离子强度或pH发生变化，生物聚合物涂层之间的静电相互作用减弱时，涂层可能会膨胀，从而增加其对小分子的渗透性。因此，可以通过控制生物聚合物的种类和组装条件来调整涂层的渗透性。此外，还可以通过控制生物聚合物涂层对不同消化液（如唾液、胃液或胰液）渗透的响应性来调控被封装物质的释放等行为。

在制备负载营养素的多层纳米乳液的过程中，要从组成和环境条件等因素出发，通过调节影响其性能的因素来实现多层纳米乳液的精准设计和营养素的理想释放。在组成上，如上所述，可以针对生物聚合物涂层进行合理的选择和优化，通过选用适当的功能性生物聚合物来获得具有所需性质和功能特性的多层纳米乳液。在环境条件上，不同的pH、温度、离子强度等因素会对多层纳米乳液的特性产生不同的影响。例如，在利用辛烯基琥珀酸酐淀粉和壳聚糖制备负载β-胡萝卜素的多层纳米乳液的过程中，研究人员还评价了多层纳米乳液对不同pH的稳定性，结果表明这种多层纳米乳液在中性pH（6.0）下不稳定[44]。在另一个研究中，Silva等成功研制了添加壳聚糖层的由乳清蛋白稳定的姜黄素多层纳米乳液，结果发现，这种多层纳米乳液在胃pH下是稳定的，而在小肠pH下会发生相分离等现象[45]。在实际生产中，可以通过控制pH、温度、离子强度等环境因素来制备环境响应型的递送系统，以满足营养素的靶向释放或缓释等要求，使营养素的功能实现最大化。

第四节
多重纳米乳液与营养素递送

一、多重纳米乳液的概述

除了多层纳米乳液能够提高传统纳米乳液的功能特性，扩大传统纳米乳液的应用范围外，制备多重纳米乳液也是一种有效的策略。多重纳米乳液是一种多分散的复杂体系，类型以水包油包水型和油包水包油型最为常见。其中，水包油包水型纳米乳液由分散在连续外部水相中的油包水型纳米乳液组成[49]，而油包水包油型纳米乳液则由分散在连续油相中的水包油型纳米乳液组成[50]。多重纳米乳液制备的常用方法主要包含高能乳化法和低能乳化法，高能乳化法又分为高压均质化法、超声波辅助法、微射流法等；低能法如自发乳化法、相转变温度法等。在制备多重纳米乳液时，一般先形成初级乳液（水包油或油包水型），再经过二次乳化形成最终的乳液。

　　相比于传统的纳米乳液，多重纳米乳液因其独特的结构和性质，在食品、制药、化妆品等领域具有更广泛的应用，但是多重纳米乳液会因为某些原因（如内部水滴或油珠的聚结、扩散或转移渗透等）发生失稳现象，以内部水滴的损失或油珠的破裂为主要表现。尽管多重纳米乳液的不稳定性为其应用和发展带来了挑战，但是这可以通过在油相中添加增稠剂、乳化剂或使用高黏度油等方法来改善，从而获得稳定的多重纳米乳液。多重纳米乳液可以为核壳或多隔室纳米颗粒的制备提供模板，还能够作为递送系统来封装、保护并释放食品营养素或药物。

二、多重纳米乳液递送营养素

　　由于多重纳米乳液具有独特的结构和性质，其在作为营养素的递送系统方面比传统的纳米乳液具有显著的优势，如多重纳米乳液的内相可以作为一个保护室，封装敏感化合物，并在特定的环境（口腔、胃或小肠）触发条件下，以可控的速率释放它们。此外，营养素可被封装在内部水相中，从而掩盖营养素的不良感官特性（涩味、苦味或金属味）[50]。多重纳米乳液最突出的优势是可以在一个特定的系统中实现对不同性质的物质（如亲水性物质和疏水性物质）的共递送，同时保护营养素免遭降解，提高营养素的生物利用率。Raviadaran等利用超声波和微射流成功制备了稳定的棕榈油基等渗水包油包水型多重纳米乳液，用于封装疏水性生育三烯酚和亲水性咖啡酸[49]。还有研究制备了负载鱼油的乳清蛋白浓缩物多重纳米乳液，维生素C和维生素E作为抗氧化剂分别被添加到内水相和油相中，以发挥协同抗氧化作用，显著提高了鱼油的氧化稳定性。虽然亲水性和疏水性维生素很难与鱼油一起添加到食品中，但多重纳米乳液为亲水性维生素C、疏水性维生素E以及鱼油的共同应用提供了理想的选择[51]。关于纳米乳液作为营养素递送系统的总结见表2-1。

表 2-1　纳米乳液作为营养素递送系统的总结

类型	乳化剂	油相	递送的营养素	功效	参考文献
O/W	Tween 80、甘油	辣椒素	辣椒素活性成分	所制备的纳米乳液具有良好的抗菌活性，提高了辣椒素的生物利用率，为开发含辣椒素的功能性食品提供了理论基础	[25]
O/W	酪蛋白酸钠和羟丙基–β–环糊精	肉桂精油	肉桂精油活性成分	所制备的肉桂精油纳米乳液粒径低、稳定性提高且具有良好的抑菌特性	[27]
O/W	Tween 80	芥菜油	维生素 E 乙酸酯	纳米乳液显示出更好的生物活性、抗氧化活性和抗菌活性	[28]
O/W	豌豆蛋白	菜籽油	维生素 D	提高了维生素 D 的溶解度和生物利用率，为含有维生素 D 的强化食品的开发提供了指导	[29]
O/W	Tween 20	橄榄油 / 亚麻籽油	类胡萝卜素	类胡萝卜素的生物利用率得到显著提高，纳米乳液可以有效封装和释放类胡萝卜素	[30]
O/W	单酰基甘油、二酰基甘油	鱼油 / 共轭亚油酸	姜黄素	被包埋的姜黄素在由共轭亚油酸制备的纳米乳液中具有更高的生物利用率	[32]
O/W	Tween 20	乙酸乙酯	番茄红素	当番茄红素的浓度为 0.085mg/mL 时，能得到稳定性最高的纳米乳液	[34]
多层纳米乳液	辛烯基琥珀酸酐淀粉、壳聚糖	中链甘油三酯	β–胡萝卜素	形成的多层纳米乳液提高了被封装的 β–胡萝卜素的稳定性	[44]
多层纳米乳液	乳清分离蛋白	中链甘油三酯	姜黄素	添加了壳聚糖层的多层纳米乳液提高了姜黄素的抗氧化能力，同时增加了姜黄素通过 Caco-2 细胞的渗透性	[45]
多层纳米乳液	乳铁蛋白、海藻酸盐	玉米油	姜黄素	海藻酸盐涂层有助于控制胃肠道内的脂质消化和游离脂肪酸的释放速率	[46]
$W_1/O/W_2$	Tween 80	棕榈油	生育三烯酚和亲水性咖啡酸	形成了稳定的多重纳米乳液，提高了所负载营养素的生物利用率	[48]
$W_1/O/W_2$	Span 80、乳清蛋白浓缩物	鱼油	DHA/EPA	多重纳米乳液显著提高了鱼油的氧化稳定性	[50]

　　多重纳米乳液作为营养素的良好载体，其性能会受到一些关键参数的影响，比如构成多重纳米乳液的基本成分的类型和浓度、操作条件的设置等。植物油最常用作食品级多重纳米乳液的油相，油相的合理选择有助于功能性食品的开发[50]。此外，一项研究在制备负载鱼油的乳清蛋白浓缩物（外水相中的保护材料）多重纳米乳液的同时，还评估了乳清蛋白浓度对被包埋的鱼油理化性质和氧化稳定性的影响。结果发现，随着乳清蛋白浓缩物浓度的增加，过氧化值、对茴香胺值下降，鱼油氧化标记物减少[51]。还有研究人员制备了负载疏水性生育三烯酚和亲水性咖啡酸的水包油包水型多重纳米乳液，也研究了亲水性乳化剂浓度、操作参数等对多重纳米乳液的影响。结果发现，较高浓度的亲水性乳化剂（Tween 80）产生了较大的平均粒径并造成了不稳定现象，而在40%的振幅和180s的反应时间、微射流均质机设置为35MPa和8个循环的条件下，形成了更稳定的多重纳米乳液[49]。

　　多重纳米乳液作为递送系统具有巨大的潜力，但目前其在食品领域的文献报道比较有限，特别是在共递送具有协同作用的营养素上，还需要更加广泛和深入的研究。在未来，制备出理想且稳定的多重纳米乳液仍然是一个挑战。在实际的研究与生产中，需要根据目标要求合理地选择形成多重纳米乳液的组分，采用简单、快速、有效的制备方法并不断优化操作工艺，以期获得具有优良理化性质的多重纳米乳液。此外，探索和阐明多重纳米乳液作为营养素递送系统的相关机制，也将作为后续研究的重点。

第五节
微乳液与营养素递送

一、微乳液递送营养素

　　由于微乳液具有高热力学稳定性和分散性、液滴均匀透明以及制备方法简单等特点，其在食品、医药以及化工等领域得到了广泛的应用。作为食品级递送系统，微乳液为被封装的物质提供了更好的保护，能够克服被包埋物质本身和环境影响的限制，减少其挥发，提高被包埋物质的溶解度和生物利用率。

微乳液可作为水溶性或脂溶性营养素的良好载体，利用其纳米液滴尺寸和显著的增溶能力可以改善脂溶性化合物的封装和释放，使用两亲性表面活性剂可以同时封装水溶性和脂溶性分子。诸多研究显示微乳液是脂溶性营养素的理想递送系统。植物精油作为一种天然化学保鲜剂，具有抗菌、抗氧化等多种生物特性，但其易挥发，对环境因素敏感，且具有疏水性和强烈的芳香气味，极大地限制了它的应用。将植物精油封装在微乳液中能够实现精油的增溶与增效，提高其稳定性和抗菌性。研究表明通过构建柑橘精油微乳液体系，解决了柑橘精油在水相环境中应用受到制约以及稳定性差等问题。制备的微乳液具有良好的贮藏稳定性，能够有效地提高精油在水相环境中的抗氧化活性[12]。另一项关于精油微乳液的研究发现，由乙酸或丙酸作为助表面活性剂的百里香精油微乳液对黄瓜和草莓具有较强的抗菌活性[52]。此外，研究人员采用相转化温度法制备了负载姜黄素的透明微乳液，提高了姜黄素的稳定性[16]。在另一项研究中，Chaari等证实了水包油型微乳液递送系统封装、保护和稳定类胡萝卜素的可行性[53]。

除了上述简单的微乳液类型，多层或多重微乳液作为营养素递送系统也引起了极大的关注。一项研究制备了以高甲氧基果胶作为涂层的番茄红素微乳液，结果表明番茄红素在这种多层微乳液中提高了对环境（如不同的酸碱度和温度）的稳定性[54]。在另一项制备负载α-亚麻酸的水包油包水型（$W_1/O/W_2$）微乳液的研究中，分别选择葡萄糖（Glu）和羧甲基纤维素钠（CMC）溶液作为微乳液的内水相，在外水相中加入氯化钠（NaCl）、甘氨酸、葡萄糖、羧甲基纤维素钠、牛血清白蛋白和酪蛋白酸钠等物质以平衡渗透压。结果表明，在适当的浓度范围内，CMC_{w1}-$NaCl_{w2}$和Glu_{w1}-CMC_{w2}微乳液显著提高了体系的贮藏稳定性和抗氧化能力[55]。微乳液作为营养素递送系统的总结见表2-2。

表2-2   微乳液作为营养素递送系统的总结

类型	乳化剂	油相	递送的营养素	功效	参考文献
O/W	Tween 40、Tween 60、Tween 80	柑橘精油	柑橘精油活性成分	解决了柑橘精油在水相环境中应用受到制约以及稳定性差等问题；制备的微乳液具有良好的贮藏稳定性，能够有效地提高精油在水相环境中的抗氧化活性	[12]

续表

类型	乳化剂	油相	递送的营养素	功效	参考文献
O/W	Tween 80、氯化钠	葵花子油、花生油、蓖麻油、特级初榨橄榄油、三硬脂酸甘油酯和三棕榈酸甘油酯	姜黄素	微乳液提高了姜黄素的稳定性。使用富含长链脂肪酸的油（葵花子油、花生油和特级初榨橄榄油），可以获得透明的微乳液；含三硬脂酸甘油酯的微乳液中姜黄素的降解率低于含特级初榨橄榄油的微乳液	[16]
O/W	Tween 80	百里香精油	百里香精油活性成分	所制备的微乳液对黄瓜和草莓具有较强的抗菌活性	[52]
O/W	甘油	柠檬烯	类胡萝卜素	所制备的微乳液能够有效封装、保护和稳定类胡萝卜素	[53]
W/O	单甘油酯、乙醇	橄榄油 / 葵花子油	乳酸链球菌素	随着乙醇浓度的增加，微乳液的尺寸减小，抗菌活性提高	[56]
多层微乳液	乳清分离蛋白、高甲基酯果胶	玉米油	番茄红素	所制备的含有高甲基酯果胶涂层的多层纳米乳液提高番茄红素的稳定性	[54]
$W_1/O/W_2$	葡萄糖（Glu）、羧甲基纤维素钠（CMC）、氯化钠（NaCl）等	乙酸异戊酯	α – 亚麻酸	在适当的浓度范围内，$CMC_{W_1}–NaCl_{W_2}$ 和 $Glu_{W_1}–CMC_{W_2}$ 微乳液显著提高了体系的贮藏稳定性和抗氧化能力	[55]

　　以上研究表明了微乳液在递送营养素方面的可行性和巨大潜力，通过改变影响微乳液性能的因素可以制备出所需要的微乳液，这些因素主要包括形成微乳液组分的种类、比例，被包埋的营养素的种类、浓度、制备方法以及环境因素等。Calligaris等在采用相转化温度法制备姜黄素透明微乳液的过程中，研究了不同的脂质（葵花子油、花生油、蓖麻油、特级初榨橄榄油、三硬脂酸甘油酯和三棕榈酸甘油酯）对作为姜黄素载体的微乳液的影响。结果显示，使用富含长链脂肪酸的油，如葵花子油、花生油和特级初榨橄榄油，可以获得透明的微乳液。此外，油的类型也会影响姜黄素的稳定性，含三硬脂酸甘油酯的微乳液中姜黄素的降解率低于含特级初榨橄榄油的微乳液[16]。此外，有研究人员制备了作为乳酸链球菌素递送系统的油包水型微乳液，同时探讨了乙醇（微乳液组分）浓度对微乳液的影响。结果表明，随着乙醇浓度的增加，微乳液的尺寸减小，抗菌活性提高[56]。负载的营养素会对微乳液的功能特性产生影响也被诸多研究证实。Mendonc等评估了微乳液作为草

莓涂膜剂的潜力，发现含有鳄梨（牛油果）油的微乳液对草莓有更好的保鲜效果，并有助于减少草莓质量损失和真菌引起的草莓变质。含有牛油果油的微乳液也有助于减少真菌引起的变质现象，而含有香茅精油的微乳液在保持水果的颜色和花青素含量方面具有突出优势[57]。另一项研究表明当天然酚类抗氧化剂，如没食子酸、对羟基苯甲酸、原儿茶酸和2-（4-羟基苯基）乙醇被封装在食品级油包水型微乳液中时，封装没食子酸的微乳液表现出更高的抗氧化活性[57]。此外，环境因素作为关键参数，也影响着微乳液的稳定性等特性。例如，有研究人员在制备双层番茄红素微乳液时，探究了微乳液在不同环境下的降解情况。结果显示，当pH在中性范围（6.12～7.01）时，双层番茄红素微乳液变得不稳定[58]。另有研究表明负载α-亚麻酸的水包油型微乳液在强酸环境中稳定，当pH大于8.4时，微乳液被分解[59]。通过调节这些影响因素，优化工艺参数，有助于制备具有不同功能特性的微乳液，从而实现对营养素更高效地封装、保护与释放。

二、微乳液递送营养素的应用

微乳液作为营养素递送系统，其在食品保藏方面具有广泛的应用。例如，有研究人员制备了包埋氧化白藜芦醇和维生素C的微乳液，并探究了其对鲜切莲藕片的抑菌效果。结果表明，形成的微乳液大大提高了氧化白藜芦醇在长期贮藏下的稳定性，对鲜切莲藕片具有较强的抑菌效果和抗褐变作用[60]。此外，有研究发现，由乙酸或丙酸作为助表面活性剂的百里香精油微乳液对黄瓜和草莓具有较强的抗菌活性，可用作水果或蔬菜的消毒剂[53]。同样是关于抗菌活性的报道，包埋乳链菌肽的油包水型微乳液通过保持其对单核细胞增生李斯特菌（*Listeria monocytogenes*）和金黄色葡萄球菌（*Staphylococcus aureus*）的抗菌活性可延长肉末和莴苣叶的保质期[61]。

与纳米乳液的应用相似，负载营养素的微乳液的另一重要应用也是将脂溶性营养素加入需要保持透明的基于水的饮料或其他食品中，如强化水、软饮料、酱汁和蘸料等[5]。研究人员采用相转化温度法制备了负载姜黄素的透明微乳液，这对于饮料行业递送亲脂性活性成分，同时保持产品透明度具有重要的意义[16]。在另一项研究中，Chaari等证实了制备的水包油微乳液递送系统封装、保护和稳定类胡萝卜素的有效性，其具有应用于强化饮料等食品的潜力[53]。包埋营养素的微乳液还可用作饮料抗褐变剂。有研究人员通过制备封装桂木二氢黄素和维生素C（桂木二氢黄素的稳定剂）的食品级水包油型微乳液来评价其对苹果汁的抗褐变效果。结果显示，这种微乳液在苹果汁中表现出较强的抗褐变作用，是一种良好的苹果汁抗褐变剂[62]。

负载营养素的微乳液在生物活性成分等物质的提取方面也具有巨大的应用前景，这也是目前的一个研究热点。Degot等用由水、乙醇和三醋精形成的微乳液作为姜黄素的提取溶剂，使姜黄素具有更高的纯度，可直接用于食品工业[63]。在另一项研究中，Amiri-Rigi等制备的橄榄油微乳液能够从工业番茄渣中提取番茄红素，同时改善了番茄红素的生物活性，有利于开发工艺简单的绿色提取技术[64]。

上述研究都为微乳液作为营养素递送系统在食品中的广泛应用提供了理论支持。然而，微乳液在食品中的应用仍然面临一些挑战。首先，食品级表面活性剂的数量有限，而形成微乳液需要大量的表面活性剂[65]。其次，对于微乳液的精准设计和不断优化还需要进一步研究，这可以通过选择不同的功能成分和加工工艺来控制。微乳液的组成和结构可以通过优化微乳液配方、改变操作条件和调节外部环境因素等方式来改变，以获得具有所需性质以及更加智能的微乳液，用于更高效的营养素递送。此外，当负载营养素的微乳液加入复杂食品体系中后，是否会对营养素的生物活性产生不利的影响尚需深入探讨，体内外试验也有待进一步实施。

通过对食品级纳米乳液和微乳液的理化性质、制备方法、影响因素、应用等研究现状系统的概述，以及对其面临的挑战和未来的发展前景总结并展望，证实了食品级纳米乳液和微乳液作为营养素递送系统的巨大潜力和有效性。食品级纳米乳液和微乳液可作为出色的营养素递送系统，近年来受到了很多研究人员的关注，并获得了较好的研究成果，其在食品等领域的应用也取得了显著的进展。表2-3对纳米乳液与微乳液的区别（包括在食品中作为营养素递送系统的应用）进行了总结。利用纳米乳液和微乳液封装和保护营养素，不但提高了营养素的生物利用率，还有助于实现其理想的释放，使其价值最大化。在食品级纳米乳液和微乳液的开发和应用过程中，还有许多更加深入的研究有待完成，如合理地选择并优化所需的材料和条件以及制备方法，更好地利用食品级成分来开发新型纳米乳液和微乳液，克服目前纳米乳液和微乳液存在的局限性，这些仍是未来研究的重点。此外，还需要更多关于将负载营养素的纳米乳液或微乳液加入真正的食品中的探索，当负载营养素的纳米乳液或微乳液加入不同类型的食品中后，确保其掺入食品基质中的有效性，将有助于促进不同种类的功能性食品的设计与开发，使负载营养素的纳米乳液和微乳液在食品领域中得到更广泛的应用。

表 2-3　纳米乳液和微乳液的区别

特点	体系	
	纳米乳液	微乳液
结构	一般呈球形	球形或非球形（圆柱形、层状结构等）
组成	乳化剂使用范围更广，所需的乳化剂浓度较低	通常小分子表面活性剂能用于制备微乳液，需要较高的乳化剂浓度以及更大的乳化剂-油比，一般需要使用助表面活性剂
热力学稳定性	热力学不稳定	热力学稳定
制备方法	高能乳化法（高压均质化法、超声均质化法、微射流法等）和低能乳化法（自发乳化法、相转变组分法、相转变温度法、D相乳化法等）	高能乳化法（高压均质法、超声法等）和低能乳化法（加水法、加油法、三组分直接混合法、相转变温度法等）
制备成本	成本较高	成本较低
类型	O/W型、W/O型、多层纳米乳液、多重纳米乳液（W/O/W型、O/W/O型）	O/W型、W/O型、双连续型、多层微乳液、多重微乳液（W/O/W型、O/W/O型）
在食品中作为营养素递送系统的主要应用	食品抗菌剂、可食用涂层、强化食品等	食品抗菌剂、抗褐变剂、可食用涂层、强化食品、生物活性成分等物质的提取等

参考文献

[1] McClements DJ. Nanoemulsions versus microemulsions: Terminology, differences,

and similarities [J]. Soft Matter, 2012, 8(6): 1719-1729.

[2] Saravana PS, Shanmugapriya K, Gereniu CRN, et al. Ultrasound-mediated fucoxanthin rich oil nanoemulsions stabilized by κ-carrageenan: Process optimization, bio-accessibility and cytotoxicity [J]. Ultrasonics - Sonochemistry, 2019, 55: 105-116.

[3] Vaishanavi S, Preetha R. Soy protein incorporated nanoemulsion for enhanced stability of probiotic (*Lactobacillus delbrueckii* subsp. *bulgaricus*) and its characterization [J]. Materials Today: Proceedings, 2021, 40: S148-S153.

[4] Singh Y, Meher JG, Raval K, et al. Nanoemulsion: Concepts, development and applications in drug delivery [J]. Journal of Controlled Release, 2017, 252: 28-49.

[5] Qian C, McClements DJ. Formation of nanoemulsions stabilized by model food-grade emulsifiers using high-pressure homogenization: Factors affecting particle size [J]. Food Hydrocolloids, 2011, 25(5): 1000-1008.

[6] Montes de Oca-Ávalos JM, Candal RJ, Herrera ML. Nanoemulsions: stability and physical properties [J]. Current Opinion in Food Science, 2017, 16: 1-6.

[7] Safaya M, Rotliwala YC. Nanoemulsions: A review on low energy formulation methods, characterization, applications and optimization technique [J]. Materials Today: Proceedings, 2020, 27: 454-459.

[8] Håkansson A. Fabrication of nanoemulsions by high-pressure valve homogenization [M]. Chapter 7. Nanoemulsions: Formulation, Applications, and Characterization, 2018: 175-206.

[9] Fang S, Zhao X, Liu Y, et al. Fabricating multilayer emulsions by using OSA starch and chitosan suitable for spray drying: Application in the encapsulation of β-carotene [J]. Food Hydrocolloids, 2019, 93: 102-110.

[10] Silva HD, Cerqueira MÂ, Vicente AA. Nanoemulsions for Food Applications: Development and Characterization [J]. Food and Bioprocess Technology, 2012, 5(3): 854-867.

[11] Asgari S, Saberi AH, McClements DJ, et al . Microemulsions as nanoreactors for synthesis of biopolymer nanoparticles [J]. Trends in Food Science and Technology, 2019, 86: 118-130.

[12] 汤友军, 鲁晓翔, 石俊杰, 等. 柑橘精油微乳体系构建配方及其理化性质研究[J]. 食品与发酵工业, 2021, 47(13):167-173.

[13] 刘欣, 周志磊, 毛健. 玫瑰精油微乳制备及性质研究[J]. 食品与生物技术学报,

2019, 38(5):79-85.

[14] Jalali-Jivan M, Garavand F, Jafari SM. Microemulsions as nano-reactors for the solubilization, separation, purification and encapsulation of bioactive compounds [J]. Advances in Colloid and Interface Science, 2020, 283: 102227.

[15] Tartaro G, Mateos H, Schirone D, et al. Microemulsion Microstructure (s): A Tutorial Review [J]. Nanomaterials, 2020, 10: 1-40.

[16] Calligaris S, Valoppi F, Barba L, et al. Development of transparent curcumin loaded microemulsions by phase inversion temperature (PIT) method: Effect of lipid type and physical state on curcumin stability [J]. Food Biophysics, 2017, 12(1): 45-51.

[17] Flanagan J, Singh H. Microemulsions: A potential delivery system for bioactives in food [J]. Critical Reviews in Food Science and Nutrition, 2006, 46(3): 221-237.

[18] Rao J, McClements DJ. Food-grade microemulsions and nanoemulsions: Role of oil phase composition on formation and stability [J]. Food Hydrocolloids, 2012, 29(2): 326-334.

[19] Radi M, Akhavan-Darabi S, et al. The use of orange peel essential oil microemulsion and nanoemulsion in pectin-based coating to extend the shelf life of fresh-cut orange [J]. Journal of Food Processing and Preservation, 2018, 42(2): 1-9.

[20] Mohammed AN, Ishwarya SP, Nisha P. Nanoemulsion versus microemulsion systems for the encapsulation of beetroot extract: Comparison of physicochemical characteristics and betalain stability [J]. Food and Bioprocess Technology, 2021, 14(1): 133-150.

[21] Dias MI, Ferreira I, Barreiro M. Microencapsulation of bioactives for food applications [J]. Food & Function, 2015, 6: 1035-1052.

[22] Bao C, Jiang P, Chai J, et al. The delivery of sensitive food bioactive ingredients: Absorption mechanisms, influencing factors, encapsulation techniques and evaluation models [J]. Food Research International, 2019, 120: 130-140.

[23] Dafe A, Etemadi H, Zarredar H, et al. Development of novel carboxymethyl cellulose/κ-carrageenan blends as an enteric delivery vehicle for probiotic bacteria [J]. International Journal of Biological Macromolecules, 2017, 97: 299-307.

[24] Sari TP, Mann B, Kumar R, et al. Preparation and characterization of nanoemulsion encapsulating curcumin [J]. Food Hydrocolloids, 2015, 43: 540-546.

[25] Akbas E, Soyler B, Oztop MH. Formation of capsaicin loaded nanoemulsions with high pressure homogenization and ultrasonication [J]. LWT-Food Science and

Technology, 2018, 96: 266-273.

[26] Teng MJ, Wei YS, Hu TG, et al. Citric acid cross-linked zein microcapsule as an efficient intestine-specific oral delivery system for lipophilic bioactive compound [J]. Journal of Food Engineering, 2020, 281: 109993.

[27] 侯克洪，冯潇，高成成，等. 肉桂精油纳米乳液的抑菌性和稳定性研究[J]. 中国粮油学报, 2020, 35(11): 94-100.

[28] Dasgupta N, Ranjan S, Mundra S, et al. Fabrication of food grade vitamin E nanoemulsion by low energy approach, characterization and its application [J]. International Journal of Food Properties, 2016, 19(3): 700-708.

[29] Walia N, Chen L. Pea protein based vitamin D nanoemulsions: Fabrication, stability and *in vitro* study using Caco-2 cells [J]. Food Chemistry, 2020, 305: 125475.

[30] Xia Z, Han Y, Du H, et al. Exploring the effects of carrier oil type on *in vitro* bioavailability of *β*-carotene: A cell culture study of carotenoid-enriched nanoemulsions [J]. LWT-Food Science and Technology, 2020, 134: 110224.

[31] McClements DJ. Advances in edible nanoemulsions: Digestion, bioavailability, and potential toxicity [J]. Progress in Lipid Research, 2021, 81: 101081.

[32] Esperon-Rojas AA, Baeza-Jimenez R, Santos-Luna D, et al. Bioavailability of curcumin in nanoemulsions stabilized with mono- and diacylglycerols structured with conjugated linoleic acid and *n*-3 fatty acids [J]. Biocatalysis and Agricultural Biotechnology, 2020, 26: 101638.

[33] Chen Z, Shu G, Taarji N, et al. Gypenosides as natural emulsifiers for oil-in-water nanoemulsions loaded with astaxanthin: Insights of formulation, stability and release properties [J]. Food Chemistry, 2018, 261: 322-328.

[34] Kim SO, Ha TVA, Choi YJ, et al. Optimization of homogenization-evaporation process for lycopene nanoemulsion production and its beverage applications [J]. Journal of Food Science, 2014, 79(8): 1604-1610.

[35] Sotomayor-Gerding D, Oomah BD, Acevedo F, et al. High carotenoid bioaccessibility through linseed oil nanoemulsions with enhanced physical and oxidative stability [J]. Food Chemistry, 2016, 199: 463-470.

[36] Patrignani F, Siroli L, Braschi G, et al. Combined use of natural antimicrobial based nanoemulsions and ultra high pressure homogenization to increase safety and shelf-life of apple juice [J]. Food Control, 2020, 111: 107051.

[37] Chuesiang P, Sanguandeekul R, Siripatrawan U. Enhancing effect of nanoemulsion

on antimicrobial activity of cinnamon essential oil against foodborne pathogens in refrigerated Asian seabass (*Lates calcarifer*) fillets [J]. Food Control, 2021, 122: 107782.

[38] Ozogul Y, Kuley Boǧa E, Akyol I, et al. Antimicrobial activity of thyme essential oil nanoemulsions on spoilage bacteria of fish and food-borne pathogens [J]. Food Bioscience, 2020, 36: 100635.

[39] Chu Y, Gao CC, Liu X, et al. Improvement of storage quality of strawberries by pullulan coatings incorporated with cinnamon essential oil nanoemulsion [J]. LWT-Food Science and Technology, 2020, 122: 109054.

[40] Rao J, McClements DJ. Food-grade microemulsions, nanoemulsions and emulsions: Fabrication from sucrose monopalmitate & lemon oil [J]. Food Hydrocolloids, 2011, 25(6): 1413-1423.

[41] Acevedo-Fani A, Silva HD, Soliva-Fortuny R, et al. Formation, stability and antioxidant activity of food-grade multilayer emulsions containing resveratrol [J]. Food Hydrocolloids, 2017, 71: 207-215.

[42] Zambrano-Zaragoza ML, Quintanar-Guerrero D, Mendoza-Muñoz N, et al. Nanoemulsions and nanosized ingredients for food formulations [M]. In Handbook of Food Nanotechnology. 2020: 207-256.

[43] McClements DJ. Design of nano-laminated coatings to control bioavailability of lipophilic food components [J]. Journal of Food Science, 2010, 75(1): 30-42.

[44] Fang S, Zhao X, Liu Y, et al. Fabricating multilayer emulsions by using OSA starch and chitosan suitable for spray drying: Application in the encapsulation of *β*-carotene [J]. Food Hydrocolloids, 2019: 93, 102-110.

[45] Silva HD, Beldíková E, Poejo J, et al. [J]. Journal of Food Engineering, 2019, 243: 89-100.

[46] Pinheiro AC, Coimbra MA, Vicente AA. *In vitro* behaviour of curcumin nanoemulsions stabilized by biopolymer emulsifiers-effect of interfacial composition [J]. Food Hydrocolloids, 2016, 52: 460-467.

[47] Silva HD, Poejo J, Pinheiro AC, et al. Evaluating the behaviour of curcumin nanoemulsions and multilayer nanoemulsions during dynamic *in vitro* digestion [J]. Journal of Functional Foods, 2018, 48: 605-613.

[48] Yazdan-Bakhsh M, Nasr-Esfahani M, Esmaeilzadeh-Kenari R, et al. Evaluation of antioxidant properties of *Heracleum Lasiopetalum* extract in multilayer

nanoemulsion with biopolymer coating to control oxidative stability of sunflower oil [J]. Journal of Food Measurement and Characterization. 2021, 15(2): 1014-1023.

[49] Raviadaran R, Ng MH, Manickam S, et al. Ultrasound-assisted production of palm oil-based isotonic W/O/W multiple nanoemulsion encapsulating both hydrophobic tocotrienols and hydrophilic caffeic acid with enhanced stability using oil-based Sucragel [J]. Ultrasonics Sonochemistry, 2020, 64: 104995.

[50] Katsouli M, Giannou V, Tzia C. Enhancement of physicochemical and encapsulation stability of $O_1/W/O_2$ multiple nanoemulsions loaded with coenzyme Q_{10} or conjugated linoleic acid by incorporating polyphenolic extract [J]. Food and Function, 2020, 11(10): 8878-8892.

[51] Hwang JY, Ha HK, Lee MR, et al. Physicochemical property and oxidative stability of whey protein concentrate multiple nanoemulsion containing fish oil [J]. Journal of Food Science, 2017, 82(2): 437-444.

[52] Almasi L, Radi M, Amiri S, et al. Fully dilutable *Thymus vulgaris* essential oil : Acetic or propionic acid microemulsions are potent fruit disinfecting solutions [J]. Food Chemistry, 2021, 343: 128411.

[53] Chaari M, Theochari I, Papadimitriou V, et al. Encapsulation of carotenoids extracted from halophilic archaea in oil-in-water (O/W) micro- and nano-emulsions [J]. Colloids and Surfaces B: Biointerfaces, 2018, 161: 219-227.

[54] Shi J, Jun S, Wang B, et al. Optimization of formulation and influence of environmental stresses on stability of lycopene-microemulsion [J]. LWT-Food Science and Technology, 2015, 60(2): 999-1008.

[55] Li Q, Liu X, Byambasuren K, et al. Revealing the effects of multi-scale molecules on α-linolenic acid-loaded W1/O/W2 microemulsion : A combined study from physical properties, antioxidant capacity and *in vitro* release kinetics [J]. Journal of Molecular Liquids, 2020, 303: 112675.

[56] Chatzidaki MD, Papadimitriou K, Alexandraki V, et al. Microemulsions as potential carriers of nisin: Effect of composition on the structure and efficacy [J]. Langmuir. 2016, 32(35): 8988-8998.

[57] Rosane C, Mendonc B. Application of microemulsions as coating in fresh cut strawberries [J]. Journal of food science technology. 2020, 57(7): 2764-2770.

[58] Chatzidaki MD, Mitsou E, Yaghmur A, et al. Formulation and characterization of food-grade microemulsions as carriers of natural phenolic antioxidants [J]. Colloids

and Surfaces A: Physicochemical and Engineering Aspects, 2015, 483: 130-136.

[59] Hou M, Liu T, Zhang B, et al. Alpha-linolenic acid-loaded oil/water microemulsion: Effects of phase behaviour simulation and environmental stress on phase stabilizing and anti-oxidation capacity [J]. Food Chemistry, 2018, 256: 311-318.

[60] He J, Zhu Q, Dong X, et al. Oxyresveratrol and ascorbic acid O/W microemulsion: Preparation, characterization, anti-isomerization and potential application as antibrowning agent on fresh-cut lotus root slices [J]. Food Chemistry, 2017, 214: 269-276.

[61] Chatzidaki MD, Papadimitriou K, Alexandraki V, et al. Reverse micelles as nanocarriers of nisin against foodborne pathogens [J]. Food Chemistry, 2018, 255: 97-103.

[62] Dong X, Zhu Q, Dai Y, et al. Encapsulation artocarpanone and ascorbic acid in O/W microemulsions: Preparation, characterization, and antibrowning effects in apple juice [J]. Food Chemistry, 2016, 192: 1033-1040.

[63] Degot P, Huber V, Touraud D, et al. Curcumin extracts from *Curcuma Longa*–improvement of concentration, purity, and stability in food-approved and water-soluble surfactant-free microemulsions [J]. Food Chemistry, 2021, 339: 128140.

[64] Amiri-Rigi A, Abbasi S. Extraction of lycopene using a lecithin-based olive oil microemulsion [J]. Food Chemistry, 2019, 272: 568-573.

[65] Abbasi S, Radi M. Food grade microemulsion systems: Canola oil/lecithin:N-propanol/water [J]. Food Chemistry, 2016, 194: 972-979.

第三章

食品级
皮克林乳液

1907年，皮克林（Pickering）发现固体颗粒可以稳定乳液，此后人们将这种乳液定义为皮克林乳液，相比传统乳液，皮克林乳液因其较高的稳定性和诸多潜在的应用而引起了各个领域的广泛关注。在食品科学领域，食品级颗粒的开发赋予皮克林乳液更加广泛的应用，随着生活水平的提高，消费者逐渐倾向于绿色营养以及功能性的饮食，在食品行业内，越来越多旨在改善人类健康的功能性食品被逐渐开发。然而很多功能性成分（如类胡萝卜素、多酚等）具备化学稳定性低、水溶性差等特点，这使得它们的生物利用率非常低。皮克林乳液作为生物活性成分的递送系统具有许多潜在的优势，如与食品基质的良好兼容性、较高的稳定性、对营养素的保护性以及控制释放等，使用皮克林乳液递送营养素可以有效地保护营养素，从而提高其生物利用率。本章就皮克林乳液、双重皮克林乳液以及基于皮克林乳液制备的可食用薄膜进行介绍，从概述、制备、营养素递送等方面进行阐述，最后简要说明皮克林乳液基递送体系在食品行业中的应用展望。

第一节
食品级皮克林乳液的概述与制备

一、食品级皮克林乳液的概述

乳液（Emulsion）是指由两种不相溶的液体组成的胶体分散体系，其中一种液体以小液滴的形式分散于另一种液体中，前者称为分散相，后者称为连续相[1, 2]。常见的乳液类型有水包油（O/W）型和油包水（W/O）型，其中O/W型乳液是指油相作为分散相分散于连续相——水相中，W/O型乳液则是指水相作为分散相分散于连续相——油相中。从热力学的角度来讲，乳液是一种不稳定体系，在其内部，聚集、絮凝、分层以及奥氏熟化①等变化不断进行，最终导致乳液体系崩溃[3, 4]。为了获得动力学上稳定的乳液，需要向乳液中加入表面活性剂，表面活性剂可以有效降低油–水界面张力，提高界面层的黏弹性，从而达到稳定乳液的目的[5, 6]。皮克林乳液（Pickering emulsion）是指由固体颗粒稳定的乳液，与传统乳液相比，固体颗粒的稳定机制赋予了皮克林乳液特殊的性质，如皮克林乳液在抗聚集和抗奥氏熟化等方面具有更高的稳定性[7]，此外，皮克林乳液不含表面活性剂的特点使得它们在很多领域应用广泛，特别是在表面活性剂经常引起诸如刺激、溶血行为等不利影响的食品和药物应用行业[8]。

二、食品级固体颗粒

皮克林乳液与传统乳液最大的区别在于前者使用固体胶体颗粒充当乳液稳定剂，而后者则是使用表面活性剂作为乳液稳定剂，因此皮克林乳液的稳定性高度依赖于固体胶体颗粒的种类及性质[9]。为获得不同种类、具有特殊性质、满足不同需求的皮克林乳液，必须选择合适的固体胶体颗粒。食品级固体颗粒由于其易于制备、生物兼容性好、细胞毒性低、生物可降解以及消费者友好等性质而被广泛用作皮克林乳化剂。用于稳定皮克林乳液的食品级固体颗粒主要分为以下六类：多糖颗粒、蛋白质基颗粒、黄酮类颗粒、复合颗粒、食品级蜡以及脂肪晶体[3]。

（一）多糖颗粒

用于稳定皮克林乳液的多糖颗粒主要有淀粉、壳聚糖、几丁质、纤维素等。淀粉在自然界中含量丰富，是仅次于纤维素的一类多糖，由于其成本低、污染小、易改性而被用作皮克林乳液的稳定剂。多数亲水性颗粒很难用于稳定皮克林乳液，而水稻、糯玉米以及小麦中的淀粉颗粒具有稳定皮克林乳液的能力[10]。淀粉在经过物理或化学方法改性后可以有效地稳定皮克林乳液。几丁质及其去乙酰化产物壳聚糖均难溶于水，通过酸水解、声波降解等方法制备的几丁质纳米晶体可以非常有效地稳定油–水界面，从而有助于制备高度稳定的皮克林乳液[11]。纤维素是自然界中广

---

① 奥氏熟化：Ostwald ripening，由 Wilhelm Ostwald 于 1896 年发现的小液滴向大液滴扩散的现象。本质上是液滴大小不同导致的自由能差异使得较大的液滴（具有较低的自由能）逐步变大，小液滴（具有较高的自由能）逐步减小的过程。

泛存在且含量最为丰富的一种多糖,由于纤维素基颗粒的生物可降解性、无毒性以及可持续性而被广泛用做皮克林乳化剂[12]。

(二)蛋白质基颗粒

蛋白质是一种具有两亲性质的生物大分子,在皮克林乳化过程中,不溶性的蛋白质基颗粒往往表现出良好的界面吸附性质以及乳化性能[13]。制备用于皮克林乳化稳定的蛋白质颗粒的方法有很多,如反溶剂沉淀法[14]、超声波处理[15]以及交联法[16]等。用于皮克林乳化稳定的蛋白质种类很多,如植物蛋白中的高粱醇溶蛋白[17]、动物蛋白中的胶原蛋白[18]以及卵转铁蛋白[19]等。

(三)黄酮类颗粒

黄酮类化合物在自然界中广泛存在,尤其是在植物中含量丰富。很多食品级黄酮类化合物由于其自身的疏水特性可以很好地稳定皮克林乳液[20]。由黄酮类化合物稳定的O/W型皮克林乳液已经被成功制备,贮藏一段时间之后,乳液在抗聚集方面表现出良好的稳定性能[21]。

(四)复合颗粒

使用食品级蛋白质和多糖可以制备出具有优良界面性能的固体颗粒,且蛋白质颗粒和多糖颗粒已经被证明可以用于稳定皮克林乳液,它们之间的复合物——蛋白质–蛋白质复合物、蛋白质–多糖复合物、多糖–多糖复合物——也可以用于稳定皮克林乳液。通过化学交联、酶交联、静电相互作用以及美拉德反应等方法可以制备出多种混合物颗粒[3, 22]。将不同类型的颗粒结合制备出不同的复合颗粒以用于稳定皮克林乳液会进一步提高皮克林乳液的稳定性,如通过异蛋白复合凝聚法制备出的卵转铁蛋白–溶菌酶复合颗粒可以有效地稳定皮克林乳液以及高内相皮克林乳液[23];使用卵转铁蛋白和阿拉伯胶制备出的复合颗粒可以紧密地吸附在油–水界面处并降低界面张力从而赋予皮克林乳液较高的稳定性[24]。相比单一蛋白质或多糖,由蛋白质–多糖复合颗粒稳定的皮克林乳液的稳定性更高[25],如通过卵转铁蛋白–没食子酸共轭物与羧甲基葡聚糖之间形成的复合颗粒可以用于稳定O/W型皮克林乳液,并且乳液在贮藏期间稳定性良好[26],这可能是由于蛋白质和多糖之间形成的复合物在乳液油–水界面处形成更加致密的薄膜从而赋予乳液更加良好的动力学稳定性[27]。

（五）食品级蜡

蜡不溶于水，是一种由高级烷烃组成的混合物，天然状态的蜡主要分为三大类：植物蜡（如棕榈蜡和小烛树蜡）、动物蜡（如蜂蜡）和矿物质蜡[3]。矿物质蜡已经被用于稳定皮克林乳液，在水分含量较低的情况下，矿物质蜡可以稳定大多数的W/O型乳液，蜡晶体可以在水相表面覆盖一层机械屏障，同时在油相中形成一种网络结构以阻止液滴移动并防止聚集现象的产生[28]。

（六）脂肪晶体

脂肪晶体可作为皮克林乳化剂使用，通过皮克林稳定、网络结构的稳定以及两者之间的联合稳定机制来达到稳定皮克林乳液的目的[4]。用于稳定皮克林乳液的脂肪晶体会吸附在油-水界面并在液滴之间形成空间屏障，这阻止了液滴发生聚集并防止界面膜破裂，从而稳定W/O型皮克林乳液[29]。

三、影响皮克林乳液稳定性的因素

皮克林乳化是指固体颗粒紧密吸附在乳液的油-水界面上，由于颗粒的解吸能要远大于布朗运动的热能，所以这种吸附可看作不可逆吸附。吸附在油-水界面处的固体颗粒会降低油-水界面张力，并使得临近的液滴之间产生静电排斥并形成空间位阻，从而阻止液滴发生聚集，最终达到稳定皮克林乳液的目的[22]。一般情况下，固体颗粒的大小要比乳液液滴的大小至少小一个数量级才能作为稳定皮克林乳液的乳化剂。另外，固体颗粒的表面润湿性、表面电荷性质、固体颗粒的粒径、浓度以及乳液体系的pH都会影响皮克林乳液的稳定性。

（一）固体颗粒的润湿性

如同传统乳液中表面活性剂的两亲性质会影响乳液的稳定性一样，固体颗粒的表面润湿性对皮克林乳液的稳定性有着十分重要的影响。通常情况下，固体颗粒的润湿性大小用固体颗粒在乳液油-水界面处的三相接触角θ①来表征。固体颗粒

---

① 接触角θ：在气、液、固三相交点处所作的气-液界面的切线经过液体内部与固-液交界线之间的夹角θ。若$\theta < 90°$，则固体润湿性好，是亲水性的；反之，则固体润湿性较差，是疏水性的。

的润湿性会决定颗粒在油–水界面的分布从而影响皮克林乳液的类型。一般来说，当$\theta<90°$时，固体颗粒更容易被水相润湿，有利于稳定O/W型皮克林乳液；当$\theta>90°$，固体颗粒更容易被油相润湿，有利于稳定W/O型乳液；当$\theta\approx90°$时，固体颗粒可以被两相部分润湿，可以更有效地稳定皮克林乳液[30]。

（二）固体颗粒的表面电荷

通常情况下，固体颗粒的表面电荷是指离子在固体颗粒表面的分布，颗粒的表面电荷可能会导致带相反电荷的颗粒之间发生静电吸引，从而影响皮克林乳液的稳定性[30]。固体颗粒的表面电荷会显著影响胶体分散系的稳定性，通常用颗粒悬浮液的zeta电位①进行分析。一般来讲，当固体颗粒的zeta电位＞30mV，高电荷颗粒之间的相互作用以静电排斥为主，这会抑制颗粒之间的聚集；当固体颗粒的zeta电位在–30~30mV，低电荷颗粒之间的相互作用则以范德华引力作用为主，部分颗粒会产生聚集现象[31]。降低表面电荷会导致颗粒zeta电位的降低并削弱颗粒间的静电排斥作用，从而导致颗粒聚集，乳液失稳；而过高的表面电荷又会导致颗粒间静电斥力作用过大，不利于固体粒子在油–水界面上的紧密吸附[32]。

（三）固体颗粒的粒径

固体颗粒的粒径也会对皮克林乳液的稳定性产生影响，相比较大尺寸的固体颗粒，小尺寸的颗粒会形成更小的乳液液滴，能够有效防止液滴聚集，从而提高皮克林乳液的稳定性。固体颗粒尺寸较大，扩散率低，吸附动力学缓慢，从而使得颗粒在油–水界面处的堆积效率较低，不能有效地稳定乳液[33, 34]。为了获得稳定的皮克林乳液，用于稳定皮克林乳液的固体颗粒的尺寸要比乳液液滴的尺寸小一个数量级[35]。相反的情况也有出现，例如，用硬脂酰乳酸钠作为皮克林乳液的乳化剂时，乳液液滴的尺寸要小于固体颗粒的尺寸，这可能是由于均质化制备乳液的过程中固体颗粒数量减少使得液滴尺寸小于最初固体颗粒的尺寸而大于用于稳定皮克林乳液的固体颗粒的尺寸[36]。

---

① zeta 电位：剪切面的电动电位，是表征胶体分散系稳定性的指标。

（四）固体颗粒的浓度

固体颗粒的浓度也会影响皮克林乳液的稳定性，当浓度较低时，固体颗粒无法在油–水界面上紧密覆盖，这会导致皮克林乳液失稳。当浓度较高时，固体颗粒充分地覆盖在油–水界面上，形成更加致密的油–水界面膜，有效地阻止液滴聚集，多余的固体颗粒则分散在连续相中，使得连续相浓度增大进而导致乳液凝胶的产生。

（五）乳液的pH

乳液的pH通过影响固体颗粒的接触角、表面电荷以及官能团的电离来影响皮克林乳液的稳定性。用于稳定皮克林乳液的固体颗粒的等电点必须远离乳液pH，这是因为当乳液pH接近固体颗粒等电点时，颗粒之间的静电斥力较弱，这会导致颗粒聚集，进而无法稳定皮克林乳液。

四、皮克林乳液的失稳

如表3-1所示，皮克林乳液（以O/W型为例）的失稳类型主要有絮凝、聚集、分层、奥氏熟化以及相分离。

表 3-1 皮克林乳液的失稳类型

图示	类型	表现
	稳定乳液	液滴分散均匀，乳液稳定
	絮凝	液滴相互靠近聚拢成团，但液滴之间的界面依旧存在，轻微摇晃可使液滴分散开来
	聚集	液滴之间的油–水界面破裂，合并成更大的液滴

续表

图示	类型	表现
	分层（乳析）	由于油相和水相之间存在密度差，液滴不断上浮，出现分层（乳析）现象。但乳液未被破坏，轻微摇晃又可使液滴分散均匀
	奥氏熟化	小液滴的溶解度比大液滴大，所以小液滴不断溶解，大液滴不断变大
	相分离	乳液完全失稳，油相和水相彻底分成上下两层

五、皮克林乳液的制备方法

　　皮克林乳液通常由水相、油相以及固体颗粒组成，制备皮克林乳液的主要过程：首先将固体颗粒分散到一相中，形成均匀的分散液；然后选择合适的另一相加入预先制备好的分散液中；最后在高压均质、超声处理或者高速剪切的条件下制备出稳定的皮克林乳液。相比较由表面活性剂稳定的传统乳液，由固体颗粒稳定的皮克林乳液有着更高的稳定性，这是因为固体颗粒在油–水界面上的吸附几乎是不可逆的，若要将固体颗粒从油–水界面上除去，需要的能量很高。在制备皮克林乳液的过程中，高压均质以及超声处理所带来的高机械剪切力虽然有利于固体颗粒在油–水界面的吸附，但也会造成固体颗粒的聚集并导致液滴的高度多分散性。液滴的高分散性会导致聚集以及乳液失稳现象的产生[33]。为了获得均匀且稳定的皮克林乳液，研究人员也开发了许多新的制备方法。通过微通道乳化法已经成功制备出二氧化硅颗粒稳定的O/W型乳液，其单分散性以及稳定性都有很大提高[37]。此外，利用膜乳化法也成功制备出均匀的O/W型皮克林乳液，与传统的高压均质法相比，膜乳化法制备的皮克林乳液的单分散性得到很大的提高，乳液也更加稳定[38]。

第二节
皮克林乳液与营养素递送

一、皮克林乳液与营养素递送的概述

过去几十年间，一些慢性疾病（如肥胖、2型糖尿病）与生活方式以及饮食习惯之间的联系愈发凸显，并且随着生活水平的不断提高，人们对饮食的要求也逐渐向绿色、营养以及功能性方向转变。在食品领域内，许多旨在提高人体健康以及改善人体机能的功能性食品应运而生，功能性食品的核心是其中含有的生物活性物质或者营养素，这些营养素对人体健康有诸多益处，如抗炎、抗氧化、抗癌等。然而很多营养素，如脂溶性维生素、类胡萝卜素（β-胡萝卜素和虾青素等）以及固醇类化合物由于其水/油溶性低、化学稳定性差等性质使得它们的生物利用率以及功效非常低[4]，因此，开发和应用有效的可食用递送体系以保护和递送这些营养素势在必行。皮克林乳液是由固体颗粒稳定的乳液，由于其具备不含表面活性剂、稳定性较高、对营养素较高的保护性以及高装载率等特性而引起了食品行业的广泛关注。此外，皮克林乳液属于液相递送介质的性质也使得运用皮克林乳液基递送系统有助于改善封装营养素的口感并提高它们的生理活性[39]。

二、皮克林乳液递送营养素的种类与作用

很多营养素适合被封装在皮克林乳液中以提高它们的稳定性以及生物利用率，如类胡萝卜素（姜黄素、β-胡萝卜素等）、维生素（维生素D、维生素E等）、黄酮类化合物（花青素、橙皮苷等）以及植物固醇（β-谷固醇、豆固醇等）。表3-2总结了皮克林乳液递送的常见营养素及其生理活性。

表3-2　皮克林乳液递送的常见营养素及其生理活性

皮克林乳液类型	递送营养素	生理活性	参考文献
O/W 型	姜黄素	抗菌、抗炎症、抗氧化、抗癌、神经保护	[22, 26]

续表

皮克林乳液类型	递送营养素	生理活性	参考文献
O/W 型	槲皮素	降低癌症和心血管疾病的发生率、抗炎	[40]
O/W 型	益生菌	维持肠道菌群平衡、免疫调节、降解毒素	[41]
O/W 型	β – 胡萝卜素	抗氧化、抗衰老、免疫调节	[42]
O/W 型	橙皮苷	抗菌、抗炎、抗氧化、抗癌、心血管保护	[43]
O/W 型	花青素	抗炎、抗氧化、DNA 保护、抑制脂质水解	[44]
O/W 型	白藜芦醇	抗炎、抗癌、抗氧化、心血管保护	[45]
W/O 型和 O/W 型	植物固醇（β – 谷固醇、豆固醇、菜籽固醇）	降低血液中胆固醇含量、抗致癌作用	[46]
O/W 型	虾青素	抗氧化、抗衰老、抗肿瘤、预防心血管疾病	[47]
O/W 型	叶黄素	抗氧化、视网膜保护、抗肿瘤	[48]
O/W 型	维生素 D_3	促进钙和磷的吸收、骨骼发育	[49, 50]

三、负载营养素的皮克林乳液的消化行为

当负载营养素的皮克林乳液（以 O/W 型皮克林乳液为例）进入人体后，由于胃肠道等消化场所的生理环境不同，在不同的消化阶段，乳液的理化特征也会发生不同的变化。为了提高乳液中营养素的稳定性以及生物利用率，理解乳液在整个消化阶段中发生的变化是十分重要的。

（一）在口腔中的消化行为

负载营养素的皮克林乳液最先经过的消化场所是人的口腔。在口腔中，由于唾液的存在，乳液可能被稀释，但乳液在口腔中停留的时间较短，其稳定性基本不受影响，因此这里不做过多阐述。

（二）在胃中的消化行为

由于胃部特殊的生理环境，负载营养素的皮克林乳液会发生一系列变化。首先，由于胃部的强酸性环境（pH为1～3）以及较高的离子强度（主要是Ca^{2+}、Na^+和K^+）的影响，皮克林乳液的界面性质会发生改变，如使用疏水改性的纳米纤维素晶体稳定负载短链脂肪酸的皮克林乳液时，在胃部消化过程中，液滴之间容易形成絮凝聚集体，造成这种现象的原因主要是胃部较低的pH和较高的离子强度削弱了液滴之间的静电相互排斥作用，导致液滴相互靠近产生絮凝现象[51]。其次，胃液中的消化酶会破坏皮克林乳液的稳定性，如胃蛋白酶会将蛋白质基固体颗粒水解成多肽或氨基酸，由于界面层被破坏，液滴会发生聚集现象[52]，胃脂肪酶也会将皮克林乳液中的油相水解成酰基甘油以及脂肪酸[53]。但是絮凝或聚集现象的产生会减小液滴的界面积，同时使乳液与脂酶的接触面积也减小，进而延缓脂质水解的程度[54]。

（三）在小肠中的消化行为

负载营养素的皮克林乳液经过胃消化后会形成食糜，食糜经过运输后到达小肠。在小肠部位，食糜会和小肠液混合，之后会出现以下几个主要变化[53, 55]：碳酸氢钠被分泌，环境pH由酸性被调节到偏中性（pH为6～7），胰酶活性被逐渐激活；小肠中的胆盐会取代固体颗粒吸附在液滴周围，这会增加液滴和脂酶的接触面积，脂酶水解油滴并释放出游离脂肪酸[52]；胰酶继续水解残留在食糜中的脂质以及其他物质，如胰蛋白酶将蛋白质水解为多肽或氨基酸、胰脂肪酶将脂质水解为脂肪酸等；胆盐、磷脂、脂肪酸等物质会结合形成胶束，胶束包裹着脂溶性的营养素，经过被动扩散由小肠上皮细胞吸收。

（四）在结肠中的消化行为

一般来说，负载营养素的皮克林乳液可以在胃和小肠中充分消化，只有小部分难以消化吸收或需要在结肠中发挥生理活性的成分能够达到结肠，如作为固体颗粒的纤维素。结肠部位富含活性菌群，通过活性菌群的发酵作用可以将胃肠道中未被消化的物质分解成短链脂肪酸[51]。

四、皮克林乳液递送营养素的优势

（一）提高营养素的稳定性

许多脂溶性营养素极易受到外部环境胁迫，如光、热、氧、酶以及极端pH的影响而发生化学降解，皮克林乳液由于其较高的稳定性、与食品基质相兼容以及对负载营养素的保护等特性被广泛用于营养素的封装与递送[56]。将营养素负载在皮克林乳液中，由于固体颗粒在油–水界面处形成的界面层将营养素与外部环境隔绝开来，因而保护营养素免于化学降解。例如，姜黄素是一种具有抗癌、抗炎以及抗氧化等生理活性的功能性食品添加剂，但姜黄素性质不稳定、水溶性差、易降解等特点限制了其在食品领域内的应用。将姜黄素封装在皮克林乳液中有助于提高它的稳定性，例如，将姜黄素负载进由卵转铁蛋白–没食子酸共轭物与羧甲基葡聚糖之间形成的复合物颗粒（OTGCONJ–CMD颗粒）稳定的O/W型皮克林乳液，对比负载在中链甘油三酯（MCT）中的姜黄素，皮克林乳液中姜黄素的降解程度明显降低，这是因为吸附在乳液界面处的OTGCONJ–CMD颗粒会形成一层致密的机械屏障，进而保护姜黄素免于暴露在外部环境胁迫中，并且抗氧化剂没食子酸的存在也进一步提高了姜黄素的稳定性[26]。

（二）提高营养素的生物利用率

功能性食品的核心是其中含有的生物活性物质或者营养素，然而大部分营养素的生物利用率非常低，如姜黄素的口服利用率不足1%，为了充分发挥姜黄素的生理活性，必须保证足够剂量的姜黄素摄入，但过量摄入会对人体产生一定的副作用。因此，适量摄入营养素并保证营养素在被人体消化吸收前的稳定性是十分重要的。皮克林乳液由于其高度的稳定性以及抗聚集和抗奥氏熟化的能力而被广泛用于封装和保护营养素。研究表明，相比将姜黄素溶解于中链甘油三酯（MCT），封装在由卵转铁蛋白纤维稳定的皮克林乳液中的姜黄素，其生物利用率明显提高，这是由于相比MCT，皮克林乳液液滴具有更大的界面积，较大的界面积增加了乳液与脂肪酶的接触面积从而加快脂质的水解，脂质的水解速率的提升会产生更多的游离脂肪酸进而形成更多的胶束，胶束会包裹姜黄素并保护姜黄素免于极端环境的影响，最终提高了姜黄素的生物利用率[57]。此外，与溶解在散装油中的β-胡萝卜素相比，将β-胡萝卜素封装在由明胶纳米颗粒稳定的皮克林乳液中，其生物利用率提高了近五倍[16]。表没食子儿茶素没食子酸酯（EGCG）是从绿茶中提取出的一种多酚类生物活性物质，EGCG在中性pH环境中易降解失去生理活性，将EGCG封装在皮克林乳液中可以有效地提高其稳定性和生物利用率。例如，将EGCG封装在由玉米蛋白纳米颗粒稳定的皮克林乳液会显著提高EGCG的生物利用率，这是由于乳液界面层将EGCG与外部环境分隔开，从而避免其在胃液中发生降解[58]。

（三）营养素的持续释放

持续释放是指在营养素的整个递送周期中，以恒定的速率延缓封装营养素的释放[55]。一般来说，实现营养素持续释放的方法主要有以下两种：一种是通过调节皮克林乳液液滴界面屏障的降解速率，逐渐破坏皮克林乳液以达到液滴内部营养素的持续释放；另一种是在皮克林乳液递送营养素期间，保持乳液稳定性的同时，通过延缓脂肪酶对乳液中油相水解的速率来实现持续释放的目的[56]。Lu等研究了由研磨淀粉颗粒稳定的皮克林乳液封装的姜黄素在胃肠道中的稳定性以及释放特性，在模拟胃消化的整个过程中，皮克林乳液中姜黄素的释放变化不显著，说明研磨淀粉颗粒在酸性环境中可以保护乳液界面层不被破坏，从而稳定皮克林乳液。而在模拟肠消化的过程中，皮克林乳液中的姜黄素随时间的推移逐渐释放出来，这是皮克林乳液界面屏障被逐渐破坏的结果[59]，这证实了通过调节皮克林乳液界面的降解速率可以实现对营养素的持续释放。在使用第二种方法实现营养素持续释放需要注意的问题：在胃肠道消化过程中，需要确保负载营养素的皮克林乳液液滴与消化酶相接触以便消化酶水解；由于脂质消化的大部分过程发生于肠道中，因此要确保皮克林乳液在肠道中停留的时间尽可能长[27, 52]。Sarkar等[60]发现乳清分离蛋白-纤维素纳米晶体复合颗粒稳定的皮克林乳液可以延缓脂质的水解速率，在体外消化过程中，复合颗粒稳定的皮克林乳液的脂质水解速率显著降低，这是由于纤维素纳米晶体可以与胆盐相结合从而抑制胆盐对脂质消化产物的界面置换和溶解，同时纳米纤维素还可以桥接许多由乳清分离蛋白包裹的油滴以降低有效的脂解面积，从而延缓脂质在十二指肠中的水解速率。

（四）营养素的控制释放

在食品行业内，具有刺激响应性的皮克林乳液的开发和应用已经引起了广泛关注，各种刺激，如pH、离子强度、光、温度、磁场和酶会对负载营养素的皮克林乳液产生不同影响，利用吸附在皮克林乳液界面的固体颗粒对周围环境中的刺激反应来实现乳液的失稳，可以达到封装营养素控制释放的目的[56]。例如，有实验人员设计出温度响应型的木质素纳米粒子并将其用于稳定负载反式白藜芦醇的皮克林乳液，随着环境温度的增加，乳液中白藜芦醇的释放量会随之增加，这是因为温度会改变木质素纳米颗粒的形状，而颗粒形状的改变会导致界面层变薄，液滴发生聚集，乳液逐渐失稳，最终实现白藜芦醇的控制释放[61]。同样，利用二氧化硅纳米颗粒也成功制备出pH响应型的皮克林乳液，通过颗粒对体外消化过程中不同pH的响应，乳液可以控制释放封装的姜黄素，在模拟胃液（pH 1.2）中，乳液中的大部分姜黄素都得以保留，而在模拟肠液（pH 7.5）中姜黄素则迅速释放，这是由于在中性环境下，二氧化硅颗粒稳定的乳液会失稳[62]。除此之外，磁场响应型的皮克林乳液也应运而生，研究发现利用磁性四氧化三铁-微晶纤维素复合颗粒稳定的乳液表现出对pH和外加磁场的双重响应性，由于磁场会改变磁性四氧化三铁颗粒在乳液界面上的吸附性质，进而影响乳液的稳定，当有外加磁场存在时，油-水界面被逐渐破坏，乳液失稳，姜黄素的释放增加[63]。

第三节
双重皮克林乳液与营养素递送

一、双重皮克林乳液的概述

（一）双重皮克林乳液的定义和类型

双重皮克林乳液通常有W/O/W型和O/W/O型两种形式，W/O/W型双重皮克林乳液是指外部水相作为连续相包裹着分散相——油相，而在油相内部又分散着水相；O/W/O型双重皮克林乳液则是指外部油相作为连续相包裹着分散相——水相，而在水相内部又分散着油相，也即乳液中的乳液[64, 65]。构成双重皮克林乳液的两种水相（或两种油相）在组成上不同，一般采用$W_1/O/W_2$和$O_1/W/O_2$的简写形式来区分两种不同的液相，从而有利于表达两种不同类型的双重皮克林乳液[64]。

（二）双重皮克林乳液的制备方法

多数情况下，使用二次乳化法制备双重皮克林乳液，以制备W/O/W型双重皮克林乳液为例，二次乳化法主要包括两个过程：首先，均质水相、油相以及疏水性乳化剂以制备出W_1/O型乳液；然后，均质W_1/O型乳液、亲水性乳化剂以及另一种水相制备出$W_1/O/W_2$型双重皮克林乳液[66, 67]。聚甘油蓖麻醇酯（PGPR）是一种亲脂性乳化剂，广泛用于双重乳液中W_1/O型乳液的乳化稳定，而亲水性的乳化剂，如酪蛋白酸钠可用于稳定$W_1/O–W_2$之间的油–水界面。此外，第一次乳化通常在高速剪切的条件下进行，如使用高压均质或者超声处理的方法制备最初的W_1/O型乳液，而第二次乳化则是在较温和的条件下进行，如先预混合初始W_1/O型乳液和W_2相，然后使用转子–定子设备进行温和均质，采用这种乳化方法是因为在第二次乳化过程中，任何过强的外力都会导致初始W_1/O乳液中液滴的失稳破裂。为了获得稳定的双重皮克林乳液，除了选择合适的乳化设备以及乳化条件，还需要控制W_1相和W_2相之间的渗透压梯度以防止因两相之间的流动导致液滴肿胀和破裂。

（三）皮克林双重乳液的稳定性及失稳机制

与单重皮克林乳液相比，双重皮克林乳液的设计和制备更加困难，这是因为：对于双重皮克林乳液（以$W_1/O/W_2$型为例）来说，两种水相（W_1相和W_2相）之间的渗透压差异会造成液相在外部W_1相和内部W_2相之间的流动，液相的流动会引起乳液内部液滴的肿胀和破裂，从而导致双重乳液的失稳。然而，制备稳定的双重皮克林乳液并不要求两水相之间的渗透压差值绝对为零，一般而言，只要渗透压差足够低，乳液内部液滴不发生聚集以及肿胀破裂现象即可。为了解决由渗透压不平衡引起的乳液失稳问题，通常会选择：在两种水相（W_1相和W_2相）之间添加简单的电解质以平衡两相之间的渗透压，如在W_1相和W_2相中加入氯化钠[68]，或者仅在W_2相中添加葡萄糖[66]。还可以利用蛋白质–多糖间的静电相互作用来稳定乳液油–水界面，控制被封装营养素的扩散，如使用果胶–豌豆蛋白复合物代替Tween 80稳定双重皮克林乳液的O/W_2油–水界面，相比较Tween 80，由果胶–豌豆蛋白复合物稳定的双重乳液，其液滴粒径更小，封装稳定性也更高[67]。此外，还能通过增加相的黏度或凝胶特性来保护液滴免于聚集、膨胀以及破裂[69]，例如，使用果胶胶凝O_1/W/O_2双重乳液的W相之后，液滴的移动以及聚集现象明显降低，乳液的稳定性显著提高[70]。

二、双重皮克林乳液用于营养素递送的优势

　　除了具备单重皮克林乳液具备的优势，如提高营养素的稳定性和生物利用率、实现封装营养素的控制释放等，双重皮克林乳液（W/O/W型）的优势更加突出，其制备和应用更具吸引力，主要是因为：双重皮克林乳液中的脂质含量更低，符合现代人的饮食习惯并且有利于低脂产品的设计与开发[71]。双重皮克林乳液可以用于递送两种具有协同效应的营养素，将亲水性的营养素封装在内部W_1相，亲脂性的营养素封装在油相中。由于双重乳液具有两个油-水界面层，将敏感性的水溶性营养素封装在双重乳液的W_1相中可以更有效地提高营养素的稳定性和生物利用率并实现控制释放。例如，花青素是一种广泛存在于水果、蔬菜中的天然色素，作为水溶性营养素中的一员，花青素具有抗炎、抗氧化、抗肿瘤以及自由基清除的能力，然而花青素性质极其不稳定，易受各种环境胁迫（如光、热、pH、氧）的影响而发生降解并失去生理活性。为了提高花青素的稳定性，可以将其负载在$W_1/O/W_2$型双重皮克林乳液中以提高它的生物利用率并实现控制释放的目的。Lin等[65]利用辛烯基琥珀酸酐（OSA）修饰藜麦淀粉（QS）制备出辛烯基琥珀酸藜麦淀粉颗粒（OSQS），将OSQS颗粒用于稳定负载花青素的$W_1/O/W_2$型双重皮克林乳液。在胃消化过程中，乳液中大部分花青素被保留，这是由于耐酸性的OSQS颗粒在乳液界面处形成机械屏障保护液滴免于胃液消化；而在肠消化过程中，界面被破坏，乳液中的花青素从W_1相中逐渐释放出来，实现了乳液中的花青素在小肠部位的控制释放。

三、双重皮克林乳液与常见营养素的递送

（一）双重皮克林乳液用于益生菌的递送

　　益生菌是指具有生理活性的微生物群，当摄入足够的量时，对人体表现出健康

效益[72]。常见富含益生菌的食品有酸乳、干酪以及泡菜，这些食物中的益生菌具有维持肠道菌群平衡、调节免疫反应、抑制病原体的结合和生长、降解毒素等生理活性[73]。然而益生菌对氧、胃酸以及胆盐等环境胁迫敏感，在加工、贮藏以及消化过程中容易失去活性[74, 75]。双重乳液（$W_1/O/W_2$）封装是提高益生菌活性的方法之一，这是因为双重乳液可以保护益生菌不受胃部强酸性环境和胆盐的影响，并提高益生菌在低温条件下的存活率[76]。研究人员使用双重皮克林乳液成功地封装了德布鲁氏乳杆菌（*Lactobacillus delbrueckii*）[77]，对比游离益生菌，封装在双重皮克林乳液中的益生菌在体外胃消化过程中的活性明显提高，这归因于双重皮克林乳液的特殊稳定机制，液滴在酸性环境基本保持稳定，避免了益生菌与强酸性环境的接触，从而提高益生菌在强酸性环境中的活性。同样的结果也体现在封装罗伊氏乳杆菌（*Lactobacillus reuteri*）的双重皮克林乳液中[78]，在胃消化过程中，未被封装的罗伊氏乳杆菌的生存能力显著降低，这是因为益生菌对酸不耐受且胃液中的酶会抑制益生菌的生长。使用双重皮克林乳液封装益生菌还可以实现益生菌的控制释放以及靶向递送。由于益生菌需要在结肠部位发挥生理作用，因此在益生菌到达结肠部位之前需要保护其不受环境胁迫，如强酸、酶、热等影响，将益生菌封装在双重皮克林乳液中可以在保护益生菌活性的同时实现益生菌在结肠部位的释放。另一项研究表明，将嗜酸乳杆菌（*Lactobacillus acidophilus*）封装在双重皮克林乳液中后，对比游离益生菌，封装益生菌的活性明显提高，这是因为液滴在胃消化过程中基本保持稳定，从而避免了益生菌暴露于强酸环境中，而在肠消化过程中，双重乳液的界面层以及油相被逐渐水解从而实现了益生菌的控制释放[73]。因此，将益生菌封装在双重皮克林乳液中不仅可以提高益生菌的活性，还能实现益生菌的控制释放，以便益生菌在结肠中定植并发挥生理作用。

（二）双重皮克林乳液用于营养素的共递送

在皮克林乳液与营养素递送这一部分内容中，我们提到了将营养素封装在皮克林乳液中可以显著提高营养素的稳定性和生物利用率。然而随着生活水平的不断提高，单一营养素已经无法满足人们的需求，消费者不断要求营养素的均衡以及多样化[3]。皮克林乳液可用于营养素的共递送，与单一营养素相比，多种营养素的结合使用往往会表现出协同效应。O/W型皮克林乳液已被用于同时负载白藜芦醇和辅酶Q_{10}[79]、姜黄素和β-胡萝卜素[42]，然而这种共递送体系也有缺点，如营养素装载率低、营养素之间的不混溶性等[42]。双重皮克林乳液由于其装载率高、保护性好，适合用于营养素的共递送。

甜菜苷是一种从红甜菜根中提取出的水溶性色素，除了作为食品着色剂使用，甜菜苷还具有抗高血压、抗肿瘤以及抗癌等生理活性。姜黄素是一种从姜黄中提取出的脂溶性色素，同甜菜苷一样，除了作为着色剂使用，姜黄素还具有多种生理活性，如抗炎、抗癌、神经保护等[26]。然而甜菜苷和姜黄素对光、热、酸敏感，在加工、贮藏以及消化期间容易失去生理活性[80]。将甜菜苷和姜黄素封装在乳液中可以提高其稳定性和生物利用率，Tang等[80]使用$W_1/O/W_2$型双重皮克林乳液同时封装甜菜苷和姜黄素，对比未封装的甜菜苷和姜黄素，封装营养素的稳定性明显提高，这是由于乳液将负载营养素与外部有害环境隔绝开，避免了外部环境胁迫对营养素的破坏。同时，在胃消化过程中，由于双重乳液的保护作用，负载营养素的保留率和生物利用率也显著提高。以上结果表明，双重皮克林乳液可以作为提高亲水和疏水营养素生物利用率的有效递送系统。

第四节
皮克林乳液基可食用膜与营养素递送

一、皮克林乳液基可食用膜的概述

随着生活方式的改变，消费者对饮食的要求逐渐向绿色营养以及功能性方向转变，即食、轻加工以及不含防腐剂的食品已成为消费者的迫切需求。然而，天然或不含防腐剂的食品容易受到病原微生物污染，更容易腐烂变质，在食品中添加合成防腐剂可以提高食品的保质期，但过量使用防腐剂不仅对人体健康有害，还会造成食品感官的变化，严重时甚至会造成环境污染[81，82]。食品包装是保证食品在贮藏期间不受外部环境污染的常用方法之一，将具有抗菌作用的活性成分封装进包装材料，通过控制包装材料中活性成分的释放可以有效地抑制微生物生长，在保证产品品质的同时，延长食品的保质期。

　　皮克林乳液是由固体颗粒稳定的乳液，由于其不含表面活性剂、稳定性高、与食品基质相兼容以及环境友好等性质而被用做营养素的递送载体[83]。将具有抗菌作用的活性成分，如姜黄素、精油等封装在皮克林乳液中可以制备可食用的活性薄膜并用于食品的包装。由于功能性成分或营养素的存在，皮克林乳液基薄膜表现出良好的抗菌以及抗氧化性能，同时负载在薄膜中的营养素可以持续释放，从而使其作用的时间更长，相比传统的普通薄膜，皮克林乳液基可食用薄膜具有更高的应用价值。

二、皮克林乳液基可食用膜的制备方法

　　多数情况下，使用浇注法（Casting）制备皮克林乳液基可食用膜（图3-1），制备过程主要包括以下几个步骤：

　　（1）皮克林乳液的制备　均质油相、水相以及固体颗粒制备稳定的皮克林乳液。

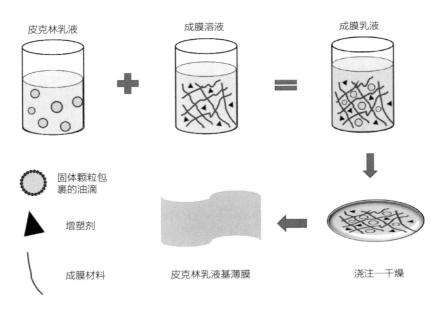

图3-1　皮克林乳液基可食用膜的制备过程

（2）成膜乳液（Film-forming emulsion）的制备　将成膜原料，如多糖溶解于水中，在磁力搅拌的条件下制备均匀的溶液，然后加入预先制备好的皮克林乳液；加入增强剂（如海藻酸钠）、增塑剂（如甘油和山梨醇），均质得到稳定的成膜乳液。

（3）脱气除泡　膜中的气泡会降低薄膜对气体，如氧气和水蒸气的屏障效果，为了获得性能良好的薄膜，需要在干燥前对成膜乳液进行脱气除泡，最常用的方法是抽真空脱气除泡。

（4）乳液浇注　制备的成膜乳液倒在塑料平板或者培养皿载体上，控制溶液的浇注量可以调节生成薄膜的厚度。

（5）干燥成膜　用自然晾干或者烘箱烘干的方法将成膜乳液干燥，生成的薄膜可以从载体上完整剥离下来。

三、皮克林乳液基可食用膜的性能表征

对比单一成膜材料制备的薄膜，使用混合成膜材料制备的复合薄膜（如由多糖和脂质制备的双层薄膜），其机械性能和屏障效果都得到了改善，但复合薄膜的制备过程过于复杂，且薄膜在使用过程中容易破裂分层[84, 85]。相比复合薄膜，乳液基薄膜表现出成膜材料的复合性能，如良好的机械性能以及对氧气和水蒸气的屏障性能。将皮克林乳液分散到成膜溶液可以制备乳液基薄膜，在制备皮克林乳液基薄膜的过程中，皮克林乳液的存在主要有以下几个作用：大多数成膜材料的亲水性质使得薄膜的水蒸气渗透率高，而皮克林乳液（油相）的存在可以提高薄膜对水蒸气的屏障性能；油相可以作为营养素的封装载体，如植物精油，因此可以用于活性薄膜的制备[75]。虽然乳液基薄膜的性能更好，但其性能受乳液性质的影响，在使用之前需要对薄膜的性能进行表征。

（一）皮克林乳液基可食用膜的机械性能

食品包装在贮藏及运输过程中会受到各种外力的作用，为了保证食品的品质，包装材料应保持结构的完整性，因此在使用之前需要对其机械性能进行表征。乳液基薄膜的机械性能受成膜材料的影响，不同的成膜材料制备出的薄膜，其机械性能也不同。用于制备皮克林乳液基可食用薄膜的材料主要有多糖、蛋白质以及脂质，

蛋白质和多糖基薄膜的机械性能良好；脂质薄膜结构不均一并且色泽暗淡；此外，蜡也可以用于制备薄膜，但蜡质薄膜太脆且易破裂，机械性能较差[85]。拉伸强度和断裂伸长率是表征皮克林乳液基薄膜机械性能的两个重要指标，而成膜基质中脂质的存在会改变薄膜的断裂伸长率和拉伸强度，这是因为油相会和成膜材料之间发生复杂的反应，从而提高或降低薄膜的机械性能。如Souza等[86]分别制备了负载芳樟精油和肉桂精油的皮克林乳液基淀粉薄膜，对比传统淀粉薄膜，负载芳樟精油的乳液基淀粉薄膜的拉伸强度增加，断裂伸长率降低，而负载肉桂精油的乳液基淀粉薄膜的拉伸强度和断裂伸长率均降低。

（二）皮克林乳液基可食用膜的光学性质

薄膜的透明度会影响被包装食品的外观以及消费者对产品的可接受度。一般情况下，乳液基薄膜的透明度与薄膜结构的均一性有关，薄膜结构均一性程度越高，薄膜的透明度越高。此外，脂质的存在也会影响薄膜的透明度，这是因为薄膜中连续相和分散相（脂质）折射率不同，光线在薄膜中的传播受阻，薄膜的亮度变低[85, 87]。

（三）皮克林乳液基可食用膜的屏障性能

皮克林乳液基薄膜的氧气透过率和水蒸气透过率对于包装食品来说至关重要，氧气以及水蒸气的渗入与扩散会影响包装食品的品质以及保质期，因此在使用之前，对薄膜的屏障性能进行表征是十分必要的。

一方面，氧气与包装食品的变质有关，如食品氧化变质会导致不良色泽和风味的产生，为了提高食品的保质期，需要降低包装材料对氧气的透过率。不同成膜材料制备出的薄膜，其氧气透过率不同，一般来说，蛋白质和多糖基薄膜的氧气渗透率低，这是因为蛋白质及多糖分子间有序的氢键网络结构阻止了氧气的渗入，成膜基质中脂质的存在会破坏基质网络结构的完整性，尤其是当脂质在薄膜中分布不均匀时会产生沙孔，进而促进氧气的渗入与扩散[87]。此外，乳液基薄膜的氧气透过率也受温度以及相对湿度的影响，当相对湿度较低时，薄膜的氧气透过率增加，而相对湿度较高时，薄膜的氧气透过率又会显著降低[85]。

另一方面，薄膜的水蒸气透过率对于包装食品至关重要，这是因为：对于干燥食品，过高的水蒸气透过率会改变食品的质构，尤其是对于粉末状食品，水蒸气透过率过高会造成结块现象以及微生物繁殖；对于高水分活度（A_w）的食品，薄膜的水蒸气透过率过高会造成水分流失从而改变食品的质构，降低消费者对产品的接受度[88]。因此，在薄膜使用之前，需要对其水蒸气屏障性能进行表征。多数情况下，皮克林乳液的存在有利于降低薄膜的水蒸气渗透率，因为大多数成膜材料亲水性较强，薄膜的水蒸气屏障效果不佳，而皮克林乳液中的油相会改变薄膜的亲水亲油性质，降低薄膜的水蒸气透过率。将负载橙皮苷的皮克林乳液加入明胶成膜溶液中制备皮克林乳液基活性薄膜，对比不含皮克林乳液的明胶薄膜，皮克林乳液基明胶薄膜的水蒸气透过率明显降低[89]。但相反的情况也有出现，将皮克林乳液加入壳聚糖成膜溶液中制备乳液基壳聚糖薄膜，薄膜的水蒸气透过率随着油相的增加而不断增加，这是因为油相的存在干扰了薄膜中壳聚糖分子间氢键的形成，破坏了成膜材料结构的完整性，导致薄膜的水蒸气透过率增加[87]。为了降低乳液基薄膜的水蒸气透过率，除了调节乳液中油相的组成以及含量，还要保证脂质在成膜基质中的均匀分布，防止破坏成膜基质结构的完整性。

四、皮克林乳液基可食用膜与营养素递送

近年来，由于石油基包装材料，如聚乙烯和聚丙烯难降解、不可再生、污染环境以及对人体潜在的危害等缺点引起人们的担忧，消费者期待一种安全、易处理且低成本的绿色包装。食品级生物大分子，如蛋白质和多糖具有良好的成膜性能，将天然抗菌剂加入成膜材料中可以制备活性薄膜，然后用作食品的包装材料，抗菌化合物从薄膜中缓慢释放出来并通过与食品间的相互作用减缓或抑制微生物在食品表面的繁殖[90]。很多抗菌剂已经被用于制备活性薄膜，如氧化铜、氧化锌以及二氧化钛纳米颗粒[86]，但合成抗菌剂具有毒性，长期使用对人体健康有害。精油是一种从植物和香料中提取出的天然化合物，由于其抗菌、抗炎、抗氧化、抗癌以及缓解溃疡等活性而被广泛使用[91]，一些研究已经证明精油可以用做活性包装中的抗菌剂。然而精油易挥发，且对光、热、氧气等环境胁迫十分敏感，这些因素限制了精油在活性包装材料的应用。为了提高精油的稳定性和生理活性，一种有效的方法就是将精油封装在皮克林乳液中；同时，利用皮克林负载的形式制备封装精油的乳液基薄膜，这不仅提高了精油的稳定性，也赋予薄膜良好的抗菌以及抗氧化活性。

（一）皮克林乳液基可食用膜与肉桂精油的递送

肉桂精油是从肉桂植物中提取出的一种芳香化合物，肉桂醛和丁香酚是肉桂精油中的主要活性成分，这些酚类化合物具有清除自由基、延缓脂质氧化以及抑制微生物生长的能力，肉桂精油良好的抗菌及抗氧化活性已得到证实[92]，但精油挥发性高、水溶性差、气味强烈等特点限制了它们在食品领域中的应用。封装是一种提高肉桂精油稳定性的有效方法，例如，Sun等[83]用辛烯基琥珀酸酐淀粉（SSOS）做成膜材料，分别制备了负载肉桂精油的乳液基SSOS薄膜和纯SSOS基薄膜，与纯SSOS薄膜相比，乳液基SSOS薄膜中的肉桂精油的保留率更高，并表现出控制释放的性质，这是因为皮克林固体颗粒在精油周围形成致密的界面层，延缓了精油的释放速率，保护精油免于外部有害因素的破坏，同时精油的持续释放也赋予了薄膜良好的抗菌以及抗氧化能力。

（二）皮克林乳液基可食用膜与丁香精油的递送

丁香精油中含有多种活性化合物，如丁香酚和石竹烯具有良好的抗氧化以及抗菌活性[93]。作为一种天然、无毒、安全的防腐剂，丁香精油可以用于延长食品的保质期，但丁香精油的水溶性差，气味强烈并且极易被氧化[94]。为了提高丁香精油的生物活性，以往的做法是将丁香精油直接加入成膜材料中制备包装薄膜，但这种做法会产生一定的弊端，如精油装载量低、释放速度快，并且脂质的存在还会影响薄膜的机械性能[95]。Shen等[96]将丁香精油分别封装进O/W型皮克林乳液（PE）和纳米乳液（NE）中，使用淀粉和明胶作为成膜材料制备了负载丁香精油的两种乳液基薄膜，与NE薄膜相比，PE薄膜中精油的释放速率明显降低，薄膜也表现出明显的抗菌及抗氧化活性。同样的结果也体现在明胶-琼脂乳液基薄膜上，将丁香精油以皮克林负载的形式封装进明胶-琼脂薄膜中，相较于纯明胶-琼脂薄膜，负载丁香精油的乳液基薄膜的抗氧化性和抗菌性明显提高，这主要是因为皮克林乳液可以保护精油免于氧化降解，同时固体颗粒层会延缓精油的释放速度，提高了薄膜的抗菌活性[97]。综上所述，皮克林乳液可以用作精油的递送载体，在提高精油稳定性的同时，可以有效提升负载精油的乳液基薄膜的抗菌和抗氧化等能力。

（三）皮克林乳液基可食用膜与牛至精油的递送

牛至精油具有多种优良的生理活性，如抗氧化、抗真菌、抗病毒、抗虫害，但挥发性强、高温易降解、对氧和光敏感的特点限制了其作为食品防腐剂的使用[98]。将牛至精油封装进乳液是提高其稳定性的有效方法之一，使用负载精油的乳液可以制备活性薄膜，如负载牛至精油的纳米乳液基羟丙基甲基纤维素薄膜[99]和皮克林乳液基大豆多糖薄膜[100]，与不含乳液的薄膜相比，两种乳液基薄膜均表现出良好的抗菌以及抗氧化活性，同时乳液的稳定作用也降低了精油的挥发速率，有利于更好地发挥精油的作用。但是纳米乳液不如皮克林乳液稳定，在成膜以及贮藏过程中，封装的精油易从纳米乳液基薄膜中渗透出来[101]。相比之下，皮克林乳液基薄膜中的精油则表现出控制释放的行为，这归因于皮克林乳液较厚的界面层所带来的稳定作用。

（四）皮克林乳液基可食用膜用于其他营养素的递送

除了递送具有抗菌以及抗氧化性的植物精油，如常见的肉桂精油、丁香精油，皮克林乳液基薄膜也能用于其他营养素的递送。

在皮克林乳液与营养素递送这部分内容中，我们提到了皮克林乳液可以用于橙皮苷的递送，由于固体颗粒的稳定机制，皮克林乳液表现出良好的物理稳定性，将橙皮苷封装进皮克林乳液中，其稳定性会显著提高。Dammak等[101]使用明胶作为成膜材料，橙皮苷作为活性物质制备负载橙皮苷的乳液基薄膜，由于皮克林乳液的稳定机制，乳液基薄膜中的橙皮苷化学性质稳定且保留率高，相较于纯明胶薄膜，负载橙皮苷的乳液基明胶薄膜的结构更加均一，同时橙皮苷的生理活性也赋予薄膜极佳的抗氧化活性。

此外，二氢杨梅素具有抗氧化、抗褐变、降血糖以及保护肝脏的生理活性，在食品领域内，二氢杨梅素常被用于防止脂质氧化以及延长食品的保质期。Xu等[102]使用明胶做成膜材料，成功制备出负载二氢杨梅素的皮克林乳液基薄膜，由于二氢杨梅素的存在，薄膜的机械性能、屏障性能以及抗氧化能力都得到了明显的提高。相比普通薄膜，通过皮克林乳液将营养素封装在可食用成膜基中制备的活性薄膜，使用价值更高，对产品的保护性也更好。

第五节
皮克林乳液基递送体系在食品行业中的应用展望

近年来，皮克林乳液引起了食品领域的广泛关注，在食品行业内，使用皮克林乳液设计开发出很多产品，如低脂干酪[103]、低脂饼干[104]以及负载虾青素的粉状产品[47]。但是负载营养素的皮克林乳液基递送体系在食品领域内的应用依然有限，目前有关皮克林乳液的应用大部分依旧集中在营养素的递送，如O/W型皮克林乳液递送亲脂性的营养素，双重皮克林乳液用于递送具有协同作用的营养素，使用皮克林乳液制备负载精油的可食用膜，等等。未来皮克林乳液的实际应用应该集中在功能食品的开发，如开发基于皮克林乳液的功能食品和低脂产品以及生产用于食品包装的可食用抗菌薄膜。

参考文献

[1] Zhang T, Liu F, Wu J, et al. Pickering emulsions stabilized by biocompatible particles: A review of preparation, bioapplication, and perspective[J]. Particuology, 2021, 64: 110-120.

[2] McClements DJ. Advances in fabrication of emulsions with enhanced functionality using structural design principles[J]. Current Opinion in Colloid & Interface Science, 2012, 17(5): 235-245.

[3] Xia T, Xue C, Wei Z. Physicochemical characteristics, applications and research trends of edible Pickering emulsions[J]. Trends in Food Science & Technology, 2021, 107: 1-15.

[4] Mwangi WW, Lim HP, Low LE, et al. Food-grade Pickering emulsions for encapsulation and delivery of bioactives[J]. Trends in Food Science & Technology, 2020, 100: 320-332.

[5] Zhu Q, Qiu S, Zhang H, et al. Physical stability, microstructure and micro-

rheological properties of water-in-oil-in-water (W/O/W) emulsions stabilized by porcine gelatin[J]. Food Chemistry, 2018, 253: 63-70.

[6] Ding B, Dong M. Optimization of plugging high mobility zones in oil sands by injection of oil-in-water emulsion: Experimental and modeling study[J]. Fuel, 2019, 257: 116024.

[7] Matos M, Laca A, Rea F, et al. O/W emulsions stabilized by OSA-modified starch granules versus non-ionic surfactant: Stability, rheological behaviour and resveratrol encapsulation[J]. Journal of Food Engineering, 2018, 222: 207-217.

[8] Chevalier Y, Bolzinger MA. Emulsions stabilized with solid nanoparticles: Pickering emulsions[J]. Colloids and Surfaces A: Physicochemical and Engineering Aspects, 2013, 439: 23-34.

[9] Yang Y, Fang Z, Chen X, et al. An overview of Pickering emulsions: Solid-particle materials, classification, morphology, and applications[J]. Frontiers in pharmacology, 2017, 8: 287.

[10] Li C, Li Y, Sun P, et al. Pickering emulsions stabilized by native starch granules[J]. Colloids and Surfaces A: Physicochemical and Engineering Aspects, 2013, 431: 142-149.

[11] Perrin E, Bizot H, Cathala B, et al. Chitin nanocrystals for Pickering high internal phase emulsions[J]. Biomacromolecules, 2014, 15(10): 3766-3771.

[12] Bai L, Huan S, Xiang W, et al. Pickering emulsions by combining cellulose nanofibrils and nanocrystals: Phase behavior and depletion stabilization[J]. Green Chemistry, 2018, 20(7): 1571-1582.

[13] Qin X , Luo Z , Peng X , et al. Fabrication and characterization of quinoa protein nanoparticle-stabilized food-grade Pickering emulsions with ultrasound treatment: Effect of ionic strength on the freeze–thaw stability[J]. Journal of Agricultural and Food Chemistry, 2018, 66(31): 8363-8370.

[14] Rutkevičius M, Allred S, Velev OD, et al. Stabilization of oil continuous emulsions with colloidal particles from water-insoluble plant proteins[J]. Food Hydrocolloids, 2018, 82: 89-95.

[15] Sarker M, Tomczak N, Lim S. Protein nanocage as a pH-switchable Pickering emulsifier[J]. ACS Applied Materials & Interfaces, 2017, 9(12): 11193-11201.

[16] Tan H, Zhao L, Tian S, et al. Gelatin particle-stabilized high-internal phase emulsions for use in oral delivery systems: Protection effect and *in vitro* digestion

study[J]. Journal of Agricultural and Food Chemistry, 2017, 65(4): 900-907.

[17] Xiao J, Lu X, Huang Q. Double emulsion derived from kafirin nanoparticles stabilized Pickering emulsion: Fabrication, microstructure, stability and *in vitro* digestion profile[J]. Food Hydrocolloids, 2017, 62: 230-238.

[18] Zhu Q, Li Y, Li S, et al. Fabrication and characterization of acid soluble collagen stabilized Pickering emulsions[J]. Food Hydrocolloids, 2020, 106: 105875.

[19] Wei Z, Cheng J, Huang Q. Food-grade Pickering emulsions stabilized by ovotransferrin fibrils[J]. Food Hydrocolloids, 2019, 94: 592-602.

[20] Luo Z, Murray BS, Yusoff A, et al. Particle-stabilizing effects of flavonoids at the oil-water interface[J]. Journal of Agricultural and Food Chemistry, 2011, 59(6): 2636-2645.

[21] Yang D, Wang XY, Ji CM, et al. Influence of *Ginkgo biloba* extracts and of their flavonoid glycosides fraction on the *in vitro* digestibility of emulsion systems[J]. Food Hydrocolloids, 2014, 42: 196-203.

[22] Yu J, Wang Q, Zhang H, et al. Increased stability of curcumin-loaded pickering emulsions based on glycated proteins and chitooligosaccharides for functional food application[J]. LWT-Food Science and Technology, 2021, 148: 111742.

[23] Wei Z, Cheng Y, Huang Q. Heteroprotein complex formation of ovotransferrin and lysozyme: Fabrication of food-grade particles to stabilize Pickering emulsions[J]. Food Hydrocolloids, 2019, 96: 190-200.

[24] Wei Z, Huang Q. Edible Pickering emulsions stabilized by ovotransferrin–gum arabic particles[J]. Food Hydrocolloids, 2019, 89: 590-601.

[25] Wei Z, Zhu P, Huang Q. Investigation of ovotransferrin conformation and its complexation with sugar beet pectin[J]. Food Hydrocolloids, 2019, 87: 448-458.

[26] Wei Z, Zhang H, Huang Q. Curcumin-loaded Pickering emulsion stabilized by insoluble complexes involving ovotransferrin–gallic acid conjugates and carboxymethyldextran[J]. Food & Function, 2019, 10(8): 4911-4923.

[27] Akhtar M, Ding R. Covalently cross-linked proteins & polysaccharides: Formation, characterisation and potential applications[J]. Current Opinion in Colloid & Interface Science, 2017, 28: 31-36.

[28] Szumała P, Luty N. Effect of different crystalline structures on W/O and O/W/O wax emulsion stability[J]. Colloids and Surfaces A: Physicochemical and Engineering Aspects, 2016, 499: 131-140.

[29] Rousseau D. Fat crystals and emulsion stability[J]. Food Research International, 2000, 33(1): 3-14.

[30] Weiss J, Ahmad T, Zhang C, et al. A review of recent progress on high internal-phase Pickering emulsions in food science[J]. Trends in Food Science & Technology, 2020, 106: 91-103.

[31] Low LE, Siva SP, Ho YK, et al. Recent advances of characterization techniques for the formation, physical properties and stability of Pickering emulsion[J]. Advances in Colloid and Interface Science, 2020, 277: 102117.

[32] Anjali TG, Basavaraj MG. Influence of pH and salt concentration on Pickering emulsions stabilized by colloidal peanuts[J]. Langmuir, 2018, 34(44): 13312-13321.

[33] Wu J, Ma GH. Recent studies of Pickering emulsions: Particles make the difference[J]. Small, 2016, 12(34): 4633-4648.

[34] Qi F, Wu J, Sun G, et al. Systematic studies of Pickering emulsions stabilized by uniform-sized PLGA particles: Preparation and stabilization mechanism[J]. Journal of Materials Chemistry B, 2014, 2(43): 7605-7611.

[35] Zhu F. Starch based Pickering emulsions: Fabrication, properties, and applications[J]. Trends in Food Science & Technology, 2019, 85: 129-137.

[36] Kurukji D, Pichot R, Spyropoulos F, et al. Interfacial behaviour of sodium stearoyllactylate (SSL) as an oil-in-water pickering emulsion stabiliser[J]. Journal of Colloid and Interface Science, 2013, 409: 88-97.

[37] Xu QY, Nakajima M, Binks B P. Preparation of particle-stabilized oil-in-water emulsions with the microchannel emulsification method[J]. Colloids and Surfaces A: Physicochemical and Engineering Aspects, 2005, 262(1-3): 94-100.

[38] Sun G, Qi F, Wu J, et al. Preparation of uniform particle-stabilized emulsions using SPG membrane emulsification[J]. Langmuir, 2014, 30(24): 7052-7056.

[39] McClements DJ, Decker EA, Weiss J. Emulsion–based delivery systems for lipophilic bioactive components[J]. Journal of Food Science, 2007, 72(8): R109-R124.

[40] Ma JJ, Huang XN, Yin SW, et al. Bioavailability of quercetin in zein-based colloidal particles-stabilized Pickering emulsions investigated by the *in vitro* digestion coupled with Caco-2 cell monolayer model[J]. Food Chemistry, 2021, 360: 130152.

[41] Qin XS, Gao QY, Luo ZG. Enhancing the storage and gastrointestinal passage

viability of probiotic powder (*Lactobacillus Plantarum*) through encapsulation with pickering high internal phase emulsions stabilized with WPI-EGCG covalent conjugate nanoparticles[J]. Food Hydrocolloids, 2021, 116: 106658.

[42] Wei Y, Wang C, Liu X, et al. Co-encapsulation of curcumin and *β*-carotene in Pickering emulsions stabilized by complex nanoparticles: Effects of microfluidization and thermal treatment[J]. Food Hydrocolloids, 2021,122: 107064.

[43] Wei Z, Cheng Y, Zhu J, et al. Genipin-crosslinked ovotransferrin particle-stabilized Pickering emulsions as delivery vehicles for hesperidin[J]. Food Hydrocolloids, 2019, 94: 561-573.

[44] Ju M, Zhu G, Huang G, et al. A novel pickering emulsion produced using soy protein-anthocyanin complex nanoparticles[J]. Food Hydrocolloids, 2020, 99: 105329.

[45] Matos M, Marefati A, Barrero P, et al. Resveratrol loaded Pickering emulsions stabilized by OSA modified rice starch granules[J]. Food Research International, 2021, 139: 109837.

[46] Liu F, Tang CH. Phytosterol colloidal particles as Pickering stabilizers for emulsions[J]. Journal of Agricultural and Food Chemistry, 2014, 62(22): 5133-5141.

[47] Burgos-Díaz C, Opazo-Navarrete M, Soto-Añual M, et al. Food-grade Pickering emulsion as a novel astaxanthin encapsulation system for making powder-based products: Evaluation of astaxanthin stability during processing, storage, and its bioaccessibility[J]. Food Research International, 2020, 134: 109244.

[48] Su J, Guo Q, Chen Y, et al. Utilization of *β*-lactoglobulin-(-)-Epigallocatechin-3-gallate (EGCG) composite colloidal nanoparticles as stabilizers for lutein pickering emulsion[J]. Food Hydrocolloids, 2020, 98: 105293.

[49] Winuprasith T, Khomein P, Mitbumrung W, et al. Encapsulation of vitamin D_3 in pickering emulsions stabilized by nanofibrillated mangosteen cellulose: Impact on *in vitro* digestion and bioaccessibility[J]. Food Hydrocolloids, 2018, 83: 153-164.

[50] Zhou H, Tan Y, Lv S, et al. Nanochitin-stabilized pickering emulsions: Influence of nanochitin on lipid digestibility and vitamin bioaccessibility[J]. Food Hydrocolloids, 2020, 106: 105878.

[51] Du Le H, Loveday SM, Singh H, et al. Gastrointestinal digestion of Pickering emulsions stabilised by hydrophobically modified cellulose nanocrystals: Release of short-chain fatty acids[J]. Food Chemistry, 2020, 320: 126650.

[52] Torres O, Murray BS, Sarkar A. Overcoming *in vitro* gastric destabilisation of emulsion droplets using emulsion microgel particles for targeted intestinal release of fatty acids[J]. Food Hydrocolloids, 2019, 89: 523-533.

[53] Raikos V, Ranawana V. Designing emulsion droplets of foods and beverages to enhance delivery of lipophilic bioactive components–a review of recent advances[J]. International Journal of Food Science & Technology, 2017, 52(1): 68-80.

[54] Yan X, Ma C, Cui F, et al. Protein-stabilized Pickering emulsions: Formation, stability, properties, and applications in foods[J]. Trends in Food Science & Technology, 2020, 103: 293-303.

[55] Gonçalves RFS, Martins JT, Duarte CMM, et al. Advances in nutraceutical delivery systems: From formulation design for bioavailability enhancement to efficacy and safety evaluation[J]. Trends in Food Science & Technology, 2018, 78: 270-291.

[56] Mwangi WW, Lim HP, Low LE, et al. Food-grade Pickering emulsions for encapsulation and delivery of bioactives[J]. Trends in Food Science & Technology, 2020, 100: 320-332.

[57] Wei Z, Zhu J, Cheng Y, et al. Ovotransferrin fibril–stabilized Pickering emulsions improve protection and bioaccessibility of curcumin[J]. Food Research International, 2019, 125: 108602.

[58] Zhang S, Jiang W, Zhang Z, et al. A nanoparticle/oil double epigallocatechin gallate-loaded Pickering emulsion: Stable and delivery characteristics[J]. LWT-Food Science and Technology, 2020, 130: 109369.

[59] Lu X, Li C, Huang Q. Combining *in vitro* digestion model with cell culture model: Assessment of encapsulation and delivery of curcumin in milled starch particle stabilized Pickering emulsions[J]. International Journal of Biological Macromolecules, 2019, 139: 917-924.

[60] Sarkar A, Li H, Cray D, et al. Composite whey protein–cellulose nanocrystals at oil-water interface: Towards delaying lipid digestion[J]. Food Hydrocolloids, 2018, 77: 436-444.

[61] Dai L, Li Y, Kong F, et al. Lignin-based nanoparticles stabilized pickering emulsion for stability improvement and thermal-controlled release of trans-resveratrol[J]. ACS Sustainable Chemistry & Engineering, 2019, 7(15): 13497-13504.

[62] Tikekar RV, Pan Y, Nitin N. Fate of curcumin encapsulated in silica nanoparticle

stabilized Pickering emulsion during storage and simulated digestion[J]. Food Research International, 2013, 51(1): 370-377.

[63] Low LE, Tey BT, Ong BH, et al. Unravelling pH-responsive behaviour of Fe$_3$O$_4$@ CNCs-stabilized Pickering emulsions under the influence of magnetic field[J]. Polymer, 2018, 141: 93-101.

[64] Muschiolik G, Dickinson E. Double emulsions relevant to food systems: Preparation, stability, and applications[J]. Comprehensive Reviews in Food Science and Food Safety, 2017, 16(3): 532-555.

[65] Lin X, Li S, Yin J, et al. Anthocyanin-loaded double Pickering emulsion stabilized by octenylsuccinate quinoa starch: Preparation, stability and *in vitro* gastrointestinal digestion[J]. International Journal of Biological Macromolecules, 2020, 152: 1233-1241.

[66] Kaimainen M, Marze S, Järvenpää E, et al. Encapsulation of betalain into w/o/w double emulsion and release during *in vitro* intestinal lipid digestion[J]. LWT-Food Science and Technology, 2015, 60(2): 899-904.

[67] Tamnak S, Mirhosseini H, Tan CP, et al. Encapsulation properties, release behavior and physicochemical characteristics of water-in-oil-in-water (W/O/W) emulsion stabilized with pectin–pea protein isolate conjugate and Tween 80[J]. Food Hydrocolloids, 2016, 61: 599-608.

[68] Giroux HJ, Constantineau S, Fustier P, et al. Cheese fortification using water-in-oil-in-water double emulsions as carrier for water soluble nutrients[J]. International Dairy Journal, 2013, 29(2): 107-114.

[69] Chen X, McClements DJ, Wang J, et al. Coencapsulation of (-)-Epigallocatechin-3-gallate and quercetin in particle-stabilized W/O/W emulsion gels: Controlled release and bioaccessibility[J]. Journal of Agricultural and Food Chemistry, 2018, 66(14): 3691-3699.

[70] Schmidt US, Bernewitz R, Guthausen G, et al. Investigation and application of measurement techniques for the determination of the encapsulation efficiency of O/W/O multiple emulsions stabilized by hydrocolloid gelation[J]. Colloids and Surfaces A: Physicochemical and Engineering Aspects, 2015, 475: 55-61.

[71] Tenorio-Garcia E, Araiza-Calahorra A, Simone E, et al. Recent advances in design and stability of double emulsions: Trends in Pickering stabilization[J]. Food Hydrocolloids, 2022, 128: 107601.

[72] Reque PM, Brandelli A. Encapsulation of probiotics and nutraceuticals: Applications in functional food industry[J]. Trends in Food Science & Technology, 2021,114:1-10.

[73] Wang L, Song M, Zhao Z, et al. *Lactobacillus acidophilus* loaded pickering double emulsion with enhanced viability and colon-adhesion efficiency[J]. LWT-Food Science and Technology, 2020, 121: 108928.

[74] Zhao M, Huang X, Zhang H, et al. Probiotic encapsulation in water-in-water emulsion via heteroprotein complex coacervation of type-A gelatin/sodium caseinate[J]. Food Hydrocolloids, 2020, 105: 105790.

[75] Marcial-Coba MS, Knochel S, Nielsen DS. Low-moisture food matrices as probiotic carriers[J]. FEMS Microbiology Letters, 2019, 366(2): fnz006.

[76] El Kadri H, Lalou S, Mantzouridou FT, et al. Utilisation of water-in-oil-water (W1/O/W2) double emulsion in a set-type yogurt model for the delivery of probiotic *Lactobacillus paracasei*[J]. Food Research International, 2018, 107: 325-336.

[77] Eslami P, Davarpanah L, Vahabzadeh F. Encapsulating role of β-cyclodextrin in formation of pickering water-in-oil-in-water (W_1/O/W_2) double emulsions containing *Lactobacillus delbrueckii*[J]. Food Hydrocolloids, 2017, 64: 133-148.

[78] Marefati A, Pitsiladis A, Oscarsson E, et al. Encapsulation of *Lactobacillus reuteri* in W_1/O/W_2 double emulsions: Formulation, storage and *in vitro* gastro-intestinal digestion stability[J]. LWT-Food Science and Technology, 2021, 146: 111423.

[79] Wei Y, Yu Z, Lin K, et al. Fabrication, physicochemical stability, and microstructure of coenzyme Q_{10} pickering emulsions stabilized by resveratrol-loaded composite nanoparticles[J]. Journal of Agricultural and Food Chemistry, 2020, 68(5): 1405-1418.

[80] Tang X, Wang Z, Meng H, et al. Robust W/O/W emulsion stabilized by genipin-cross-linked sugar beet pectin-bovine serum albumin nanoparticles: Co-encapsulation of betanin and curcumin[J]. Journal of Agricultural and Food Chemistry, 2021, 69(4): 1318-1328.

[81] Fasihi H, Noshirvani N, Hashemi M, et al. Antioxidant and antimicrobial properties of carbohydrate-based films enriched with cinnamon essential oil by Pickering emulsion method[J]. Food Packaging and Shelf Life, 2019, 19: 147-154.

[82] Noshirvani N, Ghanbarzadeh B, Mokarram RR, et al. Preparation and characterization of active emulsified films based on chitosan-carboxymethyl

cellulose containing zinc oxide nano particles[J]. International Journal of Biological Macromolecules, 2017, 99: 530-538.

[83] Sun H, Li S, Chen S, et al. Antibacterial and antioxidant activities of sodium starch octenylsuccinate-based Pickering emulsion films incorporated with cinnamon essential oil[J]. International Journal of Biological Macromolecules, 2020, 159: 696-703.

[84] Li C, Pei J, Xiong X, et al. Encapsulation of grapefruit essential oil in emulsion-based edible film prepared by plum (pruni domesticae semen) seed protein isolate and gum acacia conjugates[J]. Coatings, 2020, 10(8): 784.

[85] Galus S, Kadzi ń ska J. Food applications of emulsion-based edible films and coatings[J]. Trends in Food Science & Technology, 2015, 45(2): 273-283.

[86] Souza AG, Ferreira RR, Paula LC, et al. Starch-based films enriched with nanocellulose-stabilized Pickering emulsions containing different essential oils for possible applications in food packaging[J]. Food Packaging and Shelf Life, 2021, 27: 100615.

[87] Shi W, Tang C, Yin S, et al. Development and characterization of novel chitosan emulsion films via Pickering emulsions incorporation approach[J]. Food Hydrocolloids, 2016, 52: 253-264.

[88] Niro CM, Medeiros JA, Freitas JAM, et al. Advantages and challenges of Pickering emulsions applied to bio－based films: A mini－review[J]. Journal of the Science of Food and Agriculture, 2021, 101(9): 3535-3540.

[89] Dammak I, Lourenco RV, do Amaral Sobral PJ. Active gelatin films incorporated with Pickering emulsions encapsulating hesperidin: Preparation and physicochemical characterization[J]. Journal of Food Engineering, 2019, 240: 9-20.

[90] de Oliveira TV, de Freitas PAV, Pola CC, et al. Development and optimization of antimicrobial active films produced with a reinforced and compatibilized biodegradable polymers[J]. Food Packaging and Shelf Life, 2020, 24: 100459.

[91] Priya NV, Vinitha UG, Sundaram MM. Preparation of chitosan-based antimicrobial active food packaging film incorporated with *Plectranthus amboinicus* essential oil[J]. Biocatalysis and Agricultural Biotechnology, 2021, 34: 102021.

[92] Han Y, Yu M, Wang L. Physical and antimicrobial properties of sodium alginate/carboxymethyl cellulose films incorporated with cinnamon essential oil[J]. Food Packaging and Shelf Life, 2018, 15: 35-42.

[93] Hasheminejad N, Khodaiyan F, Safari M. Improving the antifungal activity of clove essential oil encapsulated by chitosan nanoparticles[J]. Food Chemistry, 2019, 275: 113-122.

[94] de Souza Silva R, Santos BMM, Fonseca GG, et al. Analysis of hybrid sorubim protein films incorporated with glycerol and clove essential oil for packaging applications[J]. Journal of Polymers and the Environment, 2020, 28(2): 421-432.

[95] Xu Y, Chu Y, Feng X, et al. Effects of zein stabilized clove essential oil Pickering emulsion on the structure and properties of chitosan-based edible films[J]. International Journal of Biological Macromolecules, 2020, 156: 111-119.

[96] Shen Y, Ni ZJ, Thakur K, et al. Preparation and characterization of clove essential oil loaded nanoemulsion and Pickering emulsion activated pullulan-gelatin based edible film[J]. International Journal of Biological Macromolecules, 2021, 181: 528-539.

[97] Roy S, Rhim JW. Gelatin/agar-based functional film integrated with Pickering emulsion of clove essential oil stabilized with nanocellulose for active packaging applications[J]. Colloids and Surfaces A: Physicochemical and Engineering Aspects, 2021, 627: 127220.

[98] Lu W, Chen M, Cheng M, et al. Development of antioxidant and antimicrobial bioactive films based on oregano essential oil/mesoporous nano-silica/sodium alginate[J]. Food Packaging and Shelf Life, 2021, 29: 100691.

[99] Lee JY, Garcia CV, Shin GH, et al. Antibacterial and antioxidant properties of hydroxypropyl methylcellulose-based active composite films incorporating oregano essential oil nanoemulsions[J]. LWT-Food Science and Technology, 2019, 106: 164-171.

[100]Liu QR, Wang W, Qi J, et al. Oregano essential oil loaded soybean polysaccharide films: Effect of Pickering type immobilization on physical and antimicrobial properties[J]. Food Hydrocolloids, 2019, 87: 165-172.

[101]Dammak I, Lourenco RV, do Amaral Sobral P J. Active gelatin films incorporated with Pickering emulsions encapsulating hesperidin: Preparation and physicochemical characterization[J]. Journal of Food Engineering, 2019, 240: 9-20.

[102]Xu J, Li X, Xu Y, et al. Dihydromyricetin-loaded pickering emulsions stabilized by dialdehyde cellulose nanocrystals for preparation of antioxidant gelatin–based edible films[J]. Food and Bioprocess Technology, 2021, 14(9): 1648-1661.

[103]Guan T, Liu B, Wang R, et al. The enhanced fatty acids flavor release for low-fat cheeses by carrier immobilized lipases on O/W Pickering emulsions[J]. Food Hydrocolloids, 2021, 116: 106651.

[104]Xie Y, Lei Y, Rong J, et al. Physico-chemical properties of reduced-fat biscuits prepared using O/W cellulose-based Pickering emulsion[J]. LWT-Food Science and Technology, 2021, 148: 111745.

第四章

食品级
油凝胶

为了获得更好的感官特性和品质，人们会对液态植物油进行化学或生物处理，将其转化成塑性脂肪以生产起酥油和人造黄油等。然而，塑性脂肪中含有的反式脂肪酸和过量的饱和脂肪酸会危害人体健康，增加心血管疾病、代谢综合征等疾病的发病率。随着生活水平的提高，消费者对食品安全与健康的要求越来越高，因此需要寻找一种不含反式脂肪酸的油脂代替传统的塑性脂肪。近年来，油凝胶作为一种新颖且安全的塑性脂肪替代品而广受关注，既能保证安全健康，又能满足质地、可塑性和保质期等功能属性。本章主要对油凝胶的制备、油凝胶在营养素递送方面的应用以及新型油凝胶基递送体系进行阐述。

第一节
食品级油凝胶的概述

一、食品级油凝胶的概念

食品级油凝胶是通过在液态植物油中加入少量凝胶剂并在磁力搅拌下加热溶解，再冷却至室温或室温以下形成的凝胶。在冷却过程中，凝胶剂在油相中不定向地运动，聚集形成一级结构，通过氢键、π-π堆积、静电力等非共价键的弱相互作用形成结晶或自组装体，排列成纤维状、丝带状或片状等形态的聚集体，形成二级结构。最后，这些聚集体相互缠绕形成三维网络结构，限制油的流动，从而使整个体系凝胶化[1]。虽然油凝胶体系整体表现为类似固体的形态，但显微镜观察结果表明，整个体系绝大部分还是由液体组成。与传统固态脂肪相比，油凝胶不仅具有类似于固态脂肪的黏弹性，而且还具有零反式脂肪酸和低饱和脂肪酸的优点，因此近年来在食品、医药、日化品等领域被广泛应用。油凝胶的性能与凝胶剂的选择相关，凝胶剂多种多样，根据分子质量大小，可以划分为高分子质量凝胶剂和低分子质量凝胶剂（分子质量 ≤ 2000 ~ 3000u）[2]；根据凝胶剂的组成，可以划分为单组分凝胶剂和多组分凝胶剂；根据凝胶剂的状态，又可以划分为液态凝胶剂和固态凝胶剂。在构建油凝胶时，通常选择液态植物油作为油相，也有研究选择鱼油[3]、精油[4]等作为油相。油相的脂肪酸组成、极性、黏度等都是影响油凝胶结构的重要因素。有关凝胶剂和油相对凝胶结构的具体影响将在本章的下一节进行具体讨论。

二、食品级油凝胶的分类

根据制备方式的不同，油凝胶大致可以分为两大类：直接法和间接模板法形成的凝胶。直接法，顾名思义就是在液态油中直接加入油凝胶剂诱导形成凝胶，是制备油凝胶最常用的方法。其中，根据成胶作用机制的不同，又可以将直接法形成的凝胶细分为三小类：第一类为结晶颗粒相互作用形成的凝胶；第二类为分子自组装形成的凝胶；第三类为液态油受高分子聚合物网络束缚形成的凝胶。近年来，随着研究人员对油凝胶的进一步探索，人们发现可以通过将液态油吸收到多孔模板中来形成油凝胶[5]，或者将乳液进行彻底干燥形成油凝胶[6]，这些方法统称为间接模板法。

三、影响油凝胶结构的因素

油凝胶的表征方法总结如表4-1所示，其网络结构与宏观性质（如弹性、机械强度和持油能力）密切相关，例如，在咀嚼时低持油能力的油凝胶容易将油渗出到周围的食物基质中，对产品的质地和感官特性产生不利的影响。如果可以通过改变油相、凝胶剂或加工条件（冷却速度、超声处理等）来控制凝胶结晶，那么就可以实现油凝胶作为脂肪替代品的使用。因此，了解如何通过控制成核和结晶过程来获得具有可预测功能的油凝胶非常重要。

表 4-1 油凝胶的表征方法总结

性质	表征方法	描述
外观形态	倒管法（目测）	将含有油凝胶的容器在室温下倒置半小时以上，油凝胶不会因为自身重力的作用发生流动即视为成胶。可用来确定凝胶剂的临界胶凝浓度

续表

性质	表征方法	描述
微观结构	偏振光显微镜（PLM）	晶体尺寸和形状是影响油凝胶功能特性和流变性的关键因素，通过 PLM 评估了所制备材料的微观结构，了解油凝胶的结晶行为如何影响其宏观性能
流变特性	流变学测试	根据黏度（η），存储模量（G'）和损失模量（G''）数据研究黏弹性特性；确定凝胶 / 溶胶转变温度。试验包括振荡应变、应变速率频率、蠕变 – 恢复试验
硬度	质构分析	用质构分析仪测定凝胶的硬度，在凝胶的任意位置测定 3～5 次，取平均值。反映了油凝胶的机械性能，可以根据调整硬度适应不同食品基质的需要
持油能力	离心法	指在油凝胶的三维网络中束缚住油相不使其渗出的能力，是评价油凝胶品质的重要指标
热力学行为	差示扫描量热法（DSC）	一种测量凝胶体系吸收或释放的能量与温度之间关系的热分析方法，了解油凝胶的热行为对于评估其物理性质至关重要
晶型	X 射线衍射（XRD）	一种基于 X 射线衍射的材料无损检测技术，用于评估晶体结构域的存在。油凝胶剖面因内部相的组成而异
—	小角度 X 射线散射（SARS/SAXS）和小角度中子散射（SANS）	研究从凝胶到溶胶状态的宽温度范围内的油凝胶结构和凝胶过程
分子相互作用	傅里叶变换红外光谱	根据分子特征吸收峰确定物质结构信息，证明分子间和分子内氢键参与了凝胶化过程
—	核磁共振氢谱（^{1}H–NMR）	理解通过弱化学键（如 π – π 堆积和氢键等）连接的凝胶剂固定溶剂（油）所反映的凝胶现象
稳定性	稳定性分析	热循环和冻融循环试验，以评估样品在低温和高温下对各种循环的阻力曲线

（一）油相

　　油凝胶的外观形态可能会影响所制备产品的质地和色泽，以相同的凝胶剂制备油凝胶时，油凝胶的外观和颜色存在差异，如橄榄油制备的油凝胶呈黄色，而葵花子油制备的油凝胶颜色更偏向于白色。当油相均为色泽较浅的液态油时，油凝胶的色泽受油相变化的影响较小，可以忽略不计。通过偏振光显微镜观察发现，基料油的不同也会影响样品的微观晶体结构，造成晶体大小和形状的差异。不同油类型所制得的油凝胶之间的差异可能是由于油的组成、极性和黏度的差异所造成的。这些因素会影响凝胶剂的溶解性、结晶性以及凝胶剂–凝胶剂和凝胶剂–油分子之间的相互作用，通过影响其微观结构进而形成强弱不一的凝胶网络。不过基料油的差别不会对样品的微观结构造成很大影响，油凝胶的晶体结构还是主要取决其所用的凝胶剂。随着油极性的降低，由不同油制备的油凝胶的硬度均增加[7]。已经有很多文献证明了基料油的黏度对所得油凝胶的硬度有影响，但这种影响的具体机制还不明确。有研究表明具有较高黏度的基料油会导致油凝胶的硬度较低[8]，还有研究发现油的黏度与油凝胶的硬度之间存在正相关关系，但在蓖麻油中没有发现这种相关性。

（二）凝胶剂

油凝胶的外观形态会受凝胶剂种类影响而发生变化。以油相为葵花子油的油凝胶为例，米糠蜡（RBW）基油凝胶呈乳白色，蜂蜡（BW）基油凝胶呈淡黄色，棕榈蜡（CRW）基油凝胶呈暗黄色，三种油凝胶的外观均呈朦胧的混浊状态，且随着凝胶剂浓度增大，混浊度越高[9]。油凝胶的混浊度高表明凝胶中形成了大的晶体，分散了光线[7]。一般来说，当凝胶剂类型不同时，油凝胶会形成不同形状的晶体，并且随着凝胶剂浓度提高，晶体数量增加，分布密度变大，尺寸变小。在偏振光显微镜下，米糠蜡所形成的油凝胶能观察到较为清晰的晶体结构，晶体呈细长的针状，并且倾向于相互交联形成树突状结构[10]；蜂蜡形成的油凝胶晶体呈细小的棒状，晶体间无明显交联，且相邻晶体之间的距离很小，密度更大[11]；棕榈蜡形成的油凝胶晶体细密，球状晶体与针状晶体共存，呈絮状结晶[12]。当凝胶剂浓度增加时，晶体数量变多，密度变大，会形成更加紧密的三维网络结构，油凝胶的持油能力也会提高。高持油能力表明凝胶网络对液态油截留程度较高，得到的油凝胶有较好的抗油脂迁移能力，可以用于解决某些食品（如巧克力、牛轧糖等）在贮藏过程中可能存在的表面析油问题。

凝胶剂种类对油凝胶的硬度影响也较大，并且随着凝胶剂浓度的增加，油凝胶的硬度越大。不同种类的食品所需的油脂硬度差别较大，因此可以通过改变凝胶剂的种类和浓度来制备油凝胶，以满足不同种类食品对油脂硬度的要求。

（三）冷却速率

较慢的冷却速率可产生较大且形状较为一致的晶体，而较快的冷却速率可产生形状不一致的小晶体，分布密度更大，有更多的表面积来捕获周围的油，因此持油能力提高。同时，在初始时间，更快的冷却速率形成更小的晶体，导致更多的晶体失配和分支，会产生更多和更强的晶体-晶体相互作用，结晶三维网络的强度更高[13]，油凝胶获得较大的硬度。与较大的晶体网络相比，致密的小晶体网络在抵抗变形方面更有效。有趣的是，对于自组装纤维网络（SAFINS），较快的冷却速率会产生一个具有大量小晶体的球晶网络，而使用较慢的冷却速率可以获得较大且支链较少的晶体为特征的纤维状形态。相邻纤维主要在瞬态连接区相互作用，已知瞬态连接区为网络提供更大的弹性，而球晶和高度分支的晶体在永久连接区相互作用，形成一个抗应变的强大网络[14]。

（四）超声处理

高强度超声（HIU，频率为20～100kHz）是近年来出现的一种可以改变油凝胶结晶行为的附加技术。它可以与其他加工技术结合使用，通过诱导结晶、减小晶体尺寸使其生成更硬、更具弹性的结晶网络，在狭窄的温度范围内熔化，来调控油凝胶的功能特性[15]。与对照组相比，HIU样品有更多的小晶体，还有一些晶体聚集。HIU中的小晶体可能归因于超声处理过程中形成了一些空腔或小气泡，这些空腔或气泡可作为系统中诱导结晶的核。此外，产生高局部剪切力的气泡崩塌可将现有晶体破碎成更小的晶体[16]。

如果饱和脂肪酸含量过低（过饱和度较低），HIU在诱导结晶方面无效。过高的功率可能会破坏油凝胶形成的晶体网络，并且低过饱和度水平不足以减弱这种破坏作用。HIU可用于制造具有初始较高G'的材料，但这种效应在贮藏24h后会消失[13]。当HIU应用于快速冷却速率下结晶的样品时，可以观察到较高的透射值，表明HIU有助于稳定晶体网络，从而延迟相分离[17]。

第二节
食品级油凝胶的制备方法

　　油凝胶化的方法有很多种，最常见的方法是将凝胶剂直接分散到液体油中。可以用于直接法的凝胶剂：脂基凝胶剂、乙基纤维素（EC）和胶体二氧化硅（CSD），脂基凝胶剂又分为蜡、脂肪酸和单甘油酯等。为了实现凝胶化，凝胶剂分散到油相后，将形成的溶胶冷却以诱导成核和晶体生长，从而形成自组装网络。间接法要求在水溶剂或水连续乳液中先形成凝胶结构骨架，在除去水的同时，还必须保持凝胶网络的完整性。直接法和间接法制备油凝胶的过程如图4-1所示。

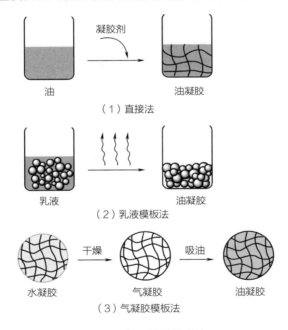

图4-1　油凝胶的制备方法

一、直接法

（一）脂基凝胶剂

　　天然蜡因其低成本、可用性强且符合公认安全（Generally recognized as safe,

GRAS）标准等优点，是迄今为止研究最多的一类凝胶剂。此外，利用天然蜡形成的凝胶具有良好的性质，如热可逆性[18]和水包油乳液的稳定性[19]等，这表明天然蜡是出色的油凝胶剂。几种较常用的天然蜡中，葵花蜡、小烛树蜡、蜂蜡的凝胶能力较强，能在较低的浓度下[临界凝胶浓度，$C_g \leqslant 1\%$（质量分数）]将油凝胶化，而棕榈蜡、浆果蜡和果蜡都需要更高的浓度将油凝胶化[$C_g \geqslant 4\%$（质量分数）]。不同蜡的C_g差异是因为凝胶中形成的晶体形态不同，葵花蜡晶体具有各向异性，呈棒状形态，且长度跨度在微米范围内，其晶体的棒状形态归因于高含量的蜡酯[>95%（质量分数）]。棒状形态被认为是固定大量溶剂以实现高效凝胶化的基本组件（积木）的最理想形状。在棕榈蜡凝胶中，尺寸小于10μm的三维晶体紧密堆积成更大的聚集体（50～100μm），这些大的聚集体的体积与葵花蜡中的棒状晶体相当，因此凝胶化需要相对更高的凝胶剂浓度。蜂蜡凝胶中的晶体结构与其他蜡差异明显，显示出明显的海胆样形态，其结晶过程从成核中心的三维球晶的形成开始，然后在外层组织针状晶体，最后径向增长形成海胆状晶体。

由于成本效益高，人们正在努力在食品、化妆品、药品、聚合物和皮革制品中使用天然蜡。不过蜡只能在低浓度下使用，因为含蜡量过高的油凝胶具有偏高的熔化温度（>39℃），限制了其在某些食品（如人造黄油和酥油）生产中的应用，并且较高的浓度还会导致蜡质口感[20]。此外，蜡浓度过高的油凝胶在剪切后回收率较低，低于在静态条件下形成的凝胶的储能模量（G'）的10%。虽然存在感官特性差和剪切敏感性等潜在问题，但由于天然蜡的可用性和低成本，其仍被认为是一类很有应用前景的油凝胶剂。

单甘酯（Monoglyceride，MG）是由酯化为甘油骨架的单一脂肪酸组成的脂质分子，是一种非常有效的凝胶剂，可以在低浓度下[2%（质量分数）]将油结构化形成具有良好弹性和高持油能力的牢固网络。不同MG的脂肪酸碳链的类型和长度有所不同。MG分散在油中时，冷却至Krafft温度①后会形成弹性凝胶[21]。当MG溶解在油中时，可以形成四种不同的相：各向同性相、反层状相、亚α晶相和β晶相[22]。在冷却时，MG首先形成一个反层状相，其中甘油头以六边形的方式密集地堆积在双层中间的平面中[23]。在结晶点以下，反层状相转变为亚α晶相，脂肪族链以正交构型排列。反层状相和亚α晶相的凝胶性质相似，流变性也没有明显差异。然而，

---

① Krafft温度：表面活性剂形成胶束时的最低温度，高于这个温度时表面活性剂不能形成胶束。

这两种相都是亚稳态的，倾向于转化为MG的三斜堆积，从而形成β晶相。MG油凝胶处于β晶相时具有较大的结晶聚集性，β晶相的形成会导致MG的D-和L-异构体分离，从而影响凝胶的油结合能力。目前有很多研究集中在控制MG在油中的结晶和多态性行为，从而减少结晶聚集。例如，应用剪切[24]或将MG与乙基纤维素[25]结合。结晶前在亚稳区施加剪切作用形成的油凝胶比静态条件下制备的油凝胶具有更理想的微观结构和油结合能力[26]。乙基纤维素可以通过氢键与单甘酯结合，从而改变其结晶行为。

　　MG油凝胶很适合替代食品中的硬质脂肪，基于这种优势，已经有很多研究通过多种技术探索了由MG和不同植物油组成的油凝胶的理化性质。研究表明，MG的浓度和加工条件（冷却和剪切速率）显著影响了MG的结晶和微观组织，进而影响所获得油凝胶的宏观物理特性[23]。同时，MG油凝胶的结晶网络结构还受其化学组成的影响。

　　植物固醇（PS）在冷却时会形成结晶并沉淀[27]，因此不能单独充当凝胶剂，但可以和其他物质共同作用充当凝胶剂。比如说，β-谷固醇以及其他植物固醇可以与γ-谷维素共同形成油凝胶。植物固醇可以与γ-谷维素共结晶形成直径10.9nm、壁厚1.5nm的中空微管，通过毛细管作用吸收油并限制在其中，在宏观尺度上共同组装形成一个连续的三维网络[28]。凝胶的物理和机械性能，包括硬度、透明度、熔融性和微观结构等，取决γ-谷维素与β-谷固醇的比例[29]。当γ-谷维素与β-谷固醇的摩尔比为1:1时，凝胶最坚硬，而β-谷固醇含量更多的凝胶更软，熔点更高。除了γ-谷维素，植物固醇还可以与其他化合物结合，作为复合凝胶剂来将油结构化。例如，Han等[30]研究了谷固醇和卵磷脂混合物作为凝胶剂的特性。他们的发现表明卵磷脂诱导了高亚油酸葵花子油中β-谷固醇组装的改变，进而改变了油凝胶的物理性质。

（二）乙基纤维素（EC）

　　乙基纤维素（EC）是一种疏水性纤维素衍生物，相对于其他高纯度的凝胶剂来说价格低廉，而且还被视为食品级或接近食品级。联合国粮食及农业组织/世界卫生组织（FAO/WHO）将EC列为一种食品添加剂，可在良好生产规范的条件下用于多种食品。EC的凝胶化是通过将聚合物/油混合物温度提高到聚合物玻璃化转变温度（135～140℃）以上来实现的[31]。当加热到该温度以上时，聚合物可以分散在液态油中。重新冷却后，未被取代的羟基之间形成氢键，将聚合物的连接区连接起来，形成聚合物链的缠结网络，将液态油截留在其中，冷却至室温以后形成凝胶结构[32]。该凝胶在形成非共价连接区时产生，因此被称为"物理"凝胶。这种体系表现出有趣的凝胶动力学，由于二级链延伸、连接区的形成或断裂以及已经形成的连接区的重排或堆积，凝胶动力学永远不会达到最终平衡状态。EC的凝胶机制和凝胶结构尚不完全清楚，但最近的一项研究表明，凝胶过程不包括二级结构的形成[31]。

凝胶的性质与制备条件密切相关，如聚合物浓度、聚合物分子质量、添加剂等。随着聚合物浓度和分子质量的增加，凝胶强度增加。在不同的添加剂中，表面活性剂对许多油凝胶的凝胶动力学和性能有很大的影响。表面活性剂（脱水山梨糖醇单硬脂酸酯、脱水山梨糖醇单油酸酯、单硬脂酸甘油酯、单油酸甘油酯等）的加入可以减缓EC在油中的凝胶化速度，降低凝胶化温度，相应的油凝胶也具有更高的抗变形能力。表面活性剂的加入还可能影响凝胶剂与溶剂（油）之间的相互作用，进而影响油凝胶中油的流动性和化学稳定性[32]。某些表面活性剂（如单硬脂酸甘油酯、硬脂酸）在一定条件下也可以作为油凝胶剂，在EC油凝胶中形成二级凝胶网络[33, 34]。除此之外，油的类型和不饱和度、油相的极性也影响着凝胶的性质。以菜籽油、大豆油、亚麻籽油为例，菜籽油制备的油凝胶硬度最低，亚麻籽油制备的油凝胶硬度最高，大豆油可用于制备中等硬度的油凝胶。这种差异归因于三种油中不同的不饱和度水平，与其他两种油相比，亚麻籽油含有大量亚麻酸脂肪酸（C18:3），C18:3脂肪酸链的结构使得亚麻籽油能更紧密地填充到乙基纤维素网络中，有效地增加油密度，并显著提高凝胶强度[35]。

二、间接法

尽管到目前为止已经发现了许多油凝胶剂，但其中大多数是脂溶性分子（如蜡和蜡酯、乙基纤维素、植物固醇、脂肪酸衍生物），其在食品中的使用通常受到限制。蛋白质的油凝胶剂用途为扩大油凝胶的应用开辟了新的机会，因为蛋白质成本较低、容易获得，并且已经广泛应用于食品中。此外，这也是一种符合循环经济要求的理想方法，蛋白质可以从许多食品生产过程的废物流中提取，有助于提高整个食品供应链的可持续性。然而，由于其主要的亲水性，蛋白质不能直接在油中形成网络。为了克服这个问题并将蛋白质纳入疏水环境，人们提出了乳液模板法[36]和气凝胶模板法[37]，为使用食品级聚合物制备油凝胶提供了参考，并为其作为固体脂肪替代物的潜在应用拓宽了道路。

（一）乳液模板法

采用两步法制备乳液模板油凝胶，首先制备浓缩O/W乳液，然后在50～80℃下干燥以去除水分。浓缩乳状液的干燥通常会引起油滴的聚结，导致乳液相分离，因此在干燥过程中，必须阻碍油滴的聚结，这是油凝胶形成的关键因素[36]。有两种解决方式，一是在水相中引入大量的载体/填料（如麦芽糊精），二是通过化学、离子、酶或热退火作用对表面活性聚合物（如蛋白质）的吸附层进行界面硬化。为了获得凝胶状的稠度，需要确保非油成分的含量保持在最低水平[油>90%（质量分数）]。乳液的干燥也可以在模具中进行，以获得具有预定形状的干燥产品。干燥后的产品可以通过简单剪切转化为油凝胶，大部分油滴在剪切过程中被保留和重新排列，使油滴的排列更加致密。这些紧密的油滴可以相互作用，形成油滴聚集的网络，赋予油凝胶更大的机械强度。经过剪切后油凝胶的微观结构仍保持不变，在油连续相中可见分散的填充液滴团簇。这就解释了为什么在油凝胶样品中没有脱油。乳液的油/水比会影响干燥过程中乳液的稳定性，对最后形成的凝胶的特性至关重要。初始乳液中油含量的增加降低了油凝胶的质量，形成了较软的结构，保留油的能力较低[38]。也有研究通过重新加热和重新剪切来形成油凝胶，能很大程度上避免乳液脱水和再剪切后引起的界面不稳定。

（二）气凝胶模板法

油凝胶也可以通过将液态油吸收到由明胶、黄原胶、甲基纤维素和羟丙基甲基纤维素的干燥聚合网络制成的多孔模板中来形成[39, 40]。为此，聚合物要先被预水合形成水凝胶，然后将后者干燥以获得可吸收油的多孔材料。水凝胶的干燥方法有三种：空气干燥、冷冻干燥和超临界二氧化碳干燥。这三种方法各有其优缺点，传统的空气干燥无法防止凝胶孔内由毛细压力梯度而导致的孔隙坍塌，导致干凝胶材料的吸油能力有限，因此现在很少用到。冷冻干燥一定程度上改善了孔隙坍塌的现象，但是由于在干燥前形成晶体而引起强烈的网络应力，会导致聚合物网络的内部断裂和表面开裂。超临界干燥可防止结构坍塌，采用该法制备的气凝胶可作为低密度和高度多孔的材料，但是成本高，难以实现大规模生产。

气凝胶的吸油过程实际上受到几个因素的影响，如孔隙的数量、尺寸、弯曲度和内表面的粗糙度。其中孔隙的直径控制着吸油率，而孔隙的数量和长度影响着吸油量。因此，气凝胶模板法形成的油凝胶的性质受干燥方式的影响。扫描电镜（SEM）结果显示，超临界干燥得到的颗粒比冷冻干燥得到的颗粒尺寸更小，油分散性更好，形成的聚集体的尺寸也更小。两种颗粒均表现出结构油的能力，不过冻干颗粒形成的油凝胶强度较弱，而超临界干燥颗粒形成的油凝胶强度较强，且具有与传统油脂相媲美的流变学特性[41]。除此之外，油凝胶的性质还受大分子聚合物的影响，油在气凝胶中的截留能力不仅取决聚合物网络的密度，还取决其结构。

第三节
食品级油凝胶与营养素递送

许多天然存在的生物活性成分，如类胡萝卜素、姜黄素、岩藻黄素、槲皮素、脂溶性维生素等对健康有益，食用这些营养素可以预防癌症、心脏病、心血管疾病，促进身心健康。然而这些营养素多为脂溶性，难溶于胃肠道消化液，因此其在体内的生物利用率很低，在口服递送方面存在挑战性。近年来，研究人员一直在探索可以克服基质相容性、溶解性或化学稳定性等限制的递送体系，从而提高营养素的生物利用率，最大限度地发挥其有益作用。油凝胶就是一种很理想的递送体系，它们的脂质介质能够提高脂溶性分子的生物利用率，凝胶基质可以实现对营养素的保护和缓释作用。

一、装载和释放营养素

油凝胶作为生物活性成分的递送载体已经实现了一定程度的应用，但主要集中于医药领域，最近的研究表明，油凝胶也可以作为食品营养素递送系统。已经有很多研究报道了β-胡萝卜素[42]、姜黄素[43]、辣椒素[44]、辅酶Q_{10}[45]和D-柠檬烯[46]等营养素在油凝胶中的化学稳定性高于在液体油中的化学稳定性，这是由于凝胶结构起到了阻隔氧、酶、离子扩散的作用。在大多数递送系统（如乳液、水凝胶、纳米颗粒）中，一些营养素在贮藏过程中会发生结晶和沉淀，这在很大程度上限制了营养素的有效负载量和生物利用率。而油凝胶将营养素封装在油凝胶形成的三维网络中，使其隔绝氧气，防止氧化，提高了营养素的稳定性；同时，油凝胶使营养素从三维网络结构中不断渗透出来，控制了营养素的释放。亲脂性的营养素可以直接溶于油相形成油凝胶，亲水性好的营养素可以先溶于水或两亲性表面活性剂，然后溶于油相，接着冻干其中的水分形成油凝胶。不过，由于亲水分子与油凝胶的不相容性，亲水分子的加入比亲油分子的加入要困难得多。因此，使用油凝胶递送亲水物质的频率远低于亲脂物质。

营养素在体内的释放分为立即释放和可控释放两种，这取决递送营养素的基质。立即释放是指营养素一经机体摄入后马上就被吸收到血液中然后被从系统中清除。观察这种释放模式的吸收曲线可以发现，营养素在刚刚被摄入后在血浆中浓度最高，随后急剧下降接近零点。这种释放模式很不稳定，而且营养素的浓度过高或过低不仅不能在机体中起到应有的有益作用，还有可能会产生副作用。当营养素以稳定受控的速率释放到血液中时，称为可控释放。可控释放使营养素在机体的浓度始终处于一个稳定合理的范围内，提高了营养素的安全性和递送效率。营养素的成功控释与许多因素有关，如消化液成分和胃排空率等。将营养素封装在油凝胶中是实现其控释的有效途径之一，油凝胶可以在消化的早期阶段保护营养素，防止其在到达靶向位置之前因为降解而损失。对于食品工业来说，食品原料中营养素的释放速率及其生物利用率是开发高附加值食品和保健品的重要考虑因素。与其将生物活性化合物完全溶解并在口服后立即获得，不如控制它释放到血液中的速率，最大限度地发挥其健康效益。

二、提高营养素的生物利用率

营养素的生物利用率被定义为在肠道中释放并可被吸收利用的程度。脂溶性生物活性分子不溶于消化道的水环境，其生物利用率通常限制在10%～30%。对于这些分子来说，必须先在水相中溶解形成混合胶束，才能在小肠上皮细胞吸收利用，因此影响其生物利用率的一个因素是吸收时消化道中脂质的存在形式、数量和类型。在消化道中，脂质溶解疏水化合物，也增加胆囊中胆汁的分泌。此外，脂质消化的产物增大了胆盐胶束的体积，这有助于脂溶性营养素的溶解。从这个角度看，将营养素加入液态油中形成油凝胶，使其被截留在凝胶网络中，可以提高营养素的生物利用率，最大限度地发挥其对人类健康的积极作用。

三、油凝胶的消化代谢

脂质消化是乳化、脂解和胶束化的复杂过程，最后是吸收。这是一个动态过程，在这个过程中，随着食物的摄入和分解，营养物质被吸收，胃肠环境也在不断变化。油凝胶在体内的消化代谢包括以下过程：首先油凝胶作为食物基质被摄取进入口腔，在口腔内牙齿咀嚼的机械作用下变成更小且更适合吞咽的食物小块，这种牙齿机械的咀嚼作用不仅降低了油凝胶的尺寸，同时还提高了其表面积，使其在整个消化过程中能够最大限度地与消化酶接触。在口腔内经过简单的咀嚼消化后，油凝胶小块随着吞咽进入消化道。在胃中经过胃蛋白酶的消化后来到小肠，肠道消化主要由小肠起作用，小肠内壁黏膜会分泌一些促进消化的活性物质，如胆酸盐和磷脂类化合物等，经过这些活性成分的共同作用，油凝胶在肠道内被消化成混合胶束[47]。最后，油凝胶被运输到肠上皮细胞吸收，完成在人体内的整个消化吸收过程。在摄入负载营养素的油凝胶并完成胃消化后，营养素溶解于油凝胶和胆汁酸形成的混合胶束中，随后通过被动扩散被肠道吸收，营养素与乳糜微粒结合并被释放到淋巴系统。在淋巴系统中，营养素与肝脏中的脂蛋白结合并释放到血液中，成为生物可利用物[2]。其中，胶束化的效率和程度可以表示营养素的生物利用率。

油的物理化学性质，如链长、极性、黏度、甘油分子中的位置分布和不饱和度等都会影响油凝胶的消化代谢[48]。随着脂肪酸链长度的增加，三酰甘油（TAG）的消化率也下降：短链三酰甘油（SCT）>中链三酰甘油（MCT）>长链三酰甘油（LCT）[49]。较短的脂肪酸链在消化液中能产生更多可溶性消化产物（如单酰基甘油、二酰基甘油和游离脂肪酸），因此更容易从油滴表面去除。而较长的脂肪酸链容易积聚在油滴表面，阻碍脂肪酶的固定。此外，单不饱和脂肪酸（MUFA）比多不饱和脂肪酸（PUFA）表现出更快、更广泛的脂肪分解。对于油凝胶的消化代谢，除了油的组成，油凝胶剂的作用也不可忽视，油凝胶的消化机制主要取决形成的凝胶类型[50]，聚合物凝胶在消化后倾向于形成不同链长的低聚物，而低分子质量凝胶被分解成更小的组分，甚至被进一步消化分解成原料。总体来说，凝胶剂类型和凝胶机制可用于设计具有特定机械性能和消化脂解敏感性的油凝胶。蜡对脂肪酶有抗性作用，因此被认为是不易消化的[51]，针对蜡的低消化率是否会限制蜡基油凝胶作为营养素载体的应用，有研究探索了米糠蜡基油凝胶在大鼠体内的消化率。与对照组相比，喂食油凝胶对大鼠血清、肝脏和粪便中的三酰甘油水平表现出不同的影响。米糠蜡中的结晶网络能够减少脂质的消化和吸收，导致粪便中三酰甘油水平提高[52]。乙基纤维素油凝胶的聚合物结构可以延缓甚至阻止脂肪酶接触被限制在聚合物三维网络结构中的液体油，阻碍脂质消化[50]。因此，凝胶网络是降低脂质消化率的关键因素。

四、营养素对油凝胶的影响

营养素的加入有时也会对油凝胶的结构、持油能力、氧化稳定性等产生影响。储能模量（G'）是油凝胶结构弹性变形的结果，它表示在振动过程中仍储存在系统中的能量。损耗模量（G''）表示黏性特性[53]。当凝胶剂浓度相同时，负载营养素的油凝胶显示更高的G'值，弹性特性优于黏性特性。利用小角X射线散射光谱获得有关油凝胶晶体结构的信息发现，在蜂蜡基油凝胶中加入β-胡萝卜素后会导致蜂蜡晶体排列的变化。当不含β-胡萝卜素时，由于蜂蜡中存在一些异质成分，导致油凝胶中的晶体排列紊乱。β-胡萝卜素对高疏水油相的亲和性使得所观察到的晶体排列具有更规则、更均匀的结构。因此，营养素的加入会改变晶体堆积结构，造成较大尺寸的片状晶体聚集，使得凝胶强度增强，即使在离心过程中也能维持其结构网络，获得的油凝胶显示出更好的持油能力[42]。

第四节
新型油凝胶基递送体系

如前所述，油凝胶作为脂肪替代品比传统的固体脂肪拥有更多益处，油凝胶的结构决定了它作为生物活性成分递送系统的优越性，它既可以保护生物活性成分通过胃肠道通道，又能实现对营养素的缓释和控释。然而，由于油凝胶本身的高疏水性，其在富水体系中的应用存在障碍。因此考虑开发新型油凝胶基递送体系，提升其水分散性，拓展油凝胶在食品递送领域的应用范围。

一、油凝胶基皮克林乳液

传统乳液一般是由表面活性剂或两亲性大分子（如蛋白质和多糖）稳定，但其通常在热力学上不稳定，并且随着时间的推移，容易因为聚结、絮凝和奥斯特瓦尔德熟化（Ostwald熟化）而分解。而皮克林乳液具有良好的稳定性，如抗聚结和抗Ostwald成熟稳定性。造成这种差异的主要原因是它们不同的稳定机制。传统乳液的稳定主要通过静电稳定、降低界面张力和借助表面活性剂或可溶性大分子的空间稳定来实现。对于皮克林乳液，吸附在油-水界面上的颗粒形成物理屏障，通过体积排斥阻止界面相互作用和液滴接触，吸附在界面上的颗粒被认为是不可逆的。不同的稳定机制赋予乳液不同的界面性质。由于粒子的吸附，相比传统乳液，皮克林乳液具有更高的表面负荷和厚度。

油凝胶基皮克林乳液是一种很新颖的营养素递送系统，由笔者等于2019年首次开发出来[19]。相较于传统的皮克林乳液，油凝胶基皮克林乳液在偏振光显微镜下可能会观察到双折射现象，这是由所用的油凝胶剂造成的。油凝胶基皮克林乳液的液滴尺寸也更大，有文献推测凝胶剂的存在可能会影响乳化剂的乳化能力[54]，但是并没有相关研究证实这一点。此外，由于内相从油到油凝胶的转变，油凝胶基皮克林乳液的黏度会偏大[19, 54]。油凝胶基皮克林乳液的弹性模量和黏性模量都远高于传统皮克林乳液，且其弹性模量与频率无关，这意味着整个系统具有高弹性[55]。在冻融循环期间，冷冻过程形成的冰晶可能会破坏液滴界面层并渗透到油相，导致乳液的聚结，但冰晶很难破坏界面层并渗透到油凝胶中。其次，在冷冻过程中，对于普通皮克林乳液，大量生成的冰晶迫使油滴聚集在浓缩的非冷冻水相中，促进油滴在解冻后的聚结和相分离。而对于油凝胶基皮克林乳液，油滴在冷冻和室温下均呈现凝胶状态，这有效抑制了乳化液滴的聚结[19, 54]。与传统的皮克林乳液相比，油凝胶基皮克林乳液的冻融稳定性得到明显的改善。

当使用油凝胶基皮克林乳液作为递送系统递送营养素时，使用油凝胶作为内相不仅可以抑制乳化液滴向体系顶部的迁移，而且还可以提高被封装营养素的稳定性，原因主要有四点：第一，以油凝胶作为内相，乳液的整体黏度会更大，乳化指数会更小[56]；第二，油凝胶基皮克林乳液的液滴尺寸相较于传统皮克林乳液更大，较大的油滴尺寸易于提高封装营养素的稳定性[57]；第三，营养素在油凝胶中比在纯油中具有更高的化学稳定性，这与外部应力和内部传质速率的变化有关[58, 59]；第四，使用半固体油凝胶作为分散相来封装营养素，不仅可以抑制油和营养素之间的流动与碰撞，还可以通过其凝胶网络隔绝氧化[60]。除此之外，由于凝胶网络可以提供物理屏障并延迟释放速率，因此油凝胶基皮克林乳液可以控制和延长游离脂肪酸（FFA）的释放，提高营养素在胃肠道期间的保留率，从而提高营养素的生物利用率。

二、油凝胶基纳米乳液

纳米乳液，又称亚微米乳液（SME）或超细乳液，是一类使用合适的表面活性剂稳定的水包油（O/W）或油包水（W/O）乳液，平均液滴尺寸为20～600nm[61]。与普通乳液或微乳液相比，油凝胶基纳米乳液是一种半透明体系，这是因为纳米乳液的液滴较小，这种较小的液滴尺寸使其呈现稍微混浊、朦胧的外观。此外，较小的粒径还可以抑制液滴的聚结或凝聚，具有良好的抗乳化和抗沉淀稳定性，有利于营养素的递送。油凝胶基纳米乳液还可以提高脂溶性营养素在整个体系中的溶解度和生物利用率，因此也是一种很有前景的营养素递送系统。Yu和Huang通过超声破碎法制备了一种新型姜黄素油凝胶基纳米乳液[62]。物理化学表征研究表明，油凝胶基纳米乳液体系改善了疏水化合物的分散性，提高了其溶解性和口服生物利用率。还有研究以油凝胶基纳米乳液递送辣椒素，在增加辣椒素溶解性和生物利用率的同时，还可以降低辣椒素对胃黏膜的刺激性[44]。

在油凝胶基纳米乳液的体系中，油的种类决定了纳米乳液的脂解程度和营养素的生物利用率。脂解程度与脂肪酸长度和不饱和度呈反比，而营养素的释放量与脂肪酸长度和不饱和度成正比，即与脂解程度成反比。长链脂肪酸促进了油凝胶向胶束的转移。这是因为在胃肠道消化过程中，长链脂肪酸可以促进纳米乳液向胶束的转移，而且长链脂肪酸会形成溶胀性更强的胶束，可以溶解更多营养素[63]。先前也有研究证实，富含不饱和脂肪酸的油在将营养素转移到胶束的能力优于富含饱和脂肪酸的油[64]。

　　除了油的种类，乳化剂的种类对纳米乳液的脂解曲线和营养素的生物利用率也有影响。与改性淀粉和乳清蛋白稳定的油凝胶基纳米乳液相比，用Tween 20稳定的乳液负载的营养素生物利用率更高[65]。比较四种非离子表面活性剂（Tween 20、Tween 40、Tween 60、Tween 80）制备的油凝胶基纳米乳液的脂解率和营养素的生物利用率发现，用Tween 20制备的乳液的脂解率和生物利用率最高，其次是Tween 40、Tween 60、Tween 80。这主要归因于不同的脂肪链长度和亲水/亲油平衡值（HLB）。最近的研究表明，脂解程度与表面活性剂的HLB呈正相关，与表面活性剂的脂肪族链长度呈负相关。Tween 20、Tween 40、Tween 60、Tween 80的脂肪链长度分别为12、16、18、18个碳。随着Tween脂肪链长度的增加，HLB值变小，脂解率下降，生物利用率也降低[63]。除了表面活性剂，还有很多蛋白质/多糖以及蛋白质–多糖复合物可以用作乳化剂，这些生物大分子对乳液的脂解和营养素生物利用率的影响机制还不明确。

三、油凝胶–水凝胶混合凝胶

　　混合凝胶是一种由两种凝胶相构成的新型的双相体系，通常是油相（油凝胶）和水相（水凝胶），可以通过高速剪切结合温度控制来制备。与乳液类似，混合凝胶也有油包水和水包油两种类型（这里的"水"和"油"分别指代水凝胶和油凝胶）。除了这两种类型，还存在一类双连续混合凝胶，这一类混合凝胶的特点是没有明显的分散相。与油凝胶和水凝胶的简单混合物不同，混合凝胶兼具油凝胶和水凝胶的优点，具有良好的物理稳定性和较长的保存期，还可以实现亲脂性和亲水性营养素的共递送。混合凝胶的性质由油相（油凝胶）和水相（水凝胶）的结构和比例决定。以不同的多糖为原料制备的水凝胶性质不同，得到的混合凝胶性质也会有很大差别。由支链多糖水凝胶构成的混合凝胶比由线性多糖构成的水凝胶具有更高的凝胶强度和更强的机械变形能力[66]。此外，一般来说，油凝胶在混合凝胶中的占比越高，形成的混合凝胶的油滴粒径也会越大[67]。在荧光显微镜下可以观察到，油凝胶含量较高的混合凝胶中液滴之间的堆积更紧密。但是，并不是油凝胶含量越高油滴粒径就越大，油凝胶含量增加会导致混合凝胶类型的转变。当凝胶类型从水包油转变为双连续类型时，大多数水相不会形成液滴，而是与油相充分混合，使整个体系变成双连续结构，在荧光显微镜下仅能观察到少量油滴，背景被油相充满。当油相进一步增加时，凝胶类型转变为油包水，在显微镜下可以观察到大量水滴[66]。

混合凝胶是亲脂性和亲水性营养素的良好递送系统，具有较高凝胶强度的混合凝胶能够增强对封装的营养素的保护，并且水凝胶溶胀还可以促进亲水营养素的释放[68]。目前，混合凝胶主要用于制药和化妆品，在食品领域的应用很少。有研究探索了混合凝胶用于益生菌和亲脂性药物的共递送，结果发现封装在混合凝胶中的益生菌对胃肠道环境具有耐受性，其在模拟胃肠液中的活性明显高于游离益生菌细胞[68]。油凝胶组分的含量会影响生物活性物质的稳定性和体外胃肠道释放。随着油凝胶含量的增加，营养素的光稳定性和热稳定性都有所提高。此外，较高的油凝胶含量还可以促进亲脂性营养素的释放[66]。然而，到目前为止，对于油凝胶剂、水凝胶/油凝胶的性质和二者的比例、分散液滴大小对混合凝胶性质的影响的了解仍然有限，关于混合凝胶的结构–功能性关系的研究也很少，有待进一步探索。

参考文献

[1] Alvarez-Ramirez J, Vernon-Carter EJ, Carrera-Tarela Y, et al. Effects of candelilla wax/canola oil oleogel on the rheology, texture, thermal properties and *in vitro* starch digestibility of wheat sponge cake bread [J]. LWT-Food Science and Technology, 2020, 130: 109701.

[2] Ashkar A, Laufer S, Rosen-Kligvasser J, et al. Impact of different oil gelators and oleogelation mechanisms on digestive lipolysis of canola oil oleogels [J]. Food Hydrocolloids, 2019, 97: 105218.

[3] Hwang HS, Fhaner M, Winkler-Moser JK, et al. Oxidation of fish oil oleogels formed by natural waxes in comparison with bulk oil [J]. European Journal of Lipid Science and Technology, 2018,120(5): 1700378.

[4] Kasparaviciene G, Kalveniene Z, Pavilonis A, et al. Formulation and characterization of potential antifungal oleogel with essential oil of thyme [J]. Evidence-based Complementary and Alternative Medicinem, 2018, 2018: 9431819.

[5] Plazzotta S, Calligaris S, Manzocco L. Structure of oleogels from κ-carrageenan templates as affected by supercritical-CO_2-drying, freeze-drying and lettuce-filler addition [J]. Food Hydrocolloids, 2019, 96: 1-10.

[6] Espert M, Hernández MJ, Sanz T, et al. Reduction of saturated fat in chocolate by using sunflower oil-hydroxypropyl methylcellulose based oleogels [J]. Food Hydrocolloids, 2021, 120: 106917.

[7] Sawalha H, Den Adel R, Venema P, et al. Organogel-emulsions with mixtures of β-sitosterol and γ-oryzanol: Influence of water activity and type of oil phase on gelling capability [J]. Journal of Agricultural and Food Chemistry, 2012, 60: 3462-3470.

[8] Calligaris S, Mirolo G, Da Pieve S, et al. Effect of oil type on formation, structure and thermal properties of γ-oryzanol and β-sitosterol-based organogels [J]. Food Biophysics, 2014, 9: 69-75.

[9] Fayaz G, Calligaris S, Nicoli MC. Comparative study on the ability of different oleogelators to structure sunflower oil [J]. Food Biophysics, 2020, 15: 42-49.

[10] Wijarnprecha K, Aryusuk K, Santiwattana P, et al. Structure and rheology of oleogels made from rice bran wax and rice bran oil [J]. Food Research International, 2018, 112: 199-208.

[11] Moghtadaei M, Soltanizadeh N, Goli SAH. Production of sesame oil oleogels based on beeswax and application as partial substitutes of animal fat in beef burger [J]. Food Research International, 2018, 108: 368-377.

[12] Yi BR, Kim MJ, Lee SY, et al. Physicochemical properties and oxidative stability of oleogels made of carnauba wax with canola oil or beeswax with grapeseed oil [J]. Food Science and Biotechnology, 2017, 26: 79-87.

[13] Giacomozzi AS, Palla CA, Carrín ME, et al. Physical properties of monoglycerides oleogels modified by concentration, cooling rate, and high-intensity ultrasound [J]. Journal of Food Science, 2019, 84(9): 2549-2561.

[14] Wang R, Liu XY, Xiong J, et al. Real-time observation of fiber network formation in molecular organogel: Supersaturation-dependent microstructure and its related rheological property [J]. Journal of Physical Chemistry B, 2006, 110(14): 7275-7280.

[15] Wagh A, Birkin P, Martini S. High-intensity ultrasound to improve physical and functional properties of lipids [J]. Annual Review of Food Science and Technology, 2016, 7: 23-41.

[16] Rincón-Cardona JA, Agudelo-Laverde LM, Herrera ML, et al. Effect of high-intensity ultrasound on the crystallization behavior of high-stearic high-oleic sunflower oil soft stearin [J]. Journal of the American Oil Chemists' Society, 2015, 92(4): 473-482.

[17] Jana S, Martini S. Effect of high-intensity ultrasound and cooling rate on the crystallization behavior of beeswax in edible oils [J]. Journal of Agricultural and Food Chemistry, 2014, 62(41): 10192-10202.

[18] Patel AR, Schatteman D, De Vos WH, et al. Shellac as a natural material to structure a liquid oil-based thermo reversible soft matter system [J]. RSC Advances, 2013, 3(16): 5324-5327.

[19] Wei Z, Huang Q. Developing organogel-based Pickering emulsions with improved freeze-thaw stability and hesperidin bioaccessibility [J]. Food Hydrocolloids, 2019, 93: 68-77.

[20] Hwang HS, Singh M, Bakota EL, et al. Margarine from organogels of plant wax and soybean oil [J]. Journal of the American Oil Chemists' Society, 2013, 90(11): 1705-1712.

[21] Verstringe S, Moens K, De Clercq N, et al. Crystallization behavior of monoacylglycerols in a hydrophobic and a hydrophilic solvent [J]. Food Research International, 2015, 67: 25-34.

[22] Chen CH, Van Damme I, Terentjev EM. Phase behavior of C18 monoglyceride in hydrophobic solutions [J]. Soft Matter, 2009, 5(2): 432-439.

[23] López-Martínez A, Morales-Rueda JA, Dibildox-Alvarado E, et al. Comparing the crystallization and rheological behavior of organogels developed by pure and commercial monoglycerides in vegetable oil [J]. Food Research International, 2014, 64: 946-957.

[24] da Pieve S, Calligaris S, Co E, et al. Shear nanostructuring of monoglyceride organogels [J]. Food Biophysics, 2010, 5(3): 211-217.

[25] Lopez-Martínez A, Charó-Alonso MA, Marangoni AG, et al. Monoglyceride organogels developed in vegetable oil with and without ethylcellulose [J]. Food Research International, 2015, 72:37-46.

[26] Alvarez-Mitre FM, Morales-Rueda JA, Dibildox-Alvarado E, et al. Shearing as a variable to engineer the rheology of candelilla wax organogels [J]. Food Research International, 2012, 49(1): 580-587.

[27] Kouzounis D, Lazaridou A, Katsanidis E. Partial replacement of animal fat by oleogels structured with monoglycerides and phytosterols in frankfurter sausages [J]. Meat Science, 2017, 130: 38-46.

[28] Bot A, Gilbert EP, Bouwman WG, et al. Elucidation of density profile of self-assembled sitosterol + oryzanol tubules with small-angle neutron scattering [J]. Faraday Discussions, 2012, 158: 223-238.

[29] Sawalha H, Venema P, Bot A, et al. The phase behavior of γ-oryzanol and β-sitosterol in edible oil [J]. Journal of the American Oil Chemists' Society, 2015, 92:1651-1659.

[30] Han L, Li L, Li B, et al. Structure and physical properties of organogels developed by sitosterol and lecithin with sunflower oil [J]. Journal of the American Oil Chemists' Society, 2014, 91(10): 1783-1792.

[31] Davidovich-Pinhas M, Barbut S, Marangoni AG. The gelation of oil using ethyl cellulose [J]. Carbohydrate Polymers, 2015, 117: 869-878.

[32] Davidovich-Pinhas M, Barbut S, Marangoni AG. The role of surfactants on ethylcellulose oleogel structure and mechanical properties [J]. Carbohydrate Polymers, 2015, 127: 355-362.

[33] Haj Eisa A, Laufer S, Rosen-Kligvasser J, et al. Stabilization of ethyl-cellulose oleogel network using lauric acid [J]. European Journal of Lipid Science and Technology, 2020, 122(2): 1-10.

[34] Gravelle AJ, Davidovich-Pinhas M, Barbut S, et al. Influencing the crystallization behavior of binary mixtures of stearyl alcohol and stearic acid (SOSA) using ethylcellulose [J]. Food Research International, 2017, 91: 1-10.

[35] Laredo T, Barbut S, Marangoni AG. Molecular interactions of polymer oleogelation [J]. Soft Matter, 2017, 7: 2734-2743.

[36] Patel AR, Rajarethinem PS, Cludts N, et al. Biopolymer-based structuring of liquid oil into soft solids and oleogels using water-continuous emulsions as templates [J]. Langmuir, 2015, 31(7): 2065-2073.

[37] De Vries A, Gomez YL, Van der Linden E, et al. The effect of oil type on network formation by protein aggregates into oleogels [J]. RSC Advances, 2017, 7(19): 11803-11812.

[38] Espert M, Salvador A, Sanz T. Cellulose ether oleogels obtained by emulsion-templated approach without additional thickeners [J]. Food Hydrocolloids, 2020,

109: 106085.

[39] Tanti R, Barbut S, Marangoni AG. Hydroxypropyl methylcellulose and methylcellulose structured oil as a replacement for shortening in sandwich cookie creams [J]. Food Hydrocolloids, 2016, 61: 329-337.

[40] Patel AR, Rajarethinem PS, Grędowska A, et al. Edible applications of shellac oleogels: Spreads, chocolate paste and cakes [J]. Food Function, 2014, 5(4): 645-652.

[41] Plazzotta S, Calligaris S, Manzocco L. Structural characterization of oleogels from whey protein aerogel particles [J]. Food Research International, 2020, 132: 109099.

[42] Martins AJ, Cerqueira MA, Cunha RL, et al. Fortified beeswax oleogels: Effect of β-carotene on the gel structure and oxidative stability [J]. Food Function, 2017, 8: 4241-4250.

[43] Li L, Wan W, Cheng W, et al. Oxidatively stable curcumin-loaded oleogels structured by β-sitosterol and lecithin: Physical characteristics and release behaviour *in vitro* [J]. International Journal of Food Science and Technology, 2019, 54(7): 2502-2510.

[44] Lu M, Cao Y, Ho CT, et al. Development of organogel-derived capsaicin nanoemulsion with improved bioaccessibility and reduced gastric mucosa irritation [J]. Journal of Agricultural and Food Chemistry, 2016, 64(23): 4735-4741.

[45] Masotta NE, Martinefski MR, Lucangioli S, et al. High-dose coenzyme Q$_{10}$-loaded oleogels for oral therapeutic supplementation [J]. International Journal of Pharmaceutics, 2019, 556: 9-20.

[46] Zahi MR, Liang H, Yuan Q. Improving the antimicrobial activity of D-limonene using a novel organogel-based nanoemulsion [J]. Food Control, 2015, 50: 554-559.

[47] Nik AM, Corredig M, Wright AJ. Release of lipophilic molecules during *in vitro* digestion of soy protein-stabilized emulsions [J]. Molecular Nutrition and Food Research, 2011, 55(S2): S278-S289.

[48] Guo Q, Ye A, Bellissimo N, et al. Modulating fat digestion through food structure design [J]. Progress in Lipid Research, 2017, 68: 109-118.

[49] Liang R, Jiang Y, Yokoyama W, et al. Preparation of Pickering emulsions with short, medium and long chain triacylglycerols stabilized by starch nanocrystals and their: *In vitro* digestion properties [J]. RSC Advances, 2016, 6(101): 99496-99508.

[50] Ashkar A, Laufer S, Rosen-Kligvasser J, et al. Impact of different oil gelators and

oleogelation mechanisms on digestive lipolysis of canola oil oleogels [J]. Food Hydrocolloids, 2019, 97: 105218.

[51] Hargrove JL, Greenspan P, Hartle DK. Nutritional significance and metabolism of very long chain fatty alcohols and acids from dietary waxes [J]. Experimental Biology and Medicine, 2004, 229(3): 215-226.

[52] Limpimwong W, Kumrungsee T, Kato N, et al. Rice bran wax oleogel: A potential margarine replacement and its digestibility effect in rats fed a high-fat diet [J]. Journal of Functional Foods, 2017, 39: 250-256.

[53] Hsiao LC, Solomon MJ, Whitaker KA, et al. A model colloidal gel for coordinated measurements of force, structure, and rheology [J]. Journal of Rheology, 2014, 58(5): 1485-1504.

[54] Qi W, Zhang Z, Wu T. Encapsulation of β-carotene in oleogel-in-water Pickering emulsion with improved stability and bioaccessibility [J]. International Journal of Biological Macromolecules, 2020, 164: 1432-1442.

[55] Moschakis T, Panagiotopoulou E, Katsanidis E. Sunflower oil organogels and organogel-in-water emulsions (part I): Microstructure and mechanical properties [J]. LWT-Food Science and Technology, 2016, 73: 153-161.

[56] Tadros T. Application of rheology for assessment and prediction of the long-term physical stability of emulsions [J]. Advances in Colloid and Interface Science, 2004, 108: 227-258.

[57] Tan CP, Nakajima M. β-Carotene nanodispersions: Preparation, characterization and stability evaluation [J]. Food Chemistry, 2005, 92(4): 661-671.

[58] Cui M, Mao L, Lu Y, et al. Effect of monoglyceride content on the solubility and chemical stability of β-carotene in organogels [J]. LWT-Food Science and Technology, 2019, 106: 83-91.

[59] Osullivan CM, Davidovich-Pinhas M, Wright AJ, et al. Ethylcellulose oleogels for lipophilic bioactive delivery-effect of oleogelation on: In vitro bioaccessibility and stability of beta-carotene [J]. Food and Function, 2017, 8(4): 1438-1451.

[60] Thrandur H, Awad TS, Kristberg K, et al. Impact of surfactant properties on oxidative stability of β-carotene encapsulated within solid lipid nanoparticles [J]. Journal of Agricultural and Food Chemistry, 2009, 57(17): 8033-8040.

[61] Pagar KR, Darekar AB. Nanoemulsion: A new concept of delivery system [J]. Asian Journal of Research in Pharmaceutical Science, 2019, 9(1): 39-46.

[62] Zahi MR, Wan P, Liang H, et al. Formation and stability of d－limonene organogel-based nanoemulsion prepared by a high-pressure homogenizer [J]. Journal of Agricultural and Food Chemistry, 2014, 62(52): 12563-12569.

[63] Fan Y, Gao L, Yi J, et al. Development of *β*-carotene-loaded organogel-based nanoemulsion with improved *in vitro* and *in vivo* bioaccessibility [J]. Journal of Agricultural and Food Chemistry, 2017, 65(30): 6188-6194.

[64] Yi J, Zhong F, Zhang Y, et al. Effects of lipids on *in vitro* release and cellular uptake of *β*-carotene in nanoemulsion-based delivery systems [J]. Journal of Agricultural and Food Chemistry, 2015, 63(50): 10831-10837.

[65] Yu H, Huang Q. Improving the oral bioavailability of curcumin using novel organogel-based nanoemulsions [J]. Journal of Agricultural and Food Chemistry, 2012, 60(21): 5373-5379.

[66] Zheng H, Mao L, Cui M, et al. Development of food-grade bigels based on *κ*-carrageenan hydrogel and monoglyceride oleogels as carriers for *β*-carotene: Roles of oleogel fraction [J]. Food Hydrocolloids, 2020, 105: 105855.

[67] Singh VK, Anis A, Banerjee I, et al. Preparation and characterization of novel carbopol based bigels for topical delivery of metronidazole for the treatment of bacterial vaginosis [J]. Materials Science and Engineering C, 2014, 44: 151-158.

[68] Behera B, Dey S, Sharma V, et al. Rheological and viscoelastic properties of novel sunflower oil-span 40-biopolymer-based bigels and their role as a functional material in the delivery of antimicrobial agents [J]. Advances in Polymer Technology, 2015, 34(2): 1-10.

第五章

食品级
纳米颗粒

食品级纳米颗粒具备热稳定性高、紫外线稳定性好、粒径均匀、可实现靶向释放等物理化学性质，近年来，已被越来越多地应用于食品领域，特别是在营养素递送方面。食品中的生物活性成分可以改善人体健康，但许多生物活性成分[如姜黄素、白藜芦醇、二十二碳六烯酸（DHA）、二十碳五烯酸（EPA）、类胡萝卜素等]由于水溶性低、稳定性差、口服生物利用率低等缺点而难以直接高效地在人体内发挥作用。食品级纳米颗粒是一种很有前景的递送食品中敏感性生物活性成分的方法，它作为一种营养素递送系统，可以稳定高效地将食品中的生物活性成分输送到人体肠道，从而提高其口服生物利用率。本章将主要阐述食品级纳米颗粒的制备方法及其作为营养素递送载体的重要应用，并提出了食品级纳米颗粒未来可能面临的挑战和发展趋势。

第一节
食品级纳米颗粒的概述与分类

一、食品级纳米颗粒的概述

纳米颗粒是指粒径为10~1000nm的固体颗粒[1]。由于纳米颗粒具有较小的粒径尺寸，其能够产生纳米效应（如体积效应、表面效应、宏观隧道效应和量子尺寸效应等），从而使纳米颗粒在热学、光学、磁学及力学等方面的性能有明显的提高，具有重要的研究价值和广阔的应用前景[1, 2]。

纳米颗粒营养素递送载体是以纳米颗粒作为营养素载体，利用纳米颗粒自身的亲水基团和疏水基团之间的分子间作用力（包括疏水作用、静电相互作用、氢键以及共价键）对各种营养素进行包载或吸附，形成的稳定的内包营养素的递送系统[2]。利用食品级纳米颗粒作为营养素递送载体具有许多显著的优势，如纳米颗粒物理化学性质稳定，制备简单，生物相容性好，可实现营养素的靶向释放，可以通过控制制备方法和条件得到不同粒径尺寸，满足不同需求的食品级纳米颗粒。因此充分了解食品级纳米颗粒的合成及性质有助于人们开发出更理想的新型功能性食品。

二、食品级纳米颗粒的分类

食品级纳米颗粒主要包括聚合物纳米颗粒、核壳结构纳米颗粒和固体脂质纳米颗粒（图5-1）。不同组成、不同结构的纳米颗粒具有不同的特性和制备方法，被用于递送不同的营养素。

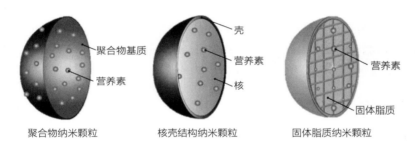

聚合物纳米颗粒　　　核壳结构纳米颗粒　　　固体脂质纳米颗粒

图5-1　纳米颗粒的分类

（一）聚合物纳米颗粒

聚合物纳米颗粒作为目前研究最广泛的一种纳米颗粒，已在食品、化妆品和生物医学领域得到广泛应用。在食品领域，用于营养素递送的聚合物主要包括多糖（壳聚糖、卡拉胶、海藻酸钠等）和蛋白质（乳清分离蛋白、大豆分离蛋白、玉米醇溶蛋白等）大分子聚合物。总体来说，用于递送营养素的聚合物纳米颗粒具有以下优点[3-5]：一是聚合物相对分子质量大，作为营养素递送载体能够使营养素在特定部位停留较长时间，从而使其能在人体中更好地发挥生理功能；二是营养素在聚合物纳米粒子内能通过扩散或聚合物自身的降解达到缓释或可控释放的目的；三是可以把一些具有靶向作用或控制营养素释放的功能性组分通过化学键合的方式结合到聚合物粒子表面；四是选用食品级可生物降解的聚合物原料，能避免营养素释放后的载体材料在人体器官组织内积聚，对人体产生不利影响。

（二）核壳结构纳米颗粒

核壳结构纳米颗粒是指由一种材料构成核心，另一种材料覆盖在其表面并能稳定存在的纳米级颗粒[6]。核心是液体或固体，而外壳通常是固体，外壳能够有效地保护核心里面的生物活性成分，使其不易分解损失，从而能够更好地发挥其生物活性功能。与普通的纳米颗粒相比，核壳结构纳米颗粒具有更好的水溶性和生物相容性、更强的生物活性成分保护能力和热化学稳定性以及更低的细胞毒性等[6, 7]。简单来说，当纳米颗粒核心是疏水材料时，以核壳的形式在纳米颗粒疏水性核心的表面覆盖一层亲水性外壳材料可以显著改善纳米颗粒的水溶性和生物相容性。此外，当芯材性质不稳定，易受光、热或者氧气浓度等变化影响时，在其表面涂覆另外一种相对稳定的材料可提高核心粒子的稳定性。基于上述优势，核壳结构纳米颗粒在递送敏感性营养素方面表现出更广阔的应用前景，且核壳纳米颗粒制备技术也已在医药和食品等诸多领域实现理想应用。

（三）固体脂质纳米颗粒

固体脂质纳米颗粒是20世纪90年代初发展起来的一种载体系统，一经开发就迅速获得了世界各地的研究人员的关注。固体脂质纳米颗粒是一种具有纳米结构的脂质载体系统，它以生物相容性好、生物可降解性强的固体脂质作为载体材料，将生物活性物质包埋或者内嵌于脂质中，实现对生物活性物质的递送[8]。固体脂质纳米颗粒作为营养素递送载体的主要优点表现在：第一，以固体脂质作为递送载体，降低了脂质基质中生物活性成分的迁移率，可有效防止纳米颗粒的聚结，进而实现生物活性成分的可持续释放；第二，固体脂质具有良好的生物相容性，提高了生物活性成分在人体的生物利用率；第三，对亲脂性生物活性成分的封装率和负载率高；第四，已有成熟制备工艺（如高压均质法），因此可以对固体脂质纳米颗粒进行工业化生产。

第二节
聚合物纳米颗粒与营养素递送

多糖和蛋白质是食品体系中最常见的聚合物，它们对于食品的稳定性、质构、流变性和风味等都有至关重要的作用，以其作为原料制备的聚合物纳米颗粒在营养素递送方面也发挥着重要作用。目前，基于多糖和蛋白质等聚合物的纳米颗粒已经成为营养素递送的重要载体。多糖和蛋白质等聚合物之间的作用方式多种多样，主要取决原料的性质和环境因素的影响。选用合适的多糖和蛋白质进行复配，是制备聚合物纳米颗粒进行营养素递送的关键。

一、聚合物纳米颗粒的制备方法

聚合物纳米颗粒的制备方法多种多样，主要有自组装法[9]、乳化蒸发法[10]、离子交联法[11]等。选择哪种制备方法取决多种因素，如递送营养素的性质、聚合物的性质、制备成本、粒径要求、最终产品的稳定性和安全性要求等。此外，还需要根据聚合物纳米颗粒的不同应用情况，对各种制备参数进行优化。

（一）自组装法

自组装法是指聚合物在分子内和分子间相互作用力（包括静电作用、疏水相互作用、氢键、共价二硫键等）的作用下，自动聚集形成纳米颗粒[12]。自组装法操作简单且可调控，不需要添加交联剂，也不需要昂贵的仪器设备，是制备纳米颗粒的重要手段。但自组装法制备的纳米颗粒粒径大、物理稳定性差，使其在食品中的应用也受到限制。Oliveira等[9]采用自组装法成功制备了负载槲皮素的两亲性壳聚糖纳米颗粒，截留了多达83%的槲皮素，并实现了槲皮素的肠道靶向递送。

（二）乳化蒸发法

乳化蒸发法是制备聚合物纳米颗粒最常用的方法之一。简单来说，乳化蒸发法是在搅拌条件下，将蛋白质或多糖等聚合物和生物活性物质一起溶于乙醇等有机溶剂中，再加入含有乳化剂的水相中进行乳化分散，然后通过加温、减压或连续搅拌等方式把乙醇溶剂蒸发除去，最后形成聚合物纳米颗粒的水分散体系。有研究表明，采用乳化蒸发法制备的玉米醇溶蛋白-海藻酸丙二醇酯（PGA）复合纳米颗粒能够用于封装β-胡萝卜素，可以保护β-胡萝卜素在不利的环境条件（紫外光和高温）下不被降解[10]。

（三）离子交联法

在一定pH和离子强度条件下，某些多糖和蛋白质带有相反电荷，通过静电相互作用，多糖可吸附在蛋白质表面，或多糖/蛋白质相互吸引凝聚，最终形成聚集体纳米颗粒[11]。以蛋白质和阴离子多糖的系统为例，在pH远高于pI时，该蛋白质带有较高的负电荷，与阴离子多糖之间存在静电斥力。在pH低于pI时，蛋白质表面的局部阳离子区与多糖链上的阴离子基团相互作用，通过弱静电作用结合，形成可溶性复合物。当pH进一步降低时，蛋白质表面阳离子基团的数量增加，使这些基团与多糖阴离子基团之间产生更强的静电吸引，最终电荷中和，形成蛋白质多糖复合物并发生相分离，凝聚成纳米颗粒。

（四）其他方法

除了上述介绍的三种主要制备方法，聚合物纳米颗粒的制备方法还包括超临界流体法[13]、微流体法[14]以及喷雾干燥法[15]等。但目前由于设备昂贵、操作复杂等缺陷，这些技术并没有被普遍使用，因此关于聚合物纳米颗粒的新型制备方法还需要进一步开发。

二、多糖基聚合物纳米颗粒与营养素递送

作为天然生物聚合物，多糖是安全、无毒、亲水性好并且可生物降解的，此外，多糖在自然界中具有丰富的资源，加工成本较低。这些优点赋予多糖作为营养素递送载体广阔的应用前景。

近年来，人们对多糖及其衍生物作为纳米营养素递送系统的应用进行了大量的研究。可用于制备纳米颗粒的多糖有很多，主要包括淀粉[16]、壳聚糖[17]、海藻酸盐[18]、岩藻多糖[19]、果胶[20]、阿拉伯胶[21]、硫酸软骨素[22]、透明质酸[23]等。用这些天然存在的多糖作为营养素递送载体，大大提高了安全性，简化了加工过程。根据

所带电荷的不同，多糖可以进一步分为带正电荷的多糖（如壳聚糖）和带负电的多糖（如海藻酸盐、透明质酸、果胶等）。大多数天然多糖具有羟基、羧基、氨基等亲水基团，可与生物组织（主要是上皮和黏膜）形成非共价键，形成生物黏附[24]，从而促进负载的营养素在人体中的吸收。例如，壳聚糖、淀粉、海藻酸盐等是生物黏附性良好的多糖，由其制成的纳米颗粒载体可以延长在人体内的停留时间，从而增加了负载的营养素的生物利用率。此外，带相反电荷的多糖可以通过静电相互作用，制得多糖–多糖复合纳米粒子（如壳聚糖–海藻酸盐纳米颗粒[25]、壳聚糖–阿拉伯胶纳米颗粒[21]），也可以单独用于制备纳米颗粒（如果胶纳米颗粒[20]）。研究表明，壳聚糖–海藻酸盐纳米颗粒可以用于负载和递送槲皮素，且槲皮素的抗氧化活性得到了提高[25]。此外，可通过改变壳聚糖和海藻酸盐的比例来制备不同尺寸和特性的纳米颗粒。与高浓度海藻酸盐纳米颗粒中封装的槲皮素相比，负载到含有较高浓度的壳聚糖纳米颗粒中的槲皮素的抗氧化作用更强[25]。另一项研究也证明，壳聚糖和阿拉伯胶两种生物聚合物可以形成亲水性好、稳定性高、粒径均匀的纳米颗粒，并且可以用作理想的姜黄素载体。该纳米颗粒表现出较高的姜黄素封装率和负载率，并实现了姜黄素在胃肠道中的持续释放[21]。

三、蛋白质基聚合物纳米颗粒与营养素递送

食品级蛋白质来源广泛、成本较低、营养价值高并且可生物降解，被认为是制备食品级纳米颗粒的合适原料。蛋白质基聚合物纳米颗粒是指以动、植物蛋白质为载体，负载有生物活性物质的纳米级递送体系，其具有生物相容性好、稳定性高、营养素负载率高等多种优点，在营养素递送方面具有重要意义。

常用来制备负载营养素纳米颗粒的蛋白质有玉米醇溶蛋白[26]、大豆蛋白[12]、乳清蛋白[27]、酪蛋白[28]、乳铁蛋白[29]等。玉米醇溶蛋白由于其具有较强的疏水性，可用作控制疏水性生物活性物质释放的载体。Shinde等[26]采用简单的反溶剂沉淀法制备的玉米醇溶蛋白纳米颗粒，可用于递送疏水性生物活性物质香芹酚，显著提高了香芹酚的水溶性和生物利用率。大豆作为最丰富的植物蛋白来源之一，其所含的大豆蛋白具有良好的生物相容性和优异的乳化性能，可负载多种生物活性物质，是理想的纳米递送载体。Yuan等[12]采用pH驱动法制备了载有姜黄素的大豆蛋白纳米颗粒，与游离的姜黄素相比，封装在大豆蛋白纳米颗粒中的姜黄素的生物利用率提

高了近80%。乳清蛋白是干酪制造过程中的常见副产物，具有良好的乳化和胶凝性质，可以与疏水性生物活性物质结合，用于封装和递送脂溶性维生素、番茄红素、类胡萝卜素、多酚等多种物质，并进一步提高了生物活性物质的溶解度和稳定性。Salem等[30]开发出的乳清蛋白纳米颗粒可实现同时递送β-胡萝卜素和微量元素锌，且β-胡萝卜素和锌的封装率分别达到了97%和33%。体外模拟释放实验表明乳清蛋白纳米颗粒能够在胃部保护封装的β-胡萝卜素和锌，然后在肠液中胰蛋白酶的作用下将其释放出来，利于人体吸收。此外，Penalva等[28]设计制备的负载叶酸的酪蛋白纳米颗粒呈直径约150nm的均匀球形，并表现出良好的稳定性及肠道靶向性。将叶酸封装在酪蛋白纳米颗粒中口服时，其生物利用率约为52%，比将其直接溶解在水溶液中服用时高近50%。

四、多糖-蛋白质复合聚合物纳米颗粒与营养素递送

单独使用一种多糖或蛋白质制备的纳米颗粒，往往不能满足人们多样化的营养需求，因此，研究者开发出多糖-蛋白质复合聚合物纳米颗粒，其获得了人们的广泛关注。多糖和蛋白质之间的作用方式多种多样，主要取决原料的性质以及环境因素的影响，因此选用合适的多糖和蛋白质进行复配，是多糖-蛋白质聚合物纳米颗粒进行营养素递送的关键。

多糖和蛋白质通过复合凝聚作用形成的微观结构，其中间往往可以形成一个可以包裹和运载物质的空腔，从而可以实现一些敏感性活性物质的包埋、运输和控制释放等。Wang等[31]制备的玉米醇溶蛋白-果胶复合纳米颗粒被证明是递送黄酮类物质的高效递送系统。亲水性果胶在疏水性玉米醇溶蛋白纳米颗粒的表面上吸附，导致玉米醇溶蛋白表面亲水性提高，使该纳米颗粒更易应用于商业产品中。傅里叶变换红外光谱结果表明氢键、静电相互作用和疏水相互作用是驱动形成玉米醇溶蛋白-果胶复合纳米颗粒的主要作用力[31]。此外，冻干后的纳米颗粒在水溶液中显示出良好的再分散性，这对将纳米颗粒进一步应用于食品工业至关重要。

与单独的蛋白质或多糖相比，蛋白质和多糖的结合可以改善亲脂生物活性物质的理化稳定性、分散性、抗氧化能力等功能特性。维生素D_3作为一种脂溶性维生素，具有促进骨骼生长、提高机体免疫力、预防癌症等多种生理功能，但由于其较低的水溶性和生物利用率，限制了其在食品中的应用。Teng等[32]利用大豆蛋白和羧

甲基壳聚糖制备的复合纳米颗粒对维生素D_3的封装率高达96.8%，且其可以在胃中保护维生素D_3不被分解破坏，使维生素D_3在到达小肠后才被释放，从而提高维生素D_3的生物利用率。与单独的大豆蛋白纳米颗粒相比，复合纳米颗粒具有更均一的粒径和更高的稳定性，更适合作为营养素递送载体。

白藜芦醇是一种具有抗癌、抗氧化、预防肥胖和糖尿病等多种生理功能的多酚类生物活性成分，但是其水溶性较差，口服生物利用率较低，且在光和热等不利条件下易分解，因此很难实现在人体内的利用，不易发挥其对人类的健康益处。将白藜芦醇封装在由蛋白质、多糖组成的纳米颗粒中是一种安全有效的方法，可以增加其化学稳定性、水溶性和生物利用率。Wu等[33]开发出的由阿拉伯胶和壳聚糖盐酸盐稳定的小麦醇溶蛋白纳米颗粒可以作为负载白藜芦醇的理想递送载体。研究发现，当阿拉伯胶和壳聚糖盐酸盐的质量比为2∶1时，纳米颗粒具有较小的粒径和较高的白藜芦醇封装率，且在pH为3.0～7.0时具有较好的稳定性。白藜芦醇在模拟胃肠道中的释放曲线显示，小麦醇溶蛋白–阿拉伯胶–壳聚糖盐酸盐纳米颗粒增强了白藜芦醇在肠道中的释放，从而增加了其生物利用率。

第三节
核壳结构纳米颗粒与营养素递送

核壳结构纳米颗粒通常结合了核和壳材料的特征，表现出核或壳的单个材料无法实现的特性，同时展现出由复合材料产生的智能特性。核壳纳米颗粒的外壳能够有效地保护封装的敏感性营养素，使其不易分解损失，从而更好地行使生物活性功能。核壳微粒的新颖特性使其非常适合作为营养素的递送载体，包括营养素的封装、靶向递送和可控释放。下面将从核壳结构纳米颗粒的制备方法、核壳结构纳米颗粒与营养素递送以及影响核壳结构纳米颗粒中营养素生物利用率的因素这三方面进行详细介绍。

一、核壳结构纳米颗粒的制备方法

（一）反溶剂沉淀法

反溶剂沉淀法是将反溶剂滴定法和静电沉积法组合使用来制备核壳纳米粒子的方法，一般是先使用反溶剂法制备出蛋白质基纳米颗粒作为核心，然后再通过静电相互作用将多糖沉积在蛋白质基纳米颗粒表面，从而形成具有核壳结构的纳米颗粒。此方法操作简便易行，现已经被广泛应用于核壳结构纳米颗粒的制备。Huang等[34]采用反溶剂沉淀法和静电沉积法的组合制备的负载白藜芦醇的玉米醇溶蛋白-果胶核壳结构纳米颗粒表现出良好的pH稳定性和热稳定性。白藜芦醇被封装在玉米醇溶蛋白-果胶核壳纳米颗粒中，其体外抗氧化能力得到了极大的增强，且不易被分解损失[34]。

（二）pH驱动法

pH驱动法，又称pH循环法，通常是指将系统的pH从中性调节到极酸性或极碱性条件，然后将pH调节回中性的过程，在此过程中促进生物聚合物结构发生改变并强化其分子间相互作用，从而形成具有核壳结构的纳米颗粒[35]。据报道，玉米醇溶蛋白常采用此方法来制备核壳结构纳米颗粒。玉米醇溶蛋白在碱性条件下（pH 12）可溶，但酸性条件下（pH 4）不溶，将玉米醇溶蛋白的碱性溶液注入含有外壳材料（如海藻酸钠）的酸性溶液中可以形成玉米醇溶蛋白纳米颗粒[36]。与使用反溶剂沉淀法相比，pH驱动法避免了有机溶剂（如乙醇）的加入，且使用pH驱动法制备的纳米颗粒具有更小的平均粒径、更高的封装率和更强的负载能力。

（三）层层自组装法

核壳纳米颗粒的层层自组装技术是利用带相反电荷的核壳材料在静电相互作用下的交替沉积，来制备聚电解质层层自组装纳米颗粒，一般是先沉淀一层负电荷材料，然后再包裹带正电荷的材料[37]。这种方法的优点是层与层之间的作用通过正负电荷的作用来实现，对使用的核壳材料本身没有太大的要求；缺点是由于步骤较多，可能会导致一些小球没有被包裹进去，而且静电之间的作用力比较弱。

（四）微流控法

此外，在过去几年中，微流控技术在制备纳米颗粒方面的应用迅速增长。微流控技术是将核壳材料置于内径小于1mm的微反应器中，使其发生反应，形成纳米颗粒[38]。与传统的制备纳米颗粒的技术相比，该技术可以精确控制过程变量（温度、浓度和反应时间），保证了温度和浓度的均匀性，可以形成高度分散的纳米颗粒[38]。由于具有这些优势，微流控技术也被视为生产纳米颗粒的有前景的关键技术。

二、核壳结构纳米颗粒与营养素递送

核壳结构纳米颗粒在生物、医药以及食品领域均有广泛的应用，下面将主要介绍其在食品领域营养素递送方面的应用（表5-1）。核壳结构纳米颗粒作为一种营养素递送系统，其是由外部起保护作用的壳与内部负载营养素的核组合而成的纳米颗粒。营养素通常位于核壳纳米颗粒的核中，壳体用于进一步保护包裹在核心内的营养素，同时可控制营养素缓慢扩散到外面，从而延长营养素的释放时间，提高营养素的生物利用率。

表 5-1　食品中常用于制备纳米颗粒的核壳材料及递送的营养素

核	壳	营养素	主要功能	参考文献
玉米醇溶蛋白	果胶	白藜芦醇	该纳米颗粒在 pH 为 2~7 时具有良好的分散稳定性和热稳定性，提高了白藜芦醇的生物利用率和抗氧化能力	[34]
玉米醇溶蛋白	阿拉伯胶	姜黄素	保护姜黄素免受外界不利环境的影响，增强了姜黄素的光稳定性和热稳定性，同时解决了姜黄素水溶性和生物利用率低的难题	[39]
壳聚糖	海藻酸钠	柚皮素	对柚皮素的封装率高达 91%，实现了柚皮素的结肠靶向递送并提高其吸收效率	[40]
玉米醇溶蛋白	卡拉胶	姜黄素和胡椒碱	有效地延缓了姜黄素和胡椒碱的光降解和热降解；封装在纳米颗粒中的姜黄素和胡椒碱的光稳定性分别提高了 3.5 倍和 2.2 倍	[41]

续表

核	壳	营养素	主要功能	参考文献
玉米醇溶蛋白	卡拉胶	辅酶 Q_{10} 和胡椒碱	显著提高了辅酶 Q_{10} 和胡椒碱的热稳定性和贮藏稳定性，并且通过增加玉米醇溶蛋白和卡拉胶界面交联度来延缓生物聚合物纳米颗粒在模拟胃肠道中的营养药物释放	[42]
豌豆蛋白	羧甲基化玉米纤维胶	姜黄素	所得的纳米颗粒表现出较高的姜黄素负载率、良好的分散性以及较高的化学和热稳定性；核壳纳米颗粒负载的姜黄素表现出比游离姜黄素更高的抗氧化和自由基清除活性	[43]
高粱醇溶蛋白	硫酸葡聚糖和壳聚糖	姜黄素	经过硫酸葡聚糖和壳聚糖层层自组装沉积在高粱醇溶蛋白纳米颗粒上，姜黄素的封装率显著升高，纳米颗粒在胃肠道中的溶出特性得到改善，显示出较慢的姜黄素释放速率	[44]

核壳结构纳米颗粒常用的芯材有玉米醇溶蛋白[34]、乳清分离蛋白[35]、壳聚糖[40]、豌豆蛋白[43]等，常用的壁材有阿拉伯胶[39]、卡拉胶[41]、果胶[34]、海藻酸盐[40]、酪蛋白等，其经常被用来递送疏水性或敏感性生物活性成分，如白藜芦醇[34]、姜黄素[39]、柚皮素[40]等。Huang等[34]采用反溶剂沉淀法制备的以玉米醇溶蛋白为核、果胶为壳的纳米颗粒可以作为白藜芦醇的递送载体。该纳米颗粒在pH为2~7时具有良好的分散稳定性和热稳定性。将纳米颗粒暴露于体外模拟胃肠道液中，测量其负载的白藜芦醇的生物利用率和抗氧化能力，发现封装的白藜芦醇的生物利用率和抗氧化能力均显著高于游离的白藜芦醇[34]，说明玉米醇溶蛋白–果胶核壳结构纳米颗粒可以是白藜芦醇的有效口服递送系统，可用于功能性食品中。此外，玉米醇溶蛋白还可与阿拉伯胶等其他多糖组合形成核壳结构纳米颗粒。据报道，玉米醇溶蛋白–阿拉伯胶核壳结构纳米颗粒可以保护姜黄素免受外界不利环境的影响，增强了姜黄素的光稳定性和热稳定性，同时解决了姜黄素水溶性和生物利用率低的难题[39]。柚皮素是一种存在于柑橘类水果中的黄酮类物质，研究表明其具有出色的抗氧化和降血糖活性。然而，口服柚皮素后，柚皮素在肠道和肝脏中会被各种酶分解代谢，其原有的功能特性被迅速消除，因此其在肠道中的吸收效率较低。因此，为了实现柚皮素的结肠靶向递送并提高其吸收效率，研究人员开发出海

藻酸钠包覆的壳聚糖核壳结构纳米颗粒，并将柚皮素的封装率提高至91%[40]。体内实验表明该纳米颗粒有助于延迟柚皮素在胃中的释放，并在小肠和结肠中实现缓慢和持续的释放。

核壳结构纳米颗粒除了可以递送一种生物活性物质，还能同时递送两种生物活性物质，并同时提高两者在人体内的生物利用率。例如，有研究以疏水性蛋白质（玉米醇溶蛋白）为核，亲水性阴离子多糖（卡拉胶）为壳，制备了具有核壳结构的纳米颗粒，其可以用来同时封装两种功能性生物活性物质（姜黄素和胡椒碱）[41]。核壳纳米颗粒被证明能够有效地延缓姜黄素和胡椒碱的光降解和热降解。与游离的姜黄素和胡椒碱相比，封装在纳米颗粒中的姜黄素和胡椒碱的光稳定性分别提高了3.5倍和2.2倍[41]。静电相互吸引、氢键和疏水相互作用被证明是形成负载姜黄素和胡椒碱纳米颗粒的主要作用力。此外，具有协同生理功能的两种营养素辅酶Q_{10}和胡椒碱也可同时被玉米醇溶蛋白–卡拉胶核壳纳米颗粒递送[42]。胡椒碱可以提高血浆中辅酶Q_{10}的水平，从而增强其生物活性，同时胡椒碱和辅酶Q_{10}还存在协同抗癌效应，因此同时递送这两种物质可以最大化地彰显各自的生物活性功能。封装在玉米醇溶蛋白–卡拉胶核壳纳米颗粒中的辅酶Q_{10}和胡椒碱经过10h、80℃的热处理后，与游离的辅酶Q_{10}和胡椒碱相比，它们的保留率分别增加了151%和200%；经过4周的常温储存，它们的保留率分别增加了111%和131%[42]。同时封装两种营养素的纳米颗粒可以满足人们多样化的营养需求，将其应用于食品领域可以开发出来具有多种生理功能的天然营养保健品。

三、影响核壳结构纳米颗粒营养素生物利用率的因素

由于食品保健品中的营养素在被人体吸收之前必须通过胃肠道屏障，大多数营养素的功能活性在胃肠道中被降低或破坏，因此其在体内的生物利用率低。此外，许多功能性活性成分性质不稳定，易受外界环境刺激因素的影响。将营养素包埋到纳米颗粒中可以对营养素起到一定的保护作用，从而将营养素成功递送到目标位置，发挥其生理功能。

（一）核壳材料的选择

对于核壳结构纳米颗粒来说，核壳材料的选择对营养素的递送至关重要。一般

来说，应该根据需要封装的营养素的性质来选择合适的核壳材料，例如，当营养素是疏水性的，则纳米颗粒的核材料最好也选择疏水性的，这样有助于将营养素成功负载到纳米颗粒上。又因为亲水性纳米颗粒更容易透过黏液层，方便被人体吸收利用[45]，所以再选用一种亲水性的壳材料包覆在纳米颗粒上，可以改善纳米颗粒的亲水性，进而提高营养素的生物利用率。

（二）外部环境的影响

大多数营养素的稳定性易受到酸碱度、光、热和氧气浓度等不同环境刺激的影响。例如，类胡萝卜素的抗氧化活性主要归因于其活性共轭双键，但其极易被氧化和破坏。此外，类胡萝卜素与蛋白质或脂肪等食物中其他组分的相互作用可能会降低其生物活性。Wei等[10]证实玉米醇溶蛋白-丙二醇藻酸盐核壳纳米颗粒可以在不利环境条件（紫外光和高温）下保护β-胡萝卜素不被降解，且可实现β-胡萝卜素在小肠内的靶向可持续释放。众所周知，姜黄素对酸、光和热非常敏感，极易分解损失，将姜黄素包埋到玉米醇溶蛋白-海藻酸盐核壳纳米颗粒中可以更好地实现对姜黄素的保护[46]。研究结果表明，玉米醇溶蛋白-海藻酸盐核壳纳米颗粒具有较好的稳定性，其可以在较宽的pH范围内（pH为3~8）以及90℃的条件下加热2h后仍能稳定存在，显著提高了被封装姜黄素的稳定性。

（三）胃肠道的影响

恶劣的胃肠道环境和黏液层吸收屏障是造成营养素生物利用率低的重要因素。胃的酸性环境和其中的胃蛋白酶可使生物活性物质的活性降低，甚至降解生物活性物质。比如，维生素C在体外胃肠道消化条件下降解率可达到91%[45]。许多生物活性蛋白质和肽极易变性，在胃肠道中吸收不良，纳米颗粒可以封装、保护这些生物活性蛋白质，并将其特异性地递送到肠道[47]。利用纳米颗粒封装技术将有效地弥补这些缺陷，并保证采用这些负载营养素的纳米颗粒制得的食品的品质。

第四节
固体脂质纳米颗粒与营养素递送

固体脂质纳米颗粒以天然或者合成的固体脂质作为载体材料，将营养素固定和封装于脂质基质中，然后在到达特定位置时将营养素释放出来发挥生理功能。由于固体脂质的特性，固体脂质纳米颗粒主要用来递送亲油性敏感营养素，负载量和封装率都比较高。总体来说，固体脂质纳米颗粒生物相容性好、物理化学稳定性高且可显著提高亲油性敏感营养素的负载量和生物利用率。这些特性使固体脂质纳米颗粒在作为一种营养素递送载体方面展现出出色的潜能。

一、固体脂质纳米颗粒的制备方法

（一）高压均质法

高压均质法是指脂质混合物被高压推动通过一个狭窄的间隙（在几微米的范围内），高速切变效应使液体脂质混合物分散为亚微米或纳米范围内颗粒[48, 49]。高压均质法又可分为热乳匀法和冷乳匀法。热乳匀法是指在高于脂质熔点的温度下，将脂质融化使营养素均匀分散于脂质熔融液中，然后将该熔融液分散于温度相近的乳化剂溶液中形成初分散体，再经高压均质机处理得到纳米乳，纳米乳冷却结晶后即可得到所需的固体脂质纳米颗粒[50]。冷乳匀法主要适用于对热不稳定的营养素和熔点低的脂质，其可以克服由于高温引起的敏感性营养素降解，但制备的固体脂质纳米颗粒通常具有较大的粒径和较广的粒子分布。高压均质法不使用有机溶剂，生产时间短，可实现大规模生产且可以生产具有更高稳定性的纳米颗粒，这些优势使其成为行之有效的固体脂质纳米颗粒制备方法。

（二）微乳液模板法

微乳液模板法[8]是指将脂质载体在65～70℃条件下加热熔化，然后加入营养素、乳化剂和辅助乳化剂以及温水制备成微乳，通过搅拌将微乳分散于2～3℃冷水中，即得固体脂质纳米颗粒的胶体溶液。微乳制备十分简易，无须特殊设备，其粒径也足够小，分散过程中不需要额外的能量即可获得纳米颗粒。

（三）乳液蒸发–低温固化法

将营养素与脂质溶于有机溶剂中构成油相，再把表面活性剂溶于水中制成水相，加热至相同温度，在搅拌条件下将油相倒入水相中，继续搅拌或者旋转蒸发将有机溶剂除去，然后将所得混合物快速分散于另一低温水相中，搅拌即得纳米颗粒。Tan等[51]采用乳液蒸发–低温固化法成功制备了负载姜黄素的固体脂质纳米颗粒。

（四）双重乳液法

此外，固体脂质纳米颗粒的制备还可以采用双重乳液技术，即将脂质和水相均质形成初级乳状液，再与乳化剂混合得到W/O/W型双重乳液，然后在真空条件下将溶剂蒸发，最终形成固体脂质纳米颗粒[52]。对于亲脂性营养素的封装，首选O/W型乳液。然而，对于亲水性营养素的封装，采用水包油包水（W/O/W）型乳液更加合适[8]。

二、固体脂质纳米颗粒的组成成分

（一）固体脂质

脂质是人类饮食中必不可少的营养物质，通过向人体提供必需的脂肪酸和能量而发挥着重要作用。脂质又可分为固体脂质和液体脂质，由固体脂质构成的固体纳米颗粒具有高度有序的晶体结构和较高的稳定性[53]。用于制备纳米颗粒的固体脂质应具有良好的生物相容性、生物可降解性和耐热性（37℃），从而使其可以在口服给药后维持原有的物理结构，并成功地将负载的营养素运输到胃肠道，在胃肠道中脂质和亲脂性营养素都可以被吸收或代谢。表5–2 展示了固体脂质纳米颗粒的组成、制备方法和主要功能。

表 5-2　固体脂质纳米颗粒的组成、制备方法和主要功能

固体脂质	乳化剂	营养素	制备方法	主要功能	参考文献
单硬脂酸甘油酯	卵磷脂和Poloxamer-188	叶黄素	超声辅助乳液蒸发-低温固化法	与游离叶黄素相比，封装在固体脂质纳米颗粒中的叶黄素对热、光和氧气的稳定性分别提高了 4.42 倍、3.41 倍和 3.21 倍，且体外释放研究表明叶黄素具有良好的缓释效果	[51]
蜂蜡	卵磷脂	香芹酚和虾青素	微乳液模板法	该固体脂质纳米颗粒能够保护营养素在强酸和强碱条件下不被分解破坏，具有较强的稳定性，对香芹酚和虾青素的封装率分别高达 88.5% 和 94.6%	[54]
鱼油、三硬脂酸甘油酯	大豆卵磷脂	维生素 A、β-胡萝卜素	高压均质法	维生素 A 的氧化稳定性不易受载体脂质多晶型稳定性的影响，将 β-胡萝卜素封装于固体脂质纳米颗粒的内部可以更好地防止其氧化	[55]
巴西棕榈蜡	Tween 80	迷迭香酸（多酚）	微乳液模板法	负载迷迭香酸的固体脂质纳米颗粒可以提供抗氧化、抗炎甚至抗菌的生物活性；其具有较高的贮藏稳定性	[56]
三硬脂酸	聚乙二醇	姜黄素	乳液蒸发-低温固化法	姜黄素生物利用率的提高可以通过调节固体脂质纳米颗粒的界面性质来实现，封装在固体脂质纳米颗粒中姜黄素的生物利用率提高了 12 倍	[57]
硬脂酸	Poloxamer-127	白藜芦醇和阿魏酸	溶剂蒸发和热匀乳法	制备的固体脂质纳米颗粒即使在酸性条件下也表现出良好的稳定性，并实现了对两种营养素的共递送	[58]
氢化葵花子油	Tween 80 和向日葵卵磷脂	β-胡萝卜素	高压均质法	负载 β-胡萝卜素的固体脂质纳米颗粒具有较高的稳定性，且 β-胡萝卜素的高负载量 [含量为脂质相的 25%（质量分数）] 不会影响固体脂质纳米颗粒的结构和形态	[59]

　　常用于制备固体脂质纳米颗粒的脂质主要包括甘油酯[60]、硬脂酸[61]、肉豆蔻酸[62]、棕榈酸[63]、可可脂[64]和蜂蜡[54, 65]等。其中硬脂酸、肉豆蔻酸和棕榈酸由于具有出色的生物相容性，被认为是制备固体脂质纳米颗粒的首选脂质基质。硬脂酸是一种内源性长链脂肪酸，是天然油脂的主要成分，生物相容性高且毒性低，在室温

下呈固态，理化性质稳定，体内有已知的降解途径，被认为是一种理想的载体材料。Zheng等[66]以氢化葵花子油、菜籽油和棕榈油硬脂酸的混合物作为脂质基质，成功制得固体脂质纳米颗粒。此外，天然蜡（如巴西棕榈蜡[65]、小烛树蜡[67]和蜂蜡[54]等）也可以用于制备固体脂质纳米颗粒，这些天然蜡成本较低且易于获取，已经被批准作为GRAS物质，可以直接应用于食品中。已经有研究利用巴西棕榈蜡和蜂蜡成功制备了固体脂质纳米颗粒[59, 65]。

（二）乳化剂

乳化剂是两亲性分子，由于结构中存在极性部分（亲水性）和非极性部分（疏水性/亲脂性）而表现出界面张力活性，因此可在不混溶物质的界面上驱动。乳化剂用于固体脂质纳米颗粒的生产，主要是通过促进脂质基质在水中的分散，降低脂质相和水相之间的界面张力来稳定脂质分散体[53, 68]。

除了卵磷脂属于磷脂，大多数乳化剂是由单甘油酯和甘油二酯或醇衍生而来的。用于食品的乳化剂主要包括甘油单酯、甘油二酯、乙酰化的甘油单酯和甘油二酯、磷酸化的甘油单酯和甘油二酯、丙二醇酯、山梨醇酯、蔗糖酯、聚甘油酯和乳酸酯等[53]。乳化剂的选择及其具体浓度对固体脂质纳米颗粒的性质有显著影响，受影响的主要特性是纳米颗粒的粒径和封装率[69]。高乳化剂浓度能够降低界面张力，促进纳米颗粒的分散，大大增加纳米颗粒的表面积，并提高纳米粒子的稳定性。

（三）营养素

将亲脂性营养素掺入固体脂质纳米颗粒中促进营养素的溶解吸收是固体脂质纳米颗粒最重要的优势。目前固体脂质纳米颗粒主要递送的营养素包括类胡萝卜素[54]、脂溶性维生素[55]、多酚[56]、黄酮类物质[70]等。与传统的营养素递送载体相比，固体脂质纳米颗粒结合了聚合物纳米颗粒和水包油脂肪乳的优点，如用料安全、制备方法简单、能大量生产、避免使用有机溶剂、无毒等。目前固体脂质纳米颗粒的主要缺点是营养素负载量低、在贮藏和递送过程中稳定性差。随着纳米技术相关研究的不断深入，固体脂质纳米颗粒在靶向递送营养素方面仍具有广阔应用前景。

许多研究表明，在固体脂质纳米颗粒中封装的营养素的生物利用率可以显著提高。Jain等[60]采用硬脂酸和甘油酯制备的负载β-胡萝卜素的固体脂质纳米颗粒通过延长从脂质核心的释放时间和体内循环时间来增强 β-胡萝卜素口服给药的生物利用率。与游离的 β-胡萝卜素相比，负载在固体脂质纳米颗粒中的 β-胡萝卜素显示出更高的抗癌活性。此外，有研究为了提高姜黄素的口服生物利用率，采用三硬脂酸（作为固体脂质）和聚乙二醇（作为乳化剂）制备了纳米颗粒，用于保护和递送姜黄素[57]，结果发现姜黄素生物利用率的增加可以通过调节固体脂质纳米颗粒的界面性质来控制，封装在固体脂质纳米颗粒中姜黄素的生物利用率比姜黄素溶液提高了12倍[57]。此外，需要注意的是固体脂质纳米颗粒的消化率和封装营养素的生物利用率还受到固体脂质组分的影响。Abreu-Martins等[71]对比了含有不同固体脂质（如含中链甘油三酯、硬脂酸甘油酯和氢化棕榈油）的固体脂质纳米颗粒与含有纯中链甘油三酯的液体脂质纳米颗粒的 β-胡萝卜素生物利用率，研究发现含有硬脂酸甘油酯的固体脂质纳米颗粒样品可以被完全消化，含有氢化棕榈油的固体脂质纳米颗粒显示出较慢的脂肪分解速率，但具有较高的 β-胡萝卜素生物利用率，这可能与组分中单不饱和游离脂肪酸的含量有关。

近年来，研究者针对固体脂质纳米颗粒营养素负载量低、在贮藏和递送过程中稳定性差的缺点进行了改善。研究发现，在固体脂质纳米颗粒表面包覆一层壳聚糖多糖涂层有助于提高纳米颗粒的稳定性，且由于壳聚糖涂层具有黏膜黏附性而能够延长纳米颗粒在黏膜中的保留时间，从而促进负载的白藜芦醇和阿魏酸在体内的吸收[58]。此外，Shakeri等以蜂蜡作为脂质载体制备的固体脂质纳米颗粒可同时负载香芹酚和虾青素，对香芹酚和虾青素的封装率分别高达88.5%和94.6%[54]。该固体脂质纳米颗粒能够保护香芹酚和虾青素在强酸和强碱条件下不被分解破坏，具有较强的稳定性。该研究表明固体脂质纳米颗粒可作为同时具有抗氧化性和抗微生物功能的高效纳米递送系统。有研究采用高压均质法，以氢化向日葵油为脂质相，用Tween 80和向日葵卵磷脂作为稳定剂，制备了含有高浓度 β-胡萝卜素的固体脂质纳米颗粒[59]。该研究分析了高浓度 β-胡萝卜素的固体脂质纳米颗粒的结构，发现 β-胡萝卜素的高负载量不影响甘油三酯晶体结构和固体脂质纳米颗粒的形态。

三、固体脂质纳米颗粒在食品中的应用

固体脂质纳米颗粒在食品中的应用必须遵循一些基本要求，如与所掺入的食品的相容性好，以及对掺入食品的外观、香味、风味、质地和保质期均没有不利影

响。在加工、贮藏和运输等各个阶段，所负载的营养素必须受到脂质纳米颗粒的保护，防止降解破坏。此外，固体脂质纳米颗粒的纳米结构必须能够控制生物活性化合物在特定位置的释放和释放速率，或特定环境刺激响应（如pH、离子强度和温度的变化）。

固体脂质纳米颗粒具有凝胶特性，可用于改善水性食品（如蛋黄酱和低饱和人造黄油）的质地。目前，关于固体脂质纳米颗粒应用的研究很少，了解固体脂质纳米颗粒在含有其他成分的食物基质（如人造黄油、蛋黄酱、酸乳、巧克力和饮料等复杂系统）中的行为和效能是十分必要的。对于需要热处理的应用，应研究确定纳米颗粒加入的最佳时机，此外，最好使用具有不同热阻的原材料以确保纳米颗粒结构的完整性，从而更好地发挥被封装营养素的功能。考虑到固体脂质纳米颗粒在食品中实际应用的可行性，使用纯化的固体脂质制备纳米颗粒通常成本偏高，因此应用受限。食品工业中常见的脂质源（如植物油和脂肪）中特有的三酰基甘油三酯和其他脂质的组合或可作为开发具有特定释放特性的纳米结构脂质系统的理想原料。

参考文献

[1] Chopde S, Datir R, Deshmukh G, et al. Nanoparticle formation by nanospray drying & its application in nanoencapsulation of food bioactive ingredients [J]. Journal of Agriculture and Food Research. 2020, 2: 100085.

[2] Xiong K, Zhou L, Wang J, et al. Construction of food-grade pH-sensitive nanoparticles for delivering functional food ingredients [J]. Trends in Food Science and Technology Technol, 2020, 96: 102-113.

[3] Ferreira Soares DC, Domingues SC, Viana DB, et al. Polymer-hybrid nanoparticles: Current advances in biomedical applications [J]. Biomedicine and Pharmacotherapy, 2020, 131: 110695.

[4] Sadaquat H, Akhtar M, Nazir M, et al. Biodegradable and biocompatible polymeric nanoparticles for enhanced solubility and safe oral delivery of docetaxel: *In vivo* toxicity evaluation [J]. International Journal of Pharmaceutics, 2021, 598: 120363.

[5] Ramachandraiah K, Hong GP. Polymeric nanomaterials for the development of sustainable plant food value chains [J]. Food Bioscience, 2021, 41: 100978.

[6] Panday R, Poudel AJ, Li X, et al. Amphiphilic core-shell nanoparticles: Synthesis, biophysical properties, and applications [J]. Colloids and Surfaces B: Biointerfaces, 2018, 172: 68-81.

[7] Chatterjee K, Sarkar S, Rao JK, et al. Core/shell nanoparticles in biomedical applications [J]. Advances in Colloid and Interface Science, 2014, 209: 8-39.

[8] Mirchandani Y, Patravale VB, Brijesh S. Solid lipid nanoparticles for hydrophilic drugs [J]. Journal of Controlled Release, 2021, 335: 457-464.

[9] Oliveira RD, Ho S, Pereira S, et al. Self-assembled amphiphilic chitosan nanoparticles for quercetin delivery to breast cancer cells [J]. European Journal of Pharmaceutics and Biopharmaceutics, 2018, 131: 203-210.

[10] Wei Y, Sun C, Dai L, et al. Structure, physicochemical stability and *in vitro* simulated gastrointestinal digestion properties of *β*-carotene loaded zein-propylene glycol alginate composite nanoparticles fabricated by emulsification-evaporation method [J]. Food Hydrocolloids, 2018, 81: 149-158.

[11] Pan C, Qian J, Fan J, et al. Preparation nanoparticle by ionic cross-linked emulsified chitosan and its antibacterial activity [J]. Colloids and Surfaces A: Physicochemical and Engineering Aspects, 2019, 568: 362-370.

[12] Yuan D, Zhou F, Shen P, et al. Self-assembled soy protein nanoparticles by partial enzymatic hydrolysis for pH-driven encapsulation and delivery of hydrophobic cargo curcumin [J]. Food Hydrocolloids, 2021, 120: 106759.

[13] Türk M, Erkey C. Synthesis of supported nanoparticles in supercritical fluids by supercritical fluid reactive deposition: Current state, further perspectives and needs [J]. Journal of Supercritical Fluids, 2018,134: 176-183.

[14] Shepherd SJ, Issadore D, Mitchell MJ. Microfluidic formulation of nanoparticles for biomedical applications [J]. Biomaterials, 2021, 274: 120826.

[15] Jafari SM, Arpagaus C, Cerqueira MA, et al. Nano spray drying of food ingredients; materials, processing and applications [J]. Trends in Food Science and Technology Technol, 2021, 109: 632-646.

[16] Yan X, Diao M, Yu Y, et al. Characterization of resistant starch nanoparticles prepared via debranching and nanoprecipitation [J]. Food Chemistry, 2021, 369: 130824.

[17] Dharshini PK, Fang H, Ramya DD, et al. pH-sensitive chitosan nanoparticles loaded with dolutegravir as milk and food admixture for paediatric anti-HIV therapy [J]. Carbohydrate Polymers, 2021, 256: 117440.

[18] Jayapal JJ, Dhanaraj S. Exemestane loaded alginate nanoparticles for cancer treatment: Formulation and *in vitro* evaluation [J]. International Journal of Biological Macromolecules, 2017, 105: 416-421.

[19] Lu KY, Li R, Hsu CH, et al. Development of a new type of multifunctional fucoidan-based nanoparticles for anticancer drug delivery [J]. Carbohydrate Polymers, 2017, 165: 410-420.

[20] Novickij V, Stanevičienė R, Staigvila G, et al. Effects of pulsed electric fields and mild thermal treatment on antimicrobial efficacy of nisin-loaded pectin nanoparticles for food preservation [J]. LWT-Food Science and Technology, 2020, 120: 108915.

[21] Tan C, Xie J, Zhang X, et al. Polysaccharide-based nanoparticles by chitosan and gum arabic polyelectrolyte complexation as carriers for curcumin [J]. Food Hydrocolloids, 2016, 57: 236-245.

[22] Zu M., Ma L, Zhang X, et al. Chondroitin sulfate-functionalized polymeric nanoparticles for colon cancer-targeted chemotherapy [J]. Colloids and Surfaces B: Biointerfaces, 2019, 177: 399-406.

[23] Vafaei SY, Esmaeili M, Amini M, et al. Self assembled hyaluronic acid nanoparticles as a potential carrier for targeting the inflamed intestinal mucosa [J]. Carbohydrate Polymers, 2016, 144: 371-381.

[24] Liu Z, Jiao Y, Wang Y, et al. Polysaccharides-based nanoparticles as drug delivery systems [J]. Advanced Drug Delivery Reviews, 2008, 60(15): 1650-1662.

[25] Aluani D, Tzankova V, Kondeva-Burdina M, et al. E valuation of biocompatibility and antioxidant efficiency of chitosan-alginate nanoparticles loaded with quercetin [J]. International Journal of Biological Macromolecules, 2017, 103: 771-782.

[26] Shinde P, Agraval H, Srivastav AK, et al. Physico-chemical characterization of carvacrol loaded zein nanoparticles for enhanced anticancer activity and investigation of molecular interactions between them by molecular docking [J]. International Journal of Pharmaceutics, 2020, 588: 119795.

[27] Jain A, Sharma G, Ghoshal G, et al. Lycopene loaded whey protein isolate nanoparticles: An innovative endeavor for enhanced bioavailability of lycopene and

anti-cancer activity [J]. International Journal of Pharmaceutics, 2018, 546(1-2): 97-105.

[28] Penalva R, Esparza I, Agüeros M, et al. Casein nanoparticles as carriers for the oral delivery of folic acid [J]. Food Hydrocolloids, 2015, 44: 399-406.

[29] Martins JT, Santos SF, Bourbon AI, et al. Lactoferrin-based nanoparticles as a vehicle for iron in food application–development and release profile [J]. Food Research International, 2016, 90: 16-24.

[30] Salem A, Ramadan AR, Shoeib T. Entrapment of β-carotene and zinc in whey protein nanoparticles using the pH cycle method: Evidence of sustained release delivery in intestinal and gastric fluids [J]. Food Bioscience, 2018, 26: 161-168.

[31] Wang X, Peng F, Liu F, et al. Zein-pectin composite nanoparticles as an efficient hyperoside delivery system: Fabrication, characterization, and *in vitro* release property [J]. LWT-Food Science and Technology, 2020, 133: 109869.

[32] Teng Z, Luo Y, Wang Q. Carboxymethyl chitosan-soy protein complex nanoparticles for the encapsulation and controlled release of vitamin D_3 [J]. Food Chemistry, 2013, 141(1): 524-532.

[33] Wu W, Kong X, Zhang C, et al. Fabrication and characterization of resveratrol-loaded gliadin nanoparticles stabilized by gum Arabic and chitosan hydrochloride [J]. LWT-Food Science and Technology, 2020, 129: 109532.

[34] Huang X, Liu Y, Zou Y, et al. Encapsulation of resveratrol in zein/pectin core-shell nanoparticles: Stability, bioaccessibility, and antioxidant capacity after simulated gastrointestinal digestion [J]. Food Hydrocolloids, 2019, 93: 261-269.

[35] Zhan X, Dai L, Zhang L, et al. Entrapment of curcumin in whey protein isolate and zein composite nanoparticles using pH-driven method [J]. Food Hydrocolloids, 2020, 106: 105839.

[36] Li Z, Lin Q, McClements DJ, et al. Curcumin-loaded core-shell biopolymer nanoparticles produced by the pH-driven method: Physicochemical and release properties [J]. Food Chemistry, 2021, 355: 129686.

[37] Gadkari RR , Ali SW, Joshi M, et al. Leveraging antibacterial efficacy of silver loaded chitosan nanoparticles on layer-by-layer self-assembled coated cotton fabric [J]. International Journal of Biological Macromolecules, 2020, 162: 548-560.

[38] Shrimal P, Jadeja G, Patel S. A review on novel methodologies for drug nanoparticle preparation: Microfluidic approach [J]. Chemical Engineering Research and Design, 2020, 153: 728-756.

[39] Chen G, Fu Y, Niu F, et al. Evaluation of the colloidal/chemical performance of core-shell nanoparticle formed by zein and gum Arabic [J]. Colloids and Surfaces A: Physicochemical and Engineering Aspects, 2019, 560: 130-135.

[40] Maity S, Mukhopadhyay P, Paban P, et al. Alginate coated chitosan core-shell nanoparticles for efficient oral delivery of naringenin in diabetic animals-an *in vitro* and *in vivo* approach [J]. Carbohydrate Polymers, 2017, 170: 124-132.

[41] Chen S, Li Q, McClements DJ, et al. Co-delivery of curcumin and piperine in zein-carrageenan core-shell nanoparticles: Formation, structure, stability and in vitro gastrointestinal digestion [J]. Food Hydrocolloids, 2020, 99: 105334.

[42] Chen S, Zhang Y, Qing J, et al. Core-shell nanoparticles for co-encapsulation of coenzyme Q10 and piperine: Surface engineering of hydrogel shell around protein core [J]. Food Hydrocolloids, 2020, 103: 105651.

[43] Wei Y, Cai Z, Wu M, et al. Core-shell pea protein-carboxymethylated corn fiber gum composite nanoparticles as delivery vehicles for curcumin [J]. Carbohydrate Polymers, 2020, 240: 116273.

[44] X. Li, L. Maldonado, M. Malmr, et al. Development of hollow kafirin-based nanoparticles fabricated through layer-by-layer assembly as delivery vehicles for curcumin [J]. Food Hydrocolloids, 2019, 96: 93-101.

[45] Bao C, Jiang P, Chai J, et al. The delivery of sensitive food bioactive ingredients: Absorption mechanisms, influencing factors, encapsulation techniques and evaluation models [J]. Food Research International, 2019, 120: 130-140.

[46] Hu K, McClements DJ. Fabrication of biopolymer nanoparticles by antisolvent precipitation and electrostatic deposition: Zein-alginate core/shell nanoparticles [J]. Food Hydrocolloids, 2015, 44: 101-108.

[47] McClements DJ. Encapsulation, protection, and delivery of bioactive proteins and peptides using nanoparticle and microparticle systems: A review [J]. Advances in Colloid and Interface Science, 2018, 253: 1-22.

[48] Lin CH, Chen CH, Lin ZC, et al. Recent advances in oral delivery of drugs and bioactive natural products using solid lipid nanoparticles as the carriers [J]. Journal of Food and Drug Analysis, 2017, 25(2): 219-234.

[49] Park SJ, Garcia CV, Shin GH, et al. Development of nanostructured lipid carriers for the encapsulation and controlled release of vitamin D3 [J]. Food Chemistry, 2017, 225: 213-219.

[50] Güney G, Kutlu HM, Genç L. Preparation and characterization of ascorbic acid loaded solid lipid nanoparticles and investigation of their apoptotic effects [J]. Colloids and Surfaces B: Biointerfaces, 2014, 121: 270-280.

[51] Tan F, Cui H, Bai C, et al. Preparation, optimization, and transcorneal permeability study of lutein-loaded solid lipid nanoparticles [J]. Journal of Drug Delivery Science and Technology, 2021, 62: 102362.

[52] Geszke-Moritz M, Moritz M. Solid lipid nanoparticles as attractive drug vehicles: Composition, properties and therapeutic strategies [J]. Materials Science and Engineering C, 2016, 68: 982-994.

[53] Silva Santos V, Badan Ribeiro AP, Andrade Santana MH. Solid lipid nanoparticles as carriers for lipophilic compounds for applications in foods [J]. Food Research International, 2019, 122: 610-626.

[54] Shakeri M, Razavi SH, Shakeri S, Carvacrol and astaxanthin co-entrapment in beeswax solid lipid nanoparticles as an efficient nano-system with dual antioxidant and anti-biofilm activities [J]. LWT-Food Science and Technology, 2019, 107: 280-290.

[55] Salminen H, Gömmel C, Leuenberger BH, et al. Influence of encapsulated functional lipids on crystal structure and chemical stability in solid lipid nanoparticles : Towards bioactive-based design of delivery systems [J]. Food Chemistry, 2016, 190: 928-937.

[56] Campos A, Fonte P, Nunes S, et al. Characterization of solid lipid nanoparticles produced with carnauba wax for rosmarinic acid oral delivery [J]. RSC Advances, 2015, 5: 22665-22673.

[57] Ban C, Jo M, Park YH, et al. Enhancing the oral bioavailability of curcumin using solid lipid nanoparticles [J]. Food Chemistry, 2020, 302: 125328.

[58] Kumar CS, Thangam R, Mary SA, et al. Targeted delivery and apoptosis induction of trans-resveratrol-ferulic acid loaded chitosan coated folic acid conjugate solid lipid nanoparticles in colon cancer cells [J]. Carbohydrate Polymers, 2020, 231: 115682.

[59] Schjoerring-Thyssen J, Olsen K, Koehler K, et al. Morphology and structure of solid lipid nanoparticles loaded with high concentrations of β-carotene [J]. Journal of Agricultural and Food Chemistry, 2019, 67(44): 12273-12282.

[60] Jain A, Sharma G, Thakur K, et al. Beta-carotene-encapsulated solid lipid nanoparticles (BC-SLNs) as promising vehicle for cancer : an investigative

assessment [J]. AAPS PharmSciTech. 2019, 20: 1-7.

[61] Shah RM, Rajasekaran D, Ludford-Menting M, et al. Transport of stearic acid-based solid lipid nanoparticles (SLNs) into human epithelial cells [J]. Colloids and Surfaces B: Biointerface, 2016, 140: 204-212.

[62] Jain V, Gupta A, Pawar VK, et al. Chitosan-assisted immunotherapy for intervention of experimental leishmaniasis via amphotericin B-loaded solid lipid nanoparticles [J]. Applied Biochemistry and Biotechnology, 2014, 174: 1309-1330.

[63] Ramalingam P, Ko YT. Improved oral delivery of resveratrol from *N*-trimethyl chitosan-g-palmitic acid surface-modified solid lipid nanoparticles [J]. Colloids and Surfaces B: Biointerfaces, 2016, 139: 52-61.

[64] Khosh manzar M, Pirouzifard MK, Hamishehkar H, et al. Cocoa butter and cocoa butter substitute as a lipid carrier of Cuminum cyminum L. essential oil; physicochemical properties, physical stability and controlled release study [J]. Journal of Molecular Liquids, 2020, 314: 113638.

[65] Kheradmandnia S, Vasheghani-Farahani E, Nosrati M, et al. Preparation and characterization of ketoprofen-loaded solid lipid nanoparticles made from beeswax and carnauba wax [J]. Nanomedicine: Nanotechnology, Biology, and Medicine, 2010, 6(6): 753-759.

[66] Zheng K, Zou A, Yang X, et al. The effect of polymer-surfactant emulsifying agent on the formation and stability of α-lipoic acid loaded nanostructured lipid carriers (NLC) [J]. Food Hydrocolloids, 2013, 32: 72-78.

[67] García-Betanzos CI, Hernández-Sánchez H, Bernal-Couoh TF, et al. Physicochemical, total phenols and pectin methylesterase changes on quality maintenance on guava fruit (*Psidium guajava* L.) coated with candeuba wax solid lipid nanoparticles-xanthan gum [J]. Food Research International, 2017, 101: 218-227.

[68] McClements DJ, Rao J. Food-grade nanoemulsions: Formulation, fabrication, properties, performance, biological fate, and potential toxicity [J]. Critical Reviews in Food Science and Nutrition, 2011, 51(4): 285-330.

[69] Awad TS, Helgason T, Kristbergsson K, et al. Effect of cooling and heating rates on polymorphic transformations and gelation of tripalmitin solid lipid nanoparticle (SLN) suspensions [J]. Food Biophysics, 2008, 3(2): 155-162.

[70] Cengiz M, Kutlu HM, Burukoglu DD, et al. A comparative study on the therapeutic effects of silymarin and silymarin-loaded solid lipid nanoparticles on D-GaIN/TNF-

α-induced liver damage in Balb/c mice [J]. Food and Chemical Toxicology, 2015, 77: 93-100.

[71] Abreu-Martins HH, Artiga-Artigas M, Hilsdorf Piccoli R, et al. The lipid type affects the *in vitro* digestibility and *β*-carotene bioaccessibility of liquid or solid lipid nanoparticles [J]. Food Chemistry, 2020, 311: 126024.

第六章

食品级
脂质体

1965年，Bangham等将磷脂分散到水中时发现了一种囊泡结构[1]，Sessa于1968年正式将其命名为"脂质体"[2]。后来，Gregoriadis和Ryman发现脂质体可以作为递送酶或药物的载体[3]。此后，脂质体的相关研究不断深入。脂质体能够在体内实现控释，能够改善物质溶解度、实现靶向释放、延长循环时间等特点吸引了众多研究者的目光，进一步提升脂质体性能的研究热潮也被掀起。到目前为止，脂质体应用的主要"阵地"已经由制药和个人护理向食品级营养素的递送扩展。

第一节
食品级脂质体的概述

一、食品级脂质体的基本特性

脂质体是一种自组装形成的球形封闭囊泡，具有脂质双分子层结构。脂质双分子层膜厚度一般为4~5nm[4]，在一个或多个这样的脂质双分子层结构中间包围着水核[5]。脂质体的大小通常为10~10000nm[6]，这是由双分子层的结构和数量决定的。脂质体的双分子层包括一个亲水的头和两个疏水的尾。亲水头部由胆碱（$C_5H_{14}NO^+$）、磷酸盐（PO_4^{3-}）和甘油（$C_3H_8O_3$）组成，疏水尾部有两条脂肪酸链，每条脂肪酸链均含有10~24个碳原子和0~6个双键[7]。当磷脂酰胆碱、磷脂酰乙醇胺或磷脂酰甘油等脂质暴露在水环境中时，亲水相互作用（极性头部基团和水分子之间）、范德华相互作用（烃链之间）和氢键相互作用（水分子和头部基团/磷酸盐/羰基之间）会促使其自发形成封闭的双分子层。形成的脂质体的结构是由原材料的性质以及脂质双分子层和水性介质在形成脂质体过程中的相互作用决定的。脂质体具有两亲性，可以同时包裹不同极性的食品成分，极性化合物可以被封装在脂质体的水核中，而非极性化合物因与形成脂质双分子层的非极性磷脂链更有亲和力而被包封到脂质双分子层中。

　　由于具备诸多优势，脂质体已成为目前食品领域的研究热点。其具有以下基本特征[8-10]：

　　（1）两亲性　磷脂分子具有一个亲水的头部和两个疏水的尾部，既能够进行亲水性营养素（如某些多酚和维生素）的包埋，又能够进行疏水性营养素（如β-胡萝卜素、姜黄素、白藜芦醇等）的包埋。

　　（2）生物相容性　脂质体与细胞膜均有脂质双分子层，结构相似，所以脂质体与细胞可以很好地融合。

　　（3）靶向释放　脂质体能够实现被包埋物质的靶向释放，从而提高被包埋的活性物质在靶向部位的浓度，增强功能活性物质的生物利用率，促进功能活性物质发挥生理功能。

　　（4）保护性　脂质双分子层膜结构能够充当保护屏障，当营养素被封装进脂质体后，可以受到脂质双分子层膜的保护，从而避免或减轻外界环境（如 pH、氧和胃肠道等）对营养素的不利影响，使被包埋营养素保持功能活性。

　　（5）缓释性　脂质体的双分子层膜结构能够对被包埋营养素的向外扩散起到阻碍作用，被包埋营养素扩散减慢，释放时间延长，从而实现缓释。

　　（6）掩味性　脂质体双分子层膜结构的存在能够掩盖不良气味。某些营养素不为人喜爱的气味可以通过封装进脂质体达到掩盖效果。

　　（7）低毒性　脂质体是两亲性分子自组装形成的，通常不涉及大量有毒助剂的添加。

二、脂质体的分类

　　脂质体根据其表面所带电荷性质的不同可分为阴离子脂质体、中性脂质体和阳离子脂质体。在制备脂质体的过程中，使用不同的脂质成分可以构建出不同荷电性质的脂质体。根据脂质双分子层的数量和结构，脂质体可以分为单室脂质体（Unilamellar vesicle）、多室脂质体（Multilamellar vesicles）和多囊脂质体（Multivesicular vesicles）三种类型（图6-1）。不同脂质体双分子层膜结构的形成取决合成双分子层所用到的方法和成型后的处理。单室脂质体只包含一个脂质双分子层，根据尺寸的不同，又可以分为小的单室脂质体（20 ~ 100nm）、大的单室脂质体（100～1000nm）和巨大的单室脂质体（1～100μm）[10]。单室脂质体中脂质双分子层包裹着的水核体积较大，因此单室脂质体适合包埋亲水性营养素。多室脂质体和多囊脂质体都包含一个以上的脂质双分子层，对于脂溶性营养素的包埋能力比较强。多室脂质体每个双分子层之间空间小，不适合包埋亲水性营养素；多囊脂质体内含多个被包裹着的水核，所以除了包埋亲脂性营养素，对亲水性营养素的包埋能力也很强。在多室脂质体中，脂质双分子层是同心的，在多囊脂质体中，几个小囊泡被包围在另一个囊泡的内部[11]。多室脂质体的直径为1～5μm，而多囊脂质体则要更大一些。这三种类型的脂质体对不同性质的营养素具有不同的包埋能力。此外，它们还具有不同的释放动力学。一般来说，较大的流体动力直径下更容易形成多室脂质体，形成的多室脂质体与单室脂质体相比具有更大的截留体积。因此，多室脂质体中所包埋营养素的释放速率通常比单室脂质体慢得多[12]。在这三种常见的脂质体之外，还存在一种特殊的脂质体（图6-1），它同时具有多室脂质体和多囊脂质体的性质[13]。

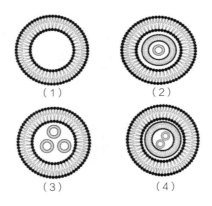

（1）　　　　　　　　（2）

（3）　　　　　　　　（4）

图6-1　不同种类脂质体示意图

注：（1）单室脂质体；（2）多室脂质体；（3）多囊脂质体；
（4）同时具有多室、多囊脂质体性质的脂质体结构。

另外，随着研究不断地深入，脂质体被进一步修饰与提升，各种新型脂质体随之出现：

（1）前体脂质体　是在传统脂质体的基础上，通过喷雾干燥、冷冻干燥等方式形成的固体粉末或颗粒形式的脂质体。

（2）长循环脂质体　在脂质体的制备过程中添加聚乙二醇、多糖等具有亲水基团的物质，以延长在血液中的作用时间，这种脂质体对营养素的运输意义重大。

三、食品级脂质体的形成机制

目前，出芽/裂变模型和开放双层碎片再闭合模型是两种得到广泛认可的脂质体形成的主要机制[7]。

（一）出芽/裂变模型

出芽/裂变模型（Budding-off/fission）是指一个单分子层由于不对称相互作用，相对于另一层发生膨胀或收缩，从而诱发局部弯曲，最终导致新的脂质体从母体脂质体中分裂出去。这种不对称力的诱因可分为内在因素和外在因素。内在因素是指改变脂质体本身的结构而诱发不对称力，例如，在脂质双分子层中设计不同的脂质组成，或在外层中嵌入两亲性分子。外在因素包括与介质的不对称相互作用（电离、水化、空间效应、结合等）。另外，脂质双分子层的局部变化（相分离）也可能引发局部弯曲，从而使得新的脂质体从母体脂质体中分裂出来。这些过程可以在没有任何能量输入的情况下自发进行，但需要几个月甚至更长时间才能完全形成脂质体。所以在脂质体的制备过程中，会通过剪切、磁力搅拌等方式为体系提供能量，以快速形成大量脂质体。

（二）开放双层碎片再闭合模型

开放双层碎片再闭合模型（Open bilayer fragment re-closing models）是指预先形成的脂质双分子层在某些力的作用下被破碎而成的碎片发生自闭合，形成更小的单室脂质体。这个模型的前提是悬浮液中预先存在一些开放的双分子层，因此开放双层碎片再闭合模型通常以出芽/裂变模型为基础。微流态化等比较强的力可以分解闭合的脂质双分子层或大的脂质双分子层碎片，得到比起始脂质双分子层更小的片状脂质双分子层。如果得到的片状双分子层足够大，那么它们就可以重新闭合，产生新的脂质体。新形成的脂质体因为脂质双分子层的部分丢失而小于起始脂质体。如果得到的片状双分子层太小，片状脂质双分子层就不能重新闭合，但它们可以彼此结合在一起，形成更大的片状，然后重新闭合形成新的脂质体。此外，脂质体的形成通常是不可逆的，其热力学亚稳状态使得它们的形态随时间变化而变化。

四、食品级脂质体的基本组成

脂质组成对脂质体的平均尺寸、结构、多分散指数①、zeta电位、负载能力、营养素的释放及吸收等均有重要影响。对脂质体的组成进行合理优化，可以得到具有优良物理化学特性的脂质体。改变脂质组成并调节脂质体的生产工艺和最终产品参数，可以实现脂质体在营养素递送方面的应用。

（一）磷脂

磷脂是脂质体的主要成分，以磷脂酰胆碱（卵磷脂）为代表的天然磷脂最常用于脂质体的制备[14]。磷脂类型能够在很大程度上影响脂质体的最终特性。例如，对比卵磷脂E80、大豆磷脂S100和大豆磷脂90H为原料制备的脂质体，发现卵磷脂E80制备的脂质体直径较小，粒径分布较窄，对营养素的封装率较高[15]。此外，磷脂浓度也对脂质体的特性存在影响。一定条件下，增加磷脂浓度可以提高营养素的负载率。磷脂的头部基团控制脂质体表面电荷，影响脂质体的稳定性。磷脂尾部脂肪酸链的长度与磷脂的相变温度有关，对脂质体的形成和流动性有极大的影响。尾部脂肪酸链长度较短的磷脂形成的脂质体较小，双分子层膜的流动性较高[16]。除此之外，磷脂尾部脂肪酸链的饱和程度也会影响脂质体的形成和流动性。

在脂质体的制备过程中可以对磷脂的头部和尾部进行修饰，以获得具有某些功能性的脂质体：以聚乙二醇进行表面修饰，所得的脂质体能够实现长循环；以二环庚二烯进行表面修饰，所得的脂质体能够发出荧光。此外，还可以通过支架、接枝、楔入等方式在脂质体表面对磷脂进行修饰[9]，以提高脂质体的环境稳定性、生物稳定性、靶向性组装和长时间循环等性能。

（二）固醇

固醇（如胆固醇、植物固醇）也是脂质体的重要组成部分，它本身不能形成脂质体，但能够以相对较高的浓度参与脂质双分子层的构成。在脂质体的形成过程中，固醇苯环上的亲水基团趋向于水相，通过氢键与磷脂中的羰基（C=O）相互作用，而烷基链则插入磷脂双分子层中[17]。脂质体中的固醇可以通过排斥性空间效

---

① 多分散指数：Polydispersity index，PDI，为重均分子质量与数均分子质量的比值，表征聚合物分子质量不均一性的参数，可以用来确定脂类纳米载体系统粒度范围。

应或静电效应来稳定体系，以防止聚集体的形成，调节脂质双分子层的流动性。另外，固醇的添加还可以使磷脂双分子层紧凑，减少被封装营养素的泄漏，提高脂质体的稳定性。所以，固醇的加入对脂质体的开发具有重要意义。

与大多数植物固醇相比，添加胆固醇制得的脂质体的膜结构最为致密，在双分子层中表现出最强的分子间相互作用[18]。所以，脂质体的制备更多的是添加胆固醇。低浓度的胆固醇可以分散疏水脂肪酰基链，减少疏水相互作用，从而增强脂质双分子层的流动性，产生较小的脂质体；较高浓度的胆固醇可以促进双分子层相互作用、提高堆积参数，从而降低双分子层流动性，产生更大尺寸的脂质体。在一定条件下，脂质体膜的稳定性会随着胆固醇浓度的增加而增强。一般而言，当胆固醇在脂质体中的含量高于10%时，会导致膜流动性降低，脂质体的稳定性增加[19]。当胆固醇浓度超过一定限度时，会使其与磷脂之间的键合不匹配，从而导致脂质体膜的流动性增加。

五、脂质体自身存在的限制及对脂质体的修饰

尽管脂质体具备诸多优势，但是它自身仍然存在缺陷。脂质体由于结构中极性脂质的氧化和水解而具有化学不稳定性[11]。受pH、盐浓度和/或磷脂结构等因素影响，脂质体呈现出负 zeta 电位（−63 ~ −21mV）[20]，容易发生颗粒聚结。脂质体也具有热力学不稳定性，其结构在食品加工过程中很容易遭到破坏。例如，双分子层结构在加热时会发生复杂的相变，导致界面流变特性发生剧烈变化。这些变化导致脂质体容易受到机械应力的影响，从而导致脂质体的分解和被包埋营养素的释放。另外，最终产品被摄入人体后，体内胃肠道环境中胃酸、胆盐和胰脂肪酶的存在会破坏脂质体，导致营养素的泄漏，降低脂质体作为递送载体的递送效率。

时至今日，修饰脂质体的研究仍然开展得如火如荼。许多研究者将生物聚合物作为涂层材料修饰脂质体的表面，以使所得的脂质体更具保护性和稳定性，从而更适合递送营养素。例如，用壳聚糖和海藻酸钠修饰的脂质体，随着表面聚合物涂层的增加，尺寸和电位均增加，修饰后的脂质体大大减轻了营养素在胃肠道消化过程中的泄漏[21]。用聚乙二醇修饰后的脂质体具有长循环特性和高稳定性，能够避免被包埋营养素失活，提高生物利用率。淀粉、乳清分离蛋白和明胶等也是脂质体涂层中的常用材料。此外，在脂质体制备过程中添加鞘磷脂可降低某些脂质体的水渗透

性，增加质子渗透性；以带电磷脂（如磷酸二乙酯和硬脂胺）为原材料能够生产出带电的脂质体。

第二节
食品级脂质体的制备方法

一、传统方法

（一）薄膜分散法

薄膜分散法又称Bangham法，是最早的脂质体制备方法之一。将壁材（如磷脂）溶解于有机溶剂（如氯仿、二氯甲烷）中，在减压条件下蒸发除去有机溶剂。将蒸发后形成的脂质薄膜再溶解于水相，搅拌，使其自组装形成双分子层结构，得到脂质体悬浮液。这种方法操作简单，可以使用不同的脂质作为原料生产脂质体[22]。该法制得的脂质体通常有几微米大小，尤其适合生产多室脂质体。但由于该法去除有机溶剂困难、生产规模小、不能控制所得脂质体的尺寸、制备出的脂质体对水溶性营养素的封装率低等原因而没有广泛应用于工业生产。

（二）有机溶剂注入法

有机溶剂注入法主要内容为：将脂质溶解于有机相（如乙醇、乙醚），然后将脂质溶液注射到水介质中，形成脂质体。其中，乙醇注入法于1973年被Batzri 和Korn首次提出。该法成功率高，容易扩大规模并产生可重复的结果，比较适合用于水溶性和脂溶性活性成分的包埋。通过控制乙醇中脂质浓度、注射直径、水相压力和流速等操作参数，可以很容易地获得所需的封装率和尺寸。但这种方法难以去除乙醇，制备耗时较长，有些脂质在乙醇中溶解性较差，如果不能充分混合，就会形成非均相脂质体[23]。与乙醇注射法相比，醚注射法的优点是可以形成高封装率的浓缩脂质体产物。该方法快速、简便、重现性好，可用于脂质体悬浮液的制备[24]。

（三）表面活性剂去除法

表面活性剂去除法较为温和，能够制备出各种类型的均匀的脂质体。该方法先形成表面活性剂–脂胶束，然后去除表面活性剂形成脂质体。表面活性剂去除的速率及表面活性剂与磷脂的初始比率会影响最终脂质体的大小和均匀性。该方法因制备时间长、表面活性剂难以完全去除、得到的脂质体悬浮液中脂质体浓度低、对营养素尤其是疏水性营养素的包埋效率较低而难以推广应用[8]。

（四）反向蒸发法

Szoka 和 Papahadjopoulos在1978年提出了反向蒸发法。将脂质溶解在有机溶剂中，加入水相（如有机相和水相比例为3∶1），然后对溶液进行超声、高速剪切等处理使其均匀，旋转蒸发去除有机溶剂，即得到脂质体悬浮液[25]。该法封装率高，适用于水溶性营养素的包埋，但这种方法生物安全性较低，且需要合适的剪切混合设备，在商业应用中受到限制。

（五）复乳法

复乳法主要内容为，向溶解有脂质原料的有机相中加入少量水相，通过超声或高速剪切等处理使混合液均匀混合形成稳定的W/O型初乳。随后将形成的初乳加入大量水相中混合均匀，形成W/O/W型乳液，旋转蒸发除去有机溶剂，即制得脂质体[26]。这种方法通常用于制备多囊脂质体。

（六）传统方法的提升

此外，在实际科研或工业生产中，为了获得大小合适的脂质体，或提升所得脂质体的性能，上述方法通常与一些技术结合使用，如超声技术、均质技术、冻融技术、挤出技术等。超声技术和高压均质技术均通过输入外力使体系达到细化、均质的效果[27, 28]。以下重点阐述冻融技术与挤出技术。

1. 冻融技术

常规机械作用力难以均匀混合脂质在水相中形成的双分子层和待包埋营养素，脂质体包埋的营养素浓度通常低于外部，导致内外环境之间的渗透不平衡。反复的冷冻-融解过程能够消除体系的不均一性[29]。冷冻过程中，脂质双分子层破裂，待包埋营养素进入脂质体，温度升高，混合物缓慢融化。冻融过程可能会导致大的脂质体破裂，而形成更多均匀的脂质体，也可能会导致小脂质体的融合。随着反复的冻融循环，稳定、均一的脂质体就形成了。研究表明，10次冻融循环后脂质体的平均直径约为145nm。该操作简易可行，制得的脂质体的营养素负载率明显提高。

2. 挤出技术

在外力作用下，将制备好的脂质体悬浮液通过微滤膜挤压滤过，或通过挤出机。因为受到挤压通过的孔径小于自身粒径，脂质体会受到剪切力的作用发生形变而破裂，随后开放的脂质双分子层重新闭合，形成小于起始尺寸的脂质体[30]。其中，滤膜材料种类繁多，常用的有聚碳酸酯、聚酰胺、醋酸纤维素等。据报道，最终脂质体平均直径接近膜的孔径。但生产过程中一旦发生堵塞，就会延长制备过程，从而导致较大损失。挤出过程中流速增加，挤出的脂质体的尺寸减小，但同时生成脂质体的均匀性也减小。该操作能够在不损伤脂质的情况下有效控制脂质体的大小，具有高重现性；此外，在足够小的孔径下挤压滤过还能够达到灭菌的效果。

二、现代方法

（一）冷冻干燥双重乳液法

Wang等在2006年提出了一种制备脂质体的新方法——冷冻干燥双重乳液法[31]。该方法需要在双重乳液的内水相和外水相中添加冻干保护剂（如双糖），在W/O/W型双重乳液形成后依次进行杀菌、冷冻干燥处理，最终得到冻干粉形式的脂质体。在使用前，可将冻干粉形式的脂质体通过再水合转化成脂质体悬浮液。这种方法所生产的脂质体的尺寸通常小于200nm，在合适的低温保护剂添加下，还会获得尺寸更小的脂质体。这种方法可以生产出无菌脂质体，具有良好的重现性，所得脂质体具有高包埋率和贮藏稳定性；有机溶剂可以在冻干过程中被完全去除，生物安全性高。然而，这种方法也存在着一些问题，如有机溶剂的处理、冷冻干燥机的损耗等。此外，该方法中添加的冷冻保护剂多为糖类，产品对某些人群并不友好。

（二）加热法

加热法又称Mozafari法，是近年来发展起来的制备脂质体的新方法之一。该法具体内容为，将脂质置于含有3%（体积分数）甘油的水溶液中水合，加热混合溶液（如根据是否存在胆固醇加热至60℃或120℃）[24]。甘油的存在能够防止体系出现凝结和沉积，增加体系稳定性，且甘油在食品工业中属于一种无毒化学物质，避免了后续的去除操作。加热操作中若温度达到一定数值有灭菌效果，但这也决定了包埋某些热敏性营养素的脂质体不适合采用这种方法制备。这种方法不需使用有毒溶剂，制备时间短（通常不超过1h），操作简便，成本低廉，制备的脂质体具有良好的分散性和贮藏稳定性[32]，适用于脂质体的小规模工业生产。

（三）基于超临界流体技术的脂质体制备方法

传统脂质体制备方法所使用的有机溶剂易对环境和人体健康产生不利影响。超临界流体有着优良的溶解性，可以很好地代替有机溶剂应用到脂质体生产中。超临界二氧化碳因具有相对较低的临界温度和压力、成本低、无毒、不易燃、使用后容易回收等优点而被广泛使用。

1. 超临界二氧化碳法

将脂质溶解到超临界二氧化碳中，超临界二氧化碳有着优良的溶解性，利于脂质达到最佳分散性。然后，在减压之前或减压期间将溶解脂质的二氧化碳溶液快速加入水溶液中，压强的快速下降使得脂质从二氧化碳中脱溶，在水滴周围形成脂质体[33]。这种方法不需要添加有机溶剂，制得的脂质体粒度分布均匀，热敏性营养素在加工过程中不会受到氧化损伤，但包埋率比传统脂质体制备方法低，所得脂质体脆性高。

2. 超临界反相蒸发法

2001年，Otake等首次使用超临界反相蒸发法成功制备了脂质体[34]。2006年，他们对这种方法做出了改进[35]。将水相和固体脂质材料置于密封容器中，设置好温度和压力后通入二氧化碳。待体系稳定后，降低压力，排出二氧化碳，形成脂质体。该法不需要添加任何有机溶剂，完全避免了有机残留造成的安全性问题，但制备的脂质体均匀性较差。

3. 超临界流体注射和减压法

在超临界流体注射法中，脂质、有机溶剂和压缩气体的混合物通过喷嘴注射到水溶液中。在超临界流体减压法中，水相被加入脂质、有机助溶剂、压缩气体和水溶液的混合物中，通过喷嘴混合相被喷入空气中，减压形成脂质体[24]。这两种方法能够生产出无菌、能预先确定大小、尺寸均匀的脂质体。

4. 膜接触器法

膜接触器法可以视作有机溶剂注入法的提升。该法在有机溶剂注入法的基础上加了膜接触单元。分别在泵和加压气体的作用下，水相与有机相相遇，形成脂质体。控制水相的流量和施加于有机相的压力就可以控制脂质体的大小[36]。这种方法具有很好的重现性，适合规模生产；制得的脂质体具有尺寸可控性、长期稳定性、对亲脂性营养素封装率高等优点[8]。

5. 双不对称离心

双不对称离心法是一种特殊的离心法。与普通离心不同之处在于，离心瓶不仅绕着离心机旋转中心旋转，还会围绕自身中心旋转[37]。这种方法不需要使用有机溶剂分散脂质，易于操作，重现性好，对水溶性药物封装率高，不需要额外的均质处理即能够制备出粒径较小、尺寸分布均匀的脂质体。但这种方法比较适合制备较少批量的脂质体，且制备时需要添加较多的脂质。

6. 动态高压微射流法

动态高压微射流技术经常与薄膜分散法、溶剂注入法等联合用于脂质体的制备。早在1984年，Mayhew等就已经将动态高压微射流技术用于处理薄膜分散法生产出的脂质体[38]。事实上，动态高压微射流技术既可以二次处理脂质体以减小其尺寸，也可以单独使用制备脂质体。其工作原理：高压气体或液压泵产生的高压（最高可达275.6MPa）将流体运送至反应器，高速流体在微孔道受到高剪切力，随后在撞击腔内受到高撞击力，流体大部分能量瞬间转化，产生巨大的压力降，同时流体受空化作用和振荡芯片在这个过程中产生的高频超声波作用而实现均质化。通过改变设备的参数（如处理压力）可以控制最终所得脂质体的粒度[27]。这种方法同时具有常规高压均质技术、高压射流技术以及撞击流技术的优点，可实现大批量连续生产，且比常规均质得到的脂质体粒径更小（可达30nm以下）、更均匀。动态高压微射流法使原材料高效混合，节省了生产时间，且充分均匀的混合能够使芯材与壁材之间的接触面积最大化，从而提高脂质体对营养素的负载能力。另外，生产过程中的高压和强大的剪切、撞击力会使流体升温，连续的生产也会赋予反应器高温高压的环境，所以该法还具备辅助杀菌功能。

7. 其他方法

Peschka等在表面活性剂去除法的基础上加了错流过滤技术，能够快速、有效地去除表面活性剂，大大缩短了生产时间[39]。Gaur等用气雾载体法制备出的脂质体稳定性高，缓释效果优良，释放充分[40]。Jahn等提出可以用流体动力聚焦法制备巨大单室脂质体[41]。Sala等用两次溶剂置换的方法制备了大量小而均匀的脂质体[42]。

第三节
食品级脂质体与营养素递送

脂质体既能够包埋水溶性营养素，又能包埋脂溶性营养素。此外，脂质体因具有生物相容性、靶向释放、保护性、缓释性、掩味性、低毒性等优良特性而成为递送营养素的理想载体之一，应用食品级脂质体递送营养素的研究方兴未艾。

一、脂质体与营养素递送

脂质体既可以包埋亲水性营养素和亲脂性营养素，又可以对相同性质或不同性质的营养素进行共包埋（图6-2）。脂质体将亲水性营养素包埋到内部水核中，将亲脂性营养素包埋到脂质体的脂质双分子层内部，使它们免受光照、热处理、氧化等的破坏，从而提高营养素的生物利用率。在一定条件下，将某些相同性质或不同性质的营养素共包埋到脂质体中，可以起到协同作用。表6-1是选取的近年来脂质体包埋营养素的典型案例。

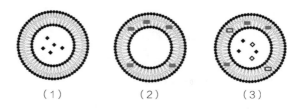

◆ ◇ 水溶性营养素　　□ ■ 脂溶性营养素

图6-2　脂质体对营养素的包埋示意图

注：（1）脂质体对水溶性营养素的包埋；（2）脂质体对脂溶性营养素的包埋；
　　（3）脂质体对相同或不同性质营养素的共包埋。

表6-1　脂质体的包埋对所递送营养素的影响

脂质体的制备	递送的营养素	达到的效果	参考文献
薄膜分散法	咖喱精油	化学稳定性增强，活性时间延长，具有较强的抗菌作用	[43]
前体脂质体法	泛酸	在中等酸性条件和较高温度条件下的稳定性增强	[44]
超临界二氧化碳法	花青素	稳定性得到提高，受不利环境条件的影响减少，在胃中的释放减少	[45]
加热法	藏红花提取物	受不良反应的影响减少，颜色可接受性得到提高	[46]
薄膜分散法	姜黄素和白藜芦醇	稳定性增强，且共包埋脂质体比包埋单一物质脂质体的粒径更小，多分散指数更低，封装率更高，所负载的姜黄素和白藜芦醇表现出更高的性能	[47]
薄膜分散法、聚半乳糖醛酸或果胶涂层	溶菌酶和乳酸链球菌肽	涂层和共包埋使得抑菌效果得到显著增强，溶菌酶和乳酸链球菌肽稳定性提高，抗菌活性得到保持，在食品系统中的控释得以实现	[48]

二、食品级脂质体负载营养素的方法

脂质体包埋营养素的方式分为被动封装和主动封装两种。

（一）被动封装

被动封装是在闭合的脂质双分子层形成之前或之后，加入营养素并混合均匀，从而将营养素封装进脂质体。在醇/水中具有良好溶解性的营养素，会因为受疏水相互作用、静电相互作用而对脂质双分子层有良好的亲和力，从而可以通过被动封装的方式被封装进脂质体。对于水溶性营养素，被动封装的封装率与脂质体中央水核的体积成正比，而水核的体积受磷脂浓度、脂质双分子层的结构及形态影响[24]。而脂溶性营养素的封装率更多地取决形成脂质体的脂质原材料的类型和浓度。薄膜分散法、反相蒸发法、有机溶剂注入法、表面活性剂去除法、复乳法等包埋营养素均属于被动封装，被动封装不适合用于两亲性营养素的包埋，封装率低。

（二）主动封装

主动封装是将待封装营养素与空白脂质体混合，通过特定的物理化学机制将营养素封装进脂质体。如果营养素能响应某些梯度，则可采用主动封装的方法将其封装进脂质体内。这些梯度包括电梯度、浓度梯度、离子（pH）梯度、特殊的盐（化学势）梯度等。例如，当待封装营养素和脂质体具有不同的带电性时，它们之间存在的静电吸引力使营养素成功封装进脂质体[49]；通过控制浓度梯度可以实现弱疏水营养素的封装；通过控制脂质体膜两侧质子浓度梯度，驱动两亲性分子的主动封装；通过添加弱酸和弱碱，脂质双分子层的渗透性发生改变，从而实现主动封装。

与被动封装相比，主动封装具有一定的优势。首先，主动封装是在脂质体制备完成之后将营养素封装进去，避免了营养素在脂质体制备过程中可能受到的损失。另外，主动封装封装率高，营养素的泄漏少，可以避免营养素因扩散造成的损失。然而，主动封装受被包埋营养素本身的限制，仅适合应用于少部分营养素，还会对营养素的控释有一定影响。

三、胃肠道内的消化行为

食品级脂质体通常以脂质体悬浮液的形式被人们摄入，在口腔中停留时间较短，故以下仅重点阐述负载营养素的脂质体在胃肠内的消化行为。

（一）负载营养素的脂质体在胃内的预消化及对所负载营养素的保护

在人体空腹状态下，脂质体进入胃腔之前，胃环境内pH为1~3，脂质体进入胃后，pH升至5~7，1h后又会下降至2左右[50]。低pH环境容易导致脂质体之间的静电斥力降低，从而导致脂质体聚集。胃腔内和脂质双分子层内pH的差异会产生渗透压差，渗透压差的存在使得脂质体的粒径会快速减小，然后保持在一个定值[5]。渗透压差还能够使磷脂排列的紧密性增加，从而导致脂质体双分子层膜的流动性降低。一般而言，胃的收缩、舒张和蠕动对脂质体结构不会产生明显影响。负载营养素的脂质体在胃中的zeta电位几乎没有变化。经胃消化后的脂质体粒径分布范围变大，表面变得粗糙，大多数脂质体表面变形，且脂质体膜越厚，变形越明显，形状规则性变差，但仍保持良好的结构完整性。此外，脂质体本身闭合双分子层具有结构完整性，而且胆固醇的存在能够提高脂质双分子层的刚性和结构稳定性[51]。因此脂质体能够在胃中很好地保护营养素免受酸性环境的影响，保证营养素不在胃中泄露，避免营养素受到其他食物基质的影响，以保持活性到下一"旅站"。

（二）小肠内的消化

脂质体消化的主要"阵地"为十二指肠[52]，大多数脂质体的结构在小肠内的消化过程中被破坏，被包埋的营养素得以释放。

在脂质体进入肠腔之前，zeta电位呈现出正值，在小肠消化过程中呈现出负值，并随着消化过程的进行，其绝对值显著增大，到达一定值后保持恒定。出现这种现象主要有以下三种原因[22, 53]：

一是磷脂的酯键被催化水解生成的溶血磷脂，带有较高的负电荷。

二是消化液中的胆盐进入脂质双分子层中，嵌在磷脂的极性头之间，导致脂质体呈负性。

三是随着小肠内消化过程的进行，脂质双分子层表面会附着磷脂、胆盐和游离脂肪酸等呈现负电荷的物质，使得zeta电位逐步增大，直至脂质体表面附着达到饱和，zeta电位保持恒定。

脂质体在进入小肠的初始阶段会显著增大，到达一定值后逐渐减小。在小肠中对脂质体有消化作用的酶主要有胰脂肪酶、磷脂酶A_2、胆固醇酯酶等[54, 55]。胰脂肪酶和磷脂酶A_2能够催化磷脂的不同化学键，使其水解产生溶血磷脂，产生的溶血磷脂具有强表面活性，能使脂质双分子层破裂。胆固醇酯酶又称胆盐刺激脂肪酶，也能够催化水解磷脂，生成脂肪酸。这三种酶对脂质双分子层的化学水解，使得双分子层完整性、致密性、稳定性降低，表面电荷发生改变，导致脂质体不稳定，发生聚集和融合[22]。脂质体尺寸的减小主要与胆盐有关[52-54]。首先，胆盐能够破坏脂质体双分子层膜，将完整的囊泡结构裂解为小碎片。其次，胆盐可吸附在脂质双分子层表面，或嵌入磷脂中，从而增加膜的流动性，使消化酶与磷脂的接触面积增加，使得脂质体的双分子层膜遭到进一步破坏[52]。最后，胆盐能够在肠道长时间的消化过程中诱导脂质体发生囊泡–胶束转变[9]，使脂质体平均尺寸减小。

　　肠道黏液层具有高效捕获并清除异物的功能，而大多常规脂质体生物黏附性不高，极容易在未完成"使命"时就被清除。因此，许多科学家开始投身于脂质体修饰的研究中，以期解决上述问题。例如，经过处理的S–层蛋白可以通过其暴露的羧基连接到正电荷的脂质体表面，然后通过熵驱动过程自发结合和重组，制得的脂质体能够显著提高胃肠道的黏附作用[56]。带正电的巯基壳聚糖与黏液层中带负电荷的物质产生静电相互作用，而且巯基壳聚糖–脂质体中的游离硫醇基能够与黏液层半胱氨酸结构域形成"S—S"共价键[57]，所以经过巯基壳聚糖进行表面修饰的脂质体能够稳定黏附于黏液层。此外，亲水非离子长链聚合物对脂质体进行表面修饰能够增强脂质体穿透黏液层的能力[58]。如用普朗尼克F127修饰的脂质体对大鼠肠道黏液的穿透能力是常规脂质体的5倍[59]。有研究将壳聚糖、巯基乙酸、普朗尼克F127联合用于脂质体的表面修饰，结果表明制得的脂质体可提高脂质体对黏液层的黏附和渗透效果[60]。

　　常规脂质体在小肠内的消化过程中，表面变得粗糙，粒径分布广泛，失去了原来的形状，呈椭圆形或不规则形状。随着消化的进行，双分子层被水解，脂质体结构遭到破坏，其生物活性物质在十二指肠释放，然后被细胞吸收，仅有少部分结构完整的脂质体幸存。所以，脂质体通常会被修饰以满足营养素在特定时间和特定部位的释放[52, 54]。

四、被包埋营养素的释放

　　细胞主要通过黏附、融合和内吞作用等途径摄取脂质体[9]。黏附是指脂质体特异性或非特异性结合于细胞表面。特异性黏附是指脂质体膜上的特异性蛋白识别并结合细胞膜上对应的受体。脂质体膜上可以有多种不同的特异性蛋白，所以脂质体能够在多个细胞或一个细胞上的多个不同的受体中择机结合。非特异性黏附是指脂质体和细胞之间静电引力、范德华力等引力大于空间位阻、水合、静电等斥力时发生的黏附。黏附于细胞膜表面的脂质体与细胞膜表面蛋白质发生相互作用而打开脂质双分子层，将包埋的营养素释放出来，释放出的营养素经过扩散等多种方式跨膜进入细胞。融合是指脂质体膜和细胞膜融合，两种膜的脂质混合在一起后，脂质体内包埋的营养素被直接传送到细胞中。胞吞（内吞作用）是指脂质体表面的配体识别并结合细胞表面的特定受体，随后细胞膜向内凹陷包裹住脂质体，脂质体进入细胞内。溶酶体将进入细胞内的脂质双分子层降解。负载营养素的脂质体即使已经成功进入细胞也可能面临着被排除胞外的风险。

　　脂质体中营养素的释放总体来说主要有三种机制[61]：扩散、侵蚀和溶胀。扩散机制主要内容为，脂质体中包埋的营养素通过脂质体的双分子层膜扩散到周围环境中。在这个过程中脂质体始终保持结构完整性。侵蚀是指磷脂的降解导致脂质体的双分子层膜遭到破坏，将脂质体中包埋的营养素释放出来。溶胀机制主要内容是，脂质体双分子层膜上有小孔，当脂质体吸收了溶剂之后，小孔就会变大，使得营养素可以通过孔释放出来。而且在溶剂存在的条件下，脂质体的磷脂双分子层会向凝胶态转变，转变成的凝胶态流动性较强，稳定性差，使得营养素能够更快地释放。

　　另外，胆盐具有可以与磷脂、甘油和脂肪酸形成混合胶束的能力。所以，胆盐可诱导脂质体发生囊泡–胶束转变，这是脂质体在被细胞吸收前最重要的中间相之一，能够很大程度地负载低水溶性的营养素，对于脂质体吸收的增强有重大意义[62]。粒径极小的胶束本身可以通过膜内化和淋巴转运被吸收进入细胞。此外，脂质体中包埋的营养素在到达小肠上皮细胞之前可以从混合胶束相中分离出来，通过主动扩散、被动扩散以及主动运输等方式跨膜进入细胞。

五、负载营养素的脂质体在食品工业中的应用

（一）干酪

　　将包埋酶的脂质体添加到干酪中是脂质体在食品领域的首次应用[63]。在干酪的常规制备过程中存在一些问题：酶粉只能加于凝乳块表面而得不到有效利用，增加了成本；干酪生产过程中的盐水浸泡过程会降低酶活性；在干酪生产过程中，酶制剂需要预先加入原料（牛乳）中，在形成干酪的过程中酶会随着乳清流失。

　　将脂质体应用于干酪能够成功解决上述问题。将细菌、真菌蛋白酶和脂肪酶包埋于脂质体中。向干酪原料液中加凝乳酶之前，将用脂质体包埋后的酶加入干酪原料中。包埋于脂质体中的酶能够在原料中分散均匀，且脂质双分子层将酶与酪蛋白分隔开来，有效避免了酶对酪蛋白早期的水解作用。待原料液形成凝块后，脂质体

会留在凝块中且不会随着乳清排出而流失。一段时间以后，脂质体双分子层膜发生破裂，酶被释放出来，加速干酪的成熟。一般而言，用脂质体包埋后的酶可使干酪的成熟时间缩短50%，生产周期的缩短降低了生产成本。脂质体的应用还能够提高酶活性，并且脂质体中包埋的酶会因为脂质双分子层的阻碍作用实现缓释，从而能够使干酪长时间释放香气。除此之外，包埋于脂质体的蛋白酶还能够改变干酪的硬度，增加弹性，改善风味；包埋于脂质体的脂肪酶亦能够增加干酪的黏性和弹性，改变干酪的硬度。

除了对蛋白酶和脂肪酶的包埋，在干酪的工业生产中，脂质体的其他应用：

（1）脂质体包埋风味酶[32]　　风味酶提取于曲霉菌，能够加速干酪成熟的过程，减少产品苦味，改善干酪风味。脂质体双分子层膜能够有效避免酶对酪蛋白早期的水解作用，抑制凝乳的过早成熟。所以，脂质体包埋的风味酶应用于干酪的生产中不会产生降低产品产量等负面影响。

（2）脂质体包埋中性蛋白酶　　改进干酪成熟工艺，使酶得到有效利用，减少生产损失，降低成本。

（3）脂质体对维生素D的包埋　　生产强化维生素D的干酪。

（4）脂质体对溶菌酶的包埋　　干酪容易受到单核细胞增生李斯特菌破坏，导致其营养价值破坏，产生不良风味。溶菌酶被认为是一种绿色、健康的杀菌剂。将其包埋于脂质体，既能够避免其与酪蛋白结合，保持活性，还能够使溶菌酶靶向释放到有腐败微生物的地方，最大程度上发挥杀菌作用。

（5）脂质体对柠檬草油的包埋　　包埋了柠檬草油的脂质体具有较高的抗菌活性，能够抵御或减少单核细胞增生李斯特菌，消除异味，改善干酪样品的颜色、口感、质地，提高产品的总体接受度[64]。

（二）其他乳制品

1. 牛乳

脂质体在其他乳制品中的应用也很广泛。乳糖不耐受人群体内不产生分解乳糖的乳糖酶。直接在牛乳中添加乳糖酶会引起发酵，破坏产品感官特性。将乳糖酶以脂质体包埋的方式加入，可以使乳糖酶只在进入小肠之后释放出来分解乳糖，而在产品进入小肠之前，脂质体双分子层膜的包裹避免了酶与食物基质及周围环境接触而发生的不利反应。此外，以脂质体包埋的方式向牛乳中加入抗菌肽、大蒜提取物等能够在不影响牛乳其他营养成分和感官品质的情况下对革兰阳性菌和阴性菌起到显著抑制作用[65]。

2. 巧克力牛乳

负载着维生素的脂质体还可应用于巧克力牛乳。经过脂质体的包埋，维生素E和维生素C即使经过高温灭菌处理也能保持活性。有研究将硬脂酸和硬脂酸钙用于负载维生素脂质体的表面修饰，这样的脂质体应用于巧克力牛乳中，提高了巧克力牛乳中的维生素含量，有助于实现营养均衡，且对产品本身的感官特性无显著影响[66]。

3. 豆乳

负载了钙离子的脂质体应用于豆乳中可以有效避免大豆蛋白凝结现象的发生，增加豆乳中的钙含量；负载了镁离子、铁离子等的脂质体加入乳制品中，既提高了产品的营养价值，又避免了对产品感官特性的破坏。

4. 酸乳

负载了鱼油的脂质体可应用到酸乳中制备强化二十二碳六烯酸酸乳。脂质体的掩味性和对营养素的保护性既能够使二十二碳六烯酸不会受光、热、氧气等因素影响而分解，又可以保证最终所得产品不会携带消费者难以接受的鱼腥味儿。研究表明，在酸乳中添加负载鱼油的脂质体后产品的感官特性与传统酸乳非常接近[67]。从动植物体内提取出的酚类化合物和ω-3脂肪酸以脂质体包埋的形式应用于酸乳，能够生产出强化了酚类物质和功能性脂肪酸的酸乳。研究表明，在一定范围内添加这些脂质体既会增强酸乳的稳定性，又不会对酸乳的原有特性有显著影响[68]。

（三）面粉及面粉制品

一般而言，焙烤食品中的糖类在加热过程中极易发生焦糖化，破坏食品风味，降低产品营养价值。脂质体包埋的应用，可以最大限度地减小或避免焦糖化的发生，保证焙烤食品的风味和营养价值。此外，以脂质体形式添加血红素铁到小麦粉中，所得的强化小麦粉对于贫血的减轻具有重要意义。强化小麦粉中的脂肪含量增加，面团的稳定性和流变学特性、面包屑的均匀性、面包发酵后的体积也会因为脂质体的应用而受到积极影响。

（四）饮料

将酪氨酸酶包埋于脂质体应用到饮料中可以很好地清除饮料中多余的酚类物

质。同时，脂质体也为酪氨酸酶提供了良好的保护作用。例如，将包埋酪氨酸酶的脂质体应用于葡萄酒中既可以去除丹宁，又可以加速葡萄酒的成熟和着色。此外，负载酪氨酸酶的脂质体还可以应用于饮用水的净化。

1. 果汁饮料

将包埋维生素的脂质体应用于果汁饮料中，可以改良饮料的品质。负载维生素E和维生素C的脂质体曾被应用于橙汁中。维生素受到脂质体的保护，避免了生产加工过程中加热和氧气对维生素的损害，提高了橙汁的营养价值；维生素C和维生素E的持续释放能够延长橙汁的保质期，使所得的橙汁具有良好的贮藏性能。

2. 功能性饮料[69]

脂质体所具有的掩味性和对不稳定营养素的保护性使其成为制备功能性饮料最具潜力的"选手"之一。适宜加入功能性饮料中的很多营养素，如异亮氨酸、脯氨酸等，若在生产过程中直接添加，极易破坏产品的感官特性（如使饮料的苦味增加），降低消费者的购买意向。将营养素用脂质体包埋后，在功能性饮料的生产过程中以脂质体悬浮液的形式添加，能够有效避免营养素的分解和对感官特性的破坏。

（五）肉制品

肉制品在处理过程中极容易被大肠杆菌（*Escherichia coli*）污染[70]，而许多抗菌剂不稳定，不适合直接添加到肉中。脂质体的包埋可以增强其稳定性，在不影响肉品质的情况下达到抑菌效果。例如，将月桂精油包埋到脂质体的磷脂双分子层中，制得的脂质体应用在肉制品中具有抗菌和抗氧化双重功效[71]。在很多情况下，还会使用壳聚糖包覆脂质体以最大限度地保证抗菌剂的稳定性，发挥抑菌作用，延长肉制品保质期。另外，钙离子在肉嫩化过程中占重要地位。若将钙离子直接注射到动物体内极有可能会使动物在被屠宰前休克。将氯化钙包埋在脂质体内后再应用到肉制品中能够解决上述问题。

（六）其他

1. 豆腐

包埋丁香精油的脂质体应用到豆腐中，可以增强丁香精油的化学稳定性，明显抑制豆腐中的金黄色葡萄球菌，延长豆腐保质期。这是由于金黄色葡萄球菌会分泌穿孔毒素，负载丁香精油的脂质体的脂质双分子层在穿孔毒素作用下形成孔，将丁香精油释放出来。研究表明，将丁香精油包埋于脂质体然后应用到豆腐后，金黄色葡萄球菌在24h之内可减少达99%以上[72]。与之相似的是，将负载肉豆蔻油的脂质体应用到饺子中，化学稳定性得到显著提高的肉豆蔻油能够裂解单核细胞增生李斯特菌的细胞膜，从而起到延长饺子保质期的作用[73]。

2. 巧克力

包埋花青素的脂质体可以应用于巧克力。花青素是近年来备受欢迎的一种天然抗氧化剂。但其稳定性差，在食品加工过程中极易被光、热、氧气、金属离子等因素破坏。脂质体的包埋可以增强花青素的稳定性，促进机体吸收，提高产品的营养价值。将黑桑葚提取物包埋进脂质体并用壳聚糖进行表面修饰，能够显著减少花青素在巧克力生产加工过程中的损失，提高生物利用率[74]。

3. 软糖

包埋了甜菜苷的脂质体可以应用于软糖。甜菜苷具有抗炎、抗癌、抗氧化、抗糖尿病等功能特性，还可以用作食品的着色剂。但甜菜苷在很多条件下均具有很高的反应活性，稳定性极低。脂质体的包埋能够显著提高甜菜苷的抗氧化性和生物可及性。研究表明，将包埋了甜菜苷的脂质体应用到软糖中，在不改变软糖原有感官特性的条件下能够增强甜菜苷的吸收，延长软糖的保质期[75]。

六、食品级脂质体递送营养素的挑战及未来展望

在过去几十年中，脂质体作为一个新型递送系统在食品领域得到了快速、广泛、深入的发展。目前，脂质体在营养素递送方面仍然存在着一些阻碍：第一，脂质体对营养素，特别是对水溶性营养素的封装率低；第二，不易获得粒径均匀的脂质体；第三，脂质体的制备工艺复杂，某些原料和设备比较昂贵，生产过程耗能高，难以投入工业化生产；第四，一般来说，脂质体毒性较低，但在某些特殊情况下也会显示出毒性；第五，脂质体的制备过程可能存在有机溶剂残留问题；第六，脂质体稳定性差，封装的物质容易泄露，造成损失。脂质体的稳定性主要由制备脂质体的原材料的相转变温度决定，原材料的相转变温度控制着脂质双分子层的流动性，流动性越大，脂质体越不稳定。一般而言，饱和脂质制得的脂质体稳定性较好，即脂质双分子层的流动性较低。但是因为流动性与脂质体所包埋的营养素的释放速

度有关，所以在脂质原材料的选择上，需要统筹考虑；第七，悬浮液容易发生聚集，脂材容易被氧化。

　　通过脂质体递送营养素的方式为人们呈现出一片光明的未来。笔者认为，后续研究可以从以下几个方面来进行：第一，开发更合适的壁材，减少或避免有机溶剂的使用，优化脂质体制备工艺，使负载营养素的脂质体适宜连续化工业生产是目前需要解决的首要问题；第二，根据所需包埋营养素的特性以及具体应用探究合适的制备方法；第三，进一步探索和开拓脂质体的应用领域，包括探索和开拓脂质体适宜包埋哪种和哪几种营养素，负载营养素的脂质体在具体食品中的应用等；第四，深入揭示负载营养素的脂质体被摄入人体后在胃肠道内体系的结构稳定性、与胃肠道内其他食物基质的相互作用、营养素的靶向释放、消化吸收行为等；第五，探索使用不同的壁材包埋或共包埋营养素的脂质体在胃肠道内的消化吸收行为及影响因素；第六，开发新的合适的脂质体壁材，提高对营养素的包埋率，提高脂质体的稳定性、安全性及对营养素的保护性，降低产品成本；第七，确保脂质体中所包埋营养素在适当的时间和位置释放。最后，脂质体的表面修饰有着巨大的增长空间。近年来，人们对脂质体表面的修饰进行了各种尝试（表6-2），不仅提高了脂质体的稳定性，而且还使脂质体表面功能化。研究者们可以选择合适的材料对负载营养素的脂质体进行表面修饰，以获得能够满足人们需求的产品。

表6-2　脂质体的表面修饰对所递送营养素的影响

表面修饰材料	递送的营养素	表面修饰对营养素/脂质体的影响	参考文献
壳聚糖	姜黄素	生物利用率得到提高，具有良好的控释效果	[76]
壳聚糖	毛蕊花糖苷	贮藏稳定性得到增强，生物利用率得到提高，具有良好的缓释效果	[77]
壳聚糖-巯基乙酸-普朗尼克F127	紫杉醇	脂质体在黏膜上的停留时间延长，对肠道黏液的黏附和渗透作用增强	[60]
聚乙二醇	木犀草素	缓释效果得到明显提高	[78]
聚乙二醇1000维生素E琥珀酸酯	地榆皂苷Ⅰ	在体内循环时间长，缓释效果好	[79]

参考文献

[1] Bangham AD, Standish MM, Miller N. Cation permeability of phospholipid model membranes: effect of narcotics[J]. Nature, 1965, 208(5017): 1295-1297.

[2] Sessa G, Weissmann G. Phospholipid spherules (liposomes) as a model for biological membranes[J]. Journal of Lipid Research, 1968, 9(3): 310-318.

[3] Gregoriadis G, Ryman BE. Liposomes as carriers of enzymes or drugs: A new approach to the treatment of storage diseases[J]. Biochemical Journal, 1971, 124(5): 589.

[4] Nogueira E, Gomes AC, Preto A, et al. Design of liposomal formulations for cell targeting[J]. Colloids and Surfaces B-Biointerfaces, 2015, 136: 514-526.

[5] Liu W, Ye A, Liu W, et al. Behaviour of liposomes loaded with bovine serum albumin during *in vitro* digestion[J]. Food Chemistry, 2015, 175: 16-24.

[6] Akbarzadeh A, Rezaei-Sadabady R, Davaran S, et al. Liposome: Classification, preparation, and applications[J]. Nanoscale Research Letters, 2013, 8(1): 102.

[7] Lasic DD. Mechanisms of liposome formation[J]. Journal of Liposome Research, 1995, 5(3): 431-441.

[8] Shishir MRI, Karim N, Gowd V, et al. Liposomal delivery of natural product: A promising approach in health research[J]. Trends in Food Science and Technology, 2019, 85: 177-200.

[9] Liu W, Hou Y, Jin Y, et al. Research progress on liposomes: Application in food, digestion behavior and absorption mechanism[J]. Trends in Food Science and Technology, 2020, 104: 177-189.

[10] Subramani T, Ganapathyswamy H. An overview of liposomal nano-encapsulation techniques and its applications in food and nutraceutical[J]. Journal of Food Science and Technology, 2020, 57(10): 3545-3555.

[11] Taylor TM, Davidson PM, Bruce BD, et al. Liposomal nanocapsules in food science and agriculture[J]. Critical Reviews in Food Science and Nutrition, 2005, 45(7-8): 587-605.

[12] Immordino ML, Dosio F, Cattel L. Stealth liposomes: Review of the basic science, rationale, and clinical applications, existing and potential[J]. International Journal

of Nanomedicine, 2006, 1(3): 297-315.

[13] Drin G, Morello V, Casella JF, et al. Asymmetric tethering of flat and curved lipid membranes by a golgin[J]. Science, 2008, 320(5876): 670-673.

[14] Pierre MBR, Costa ISM. Liposomal systems as drug delivery vehicles for dermal and transdermal applications[J]. Archives of Dermatological Research, 2011, 303(9): 607-621.

[15] Azzi J, Jraij A, Auezova L, et al. Novel findings for quercetin encapsulation and preservation with cyclodextrins, liposomes, and drug-in-cyclodextrin-in-liposomes[J]. Food Hydrocolloids, 2018, 81: 328-340.

[16] Zhao L, Temelli F, Curtis JM, et al. Preparation of liposomes using supercritical carbon dioxide technology: Effects of phospholipids and sterols[J]. Food Research International, 2015, 77: 63-72.

[17] Liu W, Wei F, Ye A, et al. Kinetic stability and membrane structure of liposomes during *in vitro* infant intestinal digestion: Effect of cholesterol and lactoferrin[J]. Food Chemistry, 2017, 230: 6-13.

[18] Tai K, Liu F, He X, et al. The effect of sterol derivatives on properties of soybean and egg yolk lecithin liposomes: Stability, structure and membrane characteristics[J]. Food Research International, 2018, 109: 24-34.

[19] Kaddah S, Khreich N, Kaddah F, et al. Cholesterol modulates the liposome membrane fluidity and permeability for a hydrophilic molecule[J]. Food and Chemical Toxicology, 2018, 113: 40-48.

[20] Smith MC, Crist RM, Clogston JD, et al. Zeta potential: A case study of cationic, anionic, and neutral liposomes[J]. Analytical and Bioanalytical Chemistry, 2017, 409(24): 5779-5787.

[21] Liu W, Liu W, Ye A, et al. Environmental stress stability of microencapsules based on liposomes decorated with chitosan and sodium alginate[J]. Food Chemistry, 2016, 196: 396-404.

[22] Tian M, Han J, Ye A, et al. Structural characterization and biological fate of lactoferrin-loaded liposomes during simulated infant digestion[J]. Journal of the Science of Food and Agriculture, 2019, 99(6): 2677-2684.

[23] Toniazzo T, Peres MS, Ramos AP, et al. Encapsulation of quercetin in liposomes by ethanol injection and physicochemical characterization of dispersions and lyophilized vesicles[J]. Food Bioscience, 2017, 19: 17-25.

[24] Maherani B, Arab-Tehrany E, Mozafari MR, et al. Liposomes: A review of manufacturing techniques and targeting strategies [J]. Current Nanoscience, 2011, 7(3): 436-452.

[25] Szoka F, Papahadjopoulos D. Procedure for preparation of liposomes with large internal aqueous space and high capture by reverse-phase evaporation[J]. Proceedings of the National Academy of Sciences of the United States of America, 1978, 75(9): 4194-4198.

[26] 刘欣. 维生素 C/β-胡萝卜素复合脂质体的制备及性质研究[D]. 广州：华南理工大学，2020.

[27] 陈兴, 邹立强, 刘伟, 等. 动态高压微射流技术制备脂质体的研究进展[J]. 中国农业科技导报，2015, 17(5): 75-80.

[28] 侯丽芬, 谷克仁, 吴永辉. 不同制剂脂质体制备方法的研究进展[J]. 河南工业大学学报（自然科学版），2016, 37(5): 118-124.

[29] Susa F, Bucca G, Limongi T, et al. Enhancing the preservation of liposomes: The role of cryoprotectants, lipid formulations and freezing approaches[J]. Cryobiology, 2021, 98: 46-56.

[30] Ong SG, Chitneni M, Lee KS, et al. Evaluation of extrusion technique for nanosizing liposomes[J]. Pharmaceutics, 2016, 8(4): 36.

[31] Wang T, Deng Y, Geng Y, et al. Preparation of submicron unilamellar liposomes by freeze-drying double emulsions[J]. Biochimica et Biophysica Acta (BBA) - Biomembranes, 2006, 1758(2): 222-231.

[32] Jahadi M, Khosravi-Darani K, Ehsani MR, et al. The encapsulation of flavourzyme in nanoliposome by heating method[J]. Journal of Food Science and Technology, 2015, 52(4): 2063-2072.

[33] Chono S, Tanino T, Seki T, et al. Uptake characteristics of liposomes by rat alveolar macrophages: Influence of particle size and surface mannose modification[J]. Journal of Pharmacy and Pharmacology, 2007, 59(1): 75-80.

[34] Otake K, Imura T, Sakai H, et al. Development of a new preparation method of liposomes using supercritical carbon dioxide[J]. Langmuir, 2001, 17(13): 3898-3901.

[35] Otake K, Shimomura T, Goto T, et al. Preparation of liposomes using an improved supercritical reverse phase evaporation method[J]. Langmuir, 2006, 22(6): 2543-2550.

[36] Jaafar-Maalej C, Charcosset C, Fessi H. A new method for liposome preparation

using a membrane contactor[J]. Journal of Liposome Research, 2011, 21(3): 213-220.

[37] Massing U, Cicko S, Ziroli V. Dual asymmetric centrifugation (DAC)-a new technique for liposome preparation[J]. Journal of Controlled Release, 2008, 125(1): 16-24.

[38] Mayhew E, Lazo R, Vail WJ, et al. Characterization of liposomes prepared using a microemulsifier[J]. Biochimica et Biophysica Acta (BBA) - Biomembranes, 1984, 775(2): 169-174.

[39] Peschka R, Purmann T, Schubert R. Cross-flow filtration-an improved detergent removal technique for the preparation of liposomes[J]. International Journal of Pharmaceutics, 1998, 162(1-2): 177-183.

[40] Gaur PK, Mishra S, Gupta VB, et al. Targeted drug delivery of Rifampicin to the lungs: formulation, characterization, and stability studies of preformed aerosolized liposome and in situ formed aerosolized liposome[J]. Drug Development and Industrial Pharmacy, 2010, 36(6): 638-646.

[41] Jahn A, Vreeland WN, Gaitan M, et al. Controlled vesicle self-assembly in microfluidic channels with hydrodynamic focusing[J]. Journal of the American Chemical Society, 2004, 126(9): 2674-2675.

[42] Sala M, Miladi K, Agusti G, et al. Preparation of liposomes: A comparative study between the double solvent displacement and the conventional ethanol injection-from laboratory scale to large scale[J]. Colloids and Surfaces A: Physicochemical and Engineering Aspects, 2017, 524: 71-78.

[43] Cui H, Li W, Lin L. Antibacterial activity of liposome containing curry plant essential oil against *Bacillus cereusin* rice[J]. Journal of Food Safety, 2017, 37(2).

[44] Ota A, Istenič K, Skrt M, et al. Encapsulation of pantothenic acid into liposomes and into alginate or alginate–pectin microparticles loaded with liposomes[J]. Journal of Food Engineering, 2018, 229: 21-31.

[45] Zhao L, Temelli F, Chen L. Encapsulation of anthocyanin in liposomes using supercritical carbon dioxide: Effects of anthocyanin and sterol concentrations[J]. Journal of Functional Foods, 2017, 34: 159-167.

[46] Hadavi R, Jafari SM, Katouzian I. Nanoliposomal encapsulation of saffron bioactive compounds; characterization and optimization[J]. International Journal of Biological Macromolecules, 2020, 164: 4046-4053.

[47] Huang M, Liang C, Tan C, et al. Liposome co-encapsulation as a strategy for the

delivery of curcumin and resveratrol[J]. Food & Function, 2019, 10(10): 6447-6458.

[48] Lopes NA, Barreto Pinilla CM, Brandelli A. Antimicrobial activity of lysozyme-nisin co-encapsulated in liposomes coated with polysaccharides[J]. Food Hydrocolloids, 2019, 93: 1-9.

[49] Esposto BS, Jauregi P, Tapia-Blácido DR, et al. Liposomes vs. chitosomes: Encapsulating food bioactives[J]. Trends in Food Science & Technology, 2021, 108: 40-48.

[50] Liu W, Fu D, Zhang X, et al. Development and validation of a new artificial gastric digestive system[J]. Food Research International, 2019, 122: 183-190.

[51] Liu W, Ye A, Han F, et al. Advances and challenges in liposome digestion: Surface interaction, biological fate, and GIT modeling[J]. Advances in Colloid and Interface Science, 2019, 263: 52-67.

[52] Liu W, Lu J, Ye A, et al. Comparative performances of lactoferrin-loaded liposomes under *in vitro* adult and infant digestion models[J]. Food Chemistry, 2018, 258: 366-373.

[53] Liu W, Ye A, Liu C, et al. Structure and integrity of liposomes prepared from milk- or soybean-derived phospholipids during *in vitro* digestion[J]. Food Research International, 2012, 48(2): 499-506.

[54] Zhang J, Han J, Ye A, et al. Influence of phospholipids structure on the physicochemical properties and *in vitro* digestibility of lactoferrin-loaded liposomes[J]. Food Biophysics, 2019, 14(3): 287-299.

[55] Astudillo AM, Balboa MA, Balsinde J. Selectivity of phospholipid hydrolysis by phospholipase A2 enzymes in activated cells leading to polyunsaturated fatty acid mobilization[J]. Biochimica et Biophysica Acta (BBA) - Molecular and Cell Biology of Lipids, 2019, 1864(6): 772-783.

[56] Trapani A, Palazzo C, Contino M, et al. Mucoadhesive properties and interaction with P-glycoprotein (P-gp) of thiolated-chitosans and -glycol chitosans and corresponding parent polymers: A comparative study[J]. Biomacromolecules, 2014, 15(3): 882-893.

[57] Lian H, Zhang T, Sun J, et al. Enhanced oral delivery of paclitaxel using acetylcysteine functionalized chitosan-vitamin E succinate nanomicelles based on a mucus bioadhesion and penetration mechanism[J]. Molecular Pharmaceutics, 2013, 10(9): 3447-3458.

[58] Li X, Chen D, Le C, et al. Novel mucus-penetrating liposomes as a potential oral drug delivery system: Preparation, *in vitro* characterization, and enhanced cellular uptake[J]. International Journal of Nanomedicine, 2011, 6: 3151-3162.

[59] Liu Y, Yang T, Wei S, et al. Mucus adhesion- and penetration-enhanced liposomes for paclitaxel oral delivery[J]. International Journal of Pharmaceutics, 2018, 537(1-2): 245-256.

[60] Wang W, Shao A, Feng S, et al. Physicochemical characterization and gastrointestinal adhesion of S-layer proteins-coating liposomes[J]. International Journal of Pharmaceutics, 2017, 529(1-2): 227-237.

[61] Pothakamury UR, Barbosa-Cánovas GV. Fundamental aspects of controlled release in foods[J]. Trends in Food Science & Technology, 1995, 6(12): 397-406.

[62] Porter CJ, Trevaskis NL, Charman WN. Lipids and lipid-based formulations: Optimizing the oral delivery of lipophilic drugs[J]. Nature Reviews Drug Discovery, 2007, 6(3): 231-248.

[63] Law BA, King JS. Use of liposomes for proteinase addition to cheddar cheese[J]. Journal of Dairy Research, 2009, 52(1): 183-188.

[64] Cui HY, Wu J, Lin L. Inhibitory effect of liposome-entrapped lemongrass oil on the growth of *Listeria monocytogenes* in cheese[J]. Journal of Dairy Science, 2016, 99(8): 6097-6104.

[65] Malheiros PS, Cuccovia IM, Franco BDGM. Inhibition of *Listeria monocytogenes in vitro* and in goat milk by liposomal nanovesicles containing bacteriocins produced by *Lactobacillus sakei* subsp. sakei 2a[J]. Food Control, 2016, 63: 158-164.

[66] Marsanasco M, Calabró V, Piotrkowski B, et al. Fortification of chocolate milk with omega-3, omega-6, and vitamins E and C by using liposomes[J]. European Journal of Lipid Science and Technology, 2016, 118(9): 1271-1281.

[67] Ghorbanzade T, Jafari SM, Akhavan S, et al. Nano-encapsulation of fish oil in nano-liposomes and its application in fortification of yogurt[J]. Food Chemistry, 2017, 216: 146-152.

[68] Frenzel M, Steffen-Heins A. Whey protein coating increases bilayer rigidity and stability of liposomes in food-like matrices[J]. Food Chemistry, 2015, 173: 1090-1099.

[69] Rezvani M, Hesari J, Peighambardoust SH, et al. Potential application of nanovesicles (niosomes and liposomes) for fortification of functional beverages with Isoleucine-Proline-Proline: A comparative study with central composite design

approach[J]. Food Chemistry, 2019, 293: 368-377.

[70] Lin L, Zhu Y, Cui H. Inactivation of Escherichia coli O157:H7 treated by poly-L-lysine-coated bacteriophages liposomes in pork[J]. Journal of Food Safety, 2018, 38(6): e12535.

[71] Wu Z, Zhou W, Pang C, et al. Multifunctional chitosan-based coating with liposomes containing laurel essential oils and nanosilver for pork preservation[J]. Food Chemistry, 2019, 295: 16-25.

[72] Cui H, Zhao C, Lin L. The specific antibacterial activity of liposome-encapsulated clove oil and its application in tofu[J]. Food Control, 2015, 56: 128-134.

[73] Lin L, Zhang X, Zhao C, et al. Liposome containing nutmeg oil as the targeted preservative against *Listeria monocytogenes* in dumplings[J]. RSC Advances, 2016, 6(2): 978-986.

[74] Gultekin-Ozguven M, Karadag A, Duman S, et al. Fortification of dark chocolate with spray dried black mulberry (*Morus nigra*) waste extract encapsulated in chitosan-coated liposomes and bioaccessability studies[J]. Food Chemistry, 2016, 201: 205-212.

[75] Amjadi S, Ghorbani M, Hamishehkar H, et al. Improvement in the stability of betanin by liposomal nanocarriers: Its application in gummy candy as a food model[J]. Food Chemistry, 2018, 256: 156-162.

[76] Cuomo F, Cofelice M, Venditti F, et al. *In-vitro* digestion of curcumin loaded chitosan-coated liposomes[J]. Colloids and Surfaces B-Biointerfaces, 2018, 168: 29-34.

[77] Zhou F, Xu T, Zhao Y, et al. Chitosan-coated liposomes as delivery systems for improving the stability and oral bioavailability of acteoside[J]. Food Hydrocolloids, 2018, 83: 17-24.

[78] 刘淼, 高悦, 李康帆, 等. 聚乙二醇修饰木犀草素脂质体的制备及其理化性质[J]. 现代食品科技, 2021, 37(10): 118-125+316.

[79] 宋婷婷, 蔡荣珊, 王宏, 等. TPGS修饰的地榆皂苷 I 长循环脂质体的制备及质量评价[J]. 中草药, 2021, 52(12): 3522-3529.

第七章

食品级纳米
胶囊与微胶囊

近年来，食品科学家们致力于开发各种各样的营养素强化食品来满足人们日益增长的健康和营养需求。但营养素的生物活性在食品的加工和贮藏过程中可能会受到损失，这极大地限制了营养素强化食品的营养价值和生理功能。因此寻求一种适当的递送系统来解决营养素在食品中应用所面临的问题变得十分必要。食品级纳米胶囊和微胶囊作为制备简单、应用广泛的递送系统，可以用来保护和提高营养素的理化稳定性。将这些递送系统进一步掺入食品配方中，可以提高营养素在人体中的生物利用率。因此，采用食品级纳米胶囊和微胶囊封装营养素是解决营养素在功能性食品中应用所面临挑战的有效手段。本章将主要阐述食品级纳米胶囊和微胶囊的制备方法及其作为营养素递送载体的进展和应用。

第一节
食品级纳米胶囊的概述与制备

一、食品级纳米胶囊的概述

食品级纳米胶囊技术是利用天然或合成的高分子聚合物，将芯材封装在密封性囊壁中的一种封装技术。它能够保护芯材抵御外界不良因素的影响，提高芯材的稳定性和水溶性，实现芯材的控释和缓释。纳米粒子是组成均匀的亚微米粒子，粒子表面与内部的组成没有区别，且外表面没有其他聚合物附着。而纳米胶囊被定义为具有涂层或表面区域的纳米粒子，其组成不同于颗粒的内部，涂层可以以某种方式沉积在纳米粒子的外表面上。根据这些定义，如果一种或多种生物聚合物以某种方式均匀覆盖到纳米粒子的外表面，形成的即是纳米胶囊[1]。

与直接口服营养素相比，基于纳米胶囊的营养素递送系统具有增强营养素的靶向性和缓释性、有效降低光和热敏感性、提高营养素的生物利用率等优点[2]。本章将主要阐述食品级纳米胶囊的制备方法，接着阐述食品级纳米胶囊在营养素递送方面的知识，进而对纳米胶囊基营养素递送系统的应用进行总结。

二、食品级纳米胶囊的制备方法

目前食品领域中制备纳米胶囊的方法主要包括纳米沉淀法、乳液-扩散法、层层组装法和凝聚法等。

1. 纳米沉淀法

纳米沉淀法也称为溶剂置换法或界面沉积法，是一种简单且低能耗的方法，可以制备出具有特定性质和功能的纳米胶囊，从而用于营养素的递送[3]。在纳米沉淀法中，需要制备溶剂相和非溶剂相或称为有机相和水相，然后在磁力搅拌下将一种相添加到另一种相中[1]。在纳米胶囊的形成过程中，纳米沉淀法的驱动力是聚合物在溶剂/非溶剂混合物中的过饱和。目前，纳米沉淀法已成功应用于一系列生物可降解聚合物，如聚己内酯（PCL）、聚乳酸（PLA）或聚乳酸-羟基乙酸共聚物（PLGA）。除此之外，亲水性聚合物如蛋白质、多糖及其衍生物也可以使用纳米沉淀法，所制备的纳米胶囊的特性通常受材料的性质和浓度的影响[4-6]。纳米沉淀法制备的纳米胶囊分散体可以在不添加表面活性剂的情况下在几天甚至几个月内表现出较高的稳定性。

2. 乳液-扩散法

乳液-扩散法目前已被用于生产基于可生物降解聚合物的纳米胶囊。首先，含有聚合物和营养素的油相与含有稳定剂的水相混合形成水包油乳液。随后向该乳液中添加水导致溶剂从分散相扩散到连续相，从而形成纳米胶囊。乳液-扩散法通常使用常规搅拌器或高效设备如转子-定子系统、微流化器或高压均质器进行初级乳化。乳液-扩散法具有高稳定性、可重复性、高封装率和易于扩展等优点[5-6]。乳液-扩散法使用的生物聚合物都是无毒的和可生物降解的，如聚乳酸和聚己内酯。在食品加工领域，它们已被用于生产负载α-生育酚和类胡萝卜素的纳米胶囊[6]。

3. 层层组装法

层层组装法适用于制备多层和中空的纳米胶囊，其主要原理是以易于移除的或需要包覆的纳米级颗粒为模板，将带有不同电荷的聚电解质交替沉积于颗粒表面，最后将模板移除从而获得中空、多层纳米胶囊[6]。聚苯乙烯、二氧化硅和碳酸钙等固体颗粒是形成中空纳米胶囊最常用的模板[7]。层层组装法是一种成本较低且操作简易的制备方法，制备的纳米胶囊可以用于封装、保护和递送多种营养素到特定的作用部位[8]。目前将营养素封装到多层纳米胶囊中的不同方法有：将营养素预先封装到模板中或模板上；在多层组装期间将营养素与层结合；将营养素后封装到预成型纳米胶囊中[8]。多层纳米胶囊因它们的特性和功能（如封装特性和靶向释放特性）在食品领域有许多潜在的应用，可以通过调整纳米胶囊的粒径、形状和层数等来精细控制它们的性质[9]。

4. 凝聚法

凝聚法一般可以分为简单凝聚法和复合凝聚法，这取决所涉及聚合物的数量。简单凝聚法一般是以一种水溶性聚合物为壁材，将营养素封装到壁材中，然后通过加入絮凝剂、调节温度、交联固化，使纳米胶囊能较长久地保持囊形、不聚结、不粘连，成为不可逆的纳米胶囊。虽然简单凝聚法只涉及一种聚合物，但它在食品工业中的应用很少[10]。复合凝聚法是指将芯材分散于含有两种或两种以上带不同电荷的壁材中，通过生物聚合物之间的静电相互作用形成凝聚层[11-12]。复合凝聚过程主要由三个基本步骤组成：乳化、凝聚和硬化。与喷雾干燥法相比，它需要两个额外的步骤（凝聚和硬化）。喷雾干燥法是目前食品工业中占主导地位的封装方法，复合凝聚法则被认为是一种加工时间长、操作复杂且成本昂贵的方法。但是，复合凝聚法在保护高价值和不稳定的营养素方面比喷雾干燥有更多优势，包括温和的制备条件（既不需要有机溶剂，也不需要高温）、高的封装率（高达99%）、高度的壳完整性和优异的控释特性等。凝聚过程受到多种因素的影响，包括壁材种类、pH、温度、溶液浓度等[11]。明胶和阿拉伯胶是复合凝聚法制备纳米胶囊最常用的材料。研究表明，采用明胶和阿拉伯胶通过复合凝聚法制备的耐热纳米胶囊能够有效地保护和递送营养素，从而扩大纳米胶囊在食品领域的应用[12]。

第二节
食品级纳米胶囊与营养素递送

食品级纳米胶囊主要包括脂质基纳米胶囊、多糖基纳米胶囊和蛋白质基纳米胶囊。不同种类的壁材制备的纳米胶囊可以用来递送不同功能特性的营养素，具有保护营养素不被降解、提高营养素的稳定性和生物利用率、改善营养素靶向释放或缓释性等优点。表7-1总结了一些代表性的负载营养素的食品级纳米胶囊递送系统。

表 7-1　代表性的食品级纳米胶囊营养素递送

纳米胶囊递送系统种类	生物大分子	营养素	制备方法	主要特点
脂质基纳米胶囊	山梨糖醇单硬脂酸酯、椰子油、PCL	番茄红素	纳米沉淀法	提高番茄红素的热稳定性和贮藏稳定性
	辛酸/癸酸三甘油酯、脱水山梨醇单硬脂酸酯、PCL	姜黄素	纳米沉淀法	负载姜黄素的脂质纳米胶囊不会对母亲和胎儿引起毒理学效应，是一种很有前途的用于母体补充姜黄素的营养素递送系统
	脱水山梨糖醇单硬脂酸酯、PCL	羟基肉桂酸	纳米沉淀法	负载羟基肉桂酸的纳米胶囊封装率达到78%，并且随时间而稳定。体外实验证明，该纳米胶囊能够在胃模拟液中保护羟基肉桂酸，并在肠模拟液中释放羟基肉桂酸
多糖基纳米胶囊	壳聚糖、瓜尔胶	精油	复合凝聚法	壳聚糖－瓜尔胶纳米胶囊在胃部释放30%的精油，在小肠时释放80%的精油，是一种适合递送、具有低毒性和抗菌活性的pH响应性纳米胶囊
	壳聚糖、卡拉胶	乳酸链球菌素	复合凝聚法	该纳米胶囊粒径小，封装率高，与游离的乳酸链球菌素相比，封装到纳米胶囊中会使其在体外模拟和番茄汁中均表现出较好的抗菌效果
	淀粉	白藜芦醇	超声法	白藜芦醇在肠液中释放的百分比最高，模拟消化后表现出比游离白藜芦醇更高的抗肥胖和抗糖尿病活性
	阴离子羧甲基淀粉和阳离子季铵淀粉	牛血清蛋白	层层组装法	用较低取代度和较低分子质量的羧甲基淀粉制备的纳米胶囊显示出更致密和稳定的核壳结构；体外模拟消化实验表明，该纳米胶囊具有更好的结肠靶向释放性能

续表

纳米胶囊递送系统种类	生物大分子	营养素	制备方法	主要特点
多糖基纳米胶囊	透明质酸、壳聚糖	油酸	复合凝聚法	由透明质酸的两亲衍生物稳定的纳米胶囊可以作为油溶性营养素的稳定、有效递送系统，而不需要应用低分子质量表面活性剂
蛋白质基纳米胶囊	卵清蛋白、大豆蛋白	生物活性脂质	纳米沉淀法	该纳米胶囊可以用于保护生物活性脂质，具有缓释效果
	玉米醇溶蛋白	精油	纳米沉淀法	纳米胶囊对革兰阳性细菌的抗菌活性高于革兰阴性细菌。生产的纳米胶囊在烘焙过程中也表现出很高的耐热性，保护面包免受霉菌和酵母菌的扩散
	玉米醇溶蛋白	叶酸	静电纺丝法	将叶酸封装到纳米胶囊中，其耐热性、抗辐射性增加，封装率提高。含叶酸的玉米醇溶蛋白纳米胶囊对于开发需要热加工和辐照的食品具有良好的应用前景
	乳清蛋白	β–胡萝卜素	电喷雾法	乳清蛋白基纳米胶囊可用于β–胡萝卜素的封装，满足工业对新型封装技术的需求，以保护敏感的营养素

一、脂质基纳米胶囊与营养递送

脂质基纳米胶囊由固体脂质和乳化剂组成的外壳包裹油核组成。脂质基纳米胶囊可以通过一种简单且不需要使用有机溶剂的相转换方法生产。通常，这种方法生产的纳米胶囊的粒径为20～100nm，这主要取决不同的配方[13]。脂质基纳米胶囊由三种主要成分组成：油、亲脂表面活性剂和非离子表面活性剂。用于制备脂质基纳米胶囊的所有材料都应该经过美国食品与药物管理局（FDA）批准才可用于口服、注射和外用[14]。

脂质是人体的重要组成成分，无毒、可生物降解且具有良好的生物相容性和生物活性，因此被广泛应用于食品领域。脂质基纳米胶囊的核心由液体脂质组成（大部分是油），而外壳是由固体脂质组成。油核用于封装营养素，占脂质基纳米胶囊的10%～25%（质量分数）。油核主要由中链甘油三酯组成，如癸酸和辛酸甘油三酯。中链甘油三酯具有GRAS状态，分散性好，稳定性高于长链甘油三酯[15]。

Zhai等用中链甘油三酯制备的脂质基纳米胶囊粒径为（20.21 ± 0.17）nm，电位为（−26.00 ± 0.99）mV，多分散指数为0.144 ± 0.006，优于研究中使用的植物油和油酸乙酯[16]。为了提高羟基肉桂酸的生物利用率，可以将羟基肉桂酸封装在脂质基纳米胶囊中。首先，通过纳米沉淀法预先制备由甘油三酯/山梨醇单硬脂酸酯分散形成的核和由表面活性剂Tween 80和聚己内酯构成的聚合物壳，然后将羟基肉桂酸包埋在脂质基纳米胶囊中。结果表明，负载羟基肉桂酸的脂质基纳米胶囊粒径为224～253nm，封装率为53%～78%，储存时间长。体外实验证明，该纳米胶囊能够在胃模拟液中保护羟基肉桂酸，并在小肠模拟液中将其释放[17]。

二、多糖基纳米胶囊与营养递送

多糖是食品体系中最常见的聚合物，在食品领域有着巨大的应用潜力。不同官能团的存在使多糖具有可定制的功能，用于构建多种递送系统。纳米胶囊技术在提高食品质量和延长食品保质期方面表现出突出优势。因此，研究基于多糖的纳米胶囊递送系统在营养素强化食品中的应用具有重要意义。

常用于制备纳米胶囊的多糖包括壳聚糖、海藻酸盐、淀粉和果胶等。其中，以海藻酸盐、壳聚糖和淀粉为壁材制备纳米胶囊的研究最广泛[18-22]。目前已经有文献报道了基于海藻酸盐的纳米胶囊可用于营养素的封装和递送，它能提高营养素的稳定性，并表现出靶向性和缓释性[19]。为了用海藻酸盐作为壁材封装姜黄油，有研究使用乳化、氯化钙交联和溶剂去除的三步法成功制备出负载姜黄油的海藻酸盐基纳米胶囊。研究发现，随着油浓度或油/海藻酸盐质量比的增加，纳米胶囊的平均粒径表现出增加趋势。此外，负载姜黄油的海藻酸盐基纳米胶囊在4℃下长期储存时表现出良好的理化稳定性，并提高姜黄油的封装率和生物利用率[20]。Ghayempour等采用超声波搅拌器、反应器和机械搅拌器三种微乳化装置制备了负载薄荷油的海藻酸盐基纳米胶囊。研究了不同参数对纳米胶囊表面形貌、平均粒径和粒径分布的影响。结果表明，超声搅拌器是微乳液法制备负载薄荷油的海藻酸盐基纳米胶囊的最佳装置，制备的纳米胶囊尺寸约为56nm。同时，气相色谱–质谱联用、傅里叶变换红外光谱和热重分析结果表明，超声搅拌法制备的纳米胶囊的营养素封装率高于其他设备[21]。

壳聚糖是一种生物相容性好、可生物降解、无毒的聚阳离子多糖，由甲壳素生物聚合物脱乙酰化而成。壳聚糖氨基上正电荷的存在使其成为唯一的阳离子多糖，可以通过自组装、乳化、离子凝胶化和胶束等方法，开发负载营养素的壳聚糖基纳米胶囊[22]。例如，Qiu等通过简单有效的静电沉积法制备了具有疏水核和亲水壳的环糊精金属有机骨架/壳聚糖纳米胶囊，并用于递送白藜芦醇。将阳离子壳聚糖静电沉积在阴离子型环糊精金属有机骨架上制备形成的核–壳型纳米胶囊体积较小，粒径分布窄，在水溶液中具有良好的稳定性。将白藜芦醇封装到壳聚糖基纳米胶囊体系中提高了白藜芦醇的水分散性、光稳定性、抗氧化活性和缓释性。因此，环糊精金属有机骨架/壳聚糖纳米胶囊是一种高效的疏水性营养素载体[23]。Pinheiro等也通过壳聚糖和岩藻多糖制备了具有抗氧化性和抗菌性的中空纳米胶囊，作为营养素的控释系统[24]。同时，海藻酸盐和壳聚糖可以通过相互作用形成二元复合物纳米胶囊用来递送营养素。Rivera等制备了中空壳聚糖/海藻酸盐纳米胶囊用于递送5–氨基水杨酸并评估了其递送效率。首先，将壳聚糖和海藻酸盐层分别沉积在聚苯乙烯纳米颗粒上制备纳米胶囊。然后将5–氨基水杨酸加入纳米胶囊的第三层，并对其封装率和释放行为进行了评价。结果表明，制得的空心纳米胶囊具有球形形貌，对5–氨基水杨酸的封装率高达70%。因此，壳聚糖/海藻酸盐多层纳米胶囊是一种很有前景的营养素递送载体，可广泛用于食品工业[25]。

三、蛋白质基纳米胶囊与营养递送

蛋白质作为常用的食品级聚合物在食品领域起着重要的作用。由于其化学组成的不同，蛋白质能与各种不同类型的聚合物自组装和相互作用，从而获得优良的溶解性、黏度、乳化性和成膜性等功能特性，可以用于递送营养素[26]。然而，作为纳米胶囊的封装材料，脂质、多糖等各种生物聚合物已经被用于封装营养素，蛋白质却没有被广泛应用[27]。这是由于纳米胶囊封装过程和释放期间产生的化学和机械应力会对蛋白质的构象和生物完整性造成破坏。此外，如果蛋白质长时间暴露在酸性和/或疏水环境中，它们会发生不可逆的聚集、降解和非特异性吸附，无法释放。因此，开发基于蛋白质的纳米胶囊所面临的主要挑战是其极端的不稳定性[28]。然而，蛋白质通过化学改性可以形成多种不同的纳米胶囊结构，通过在纳米胶囊的核和壳处结合不同的材料，也可以获得结构复杂的纳米胶囊，如空心蛋白质胶囊壳、充油蛋白质胶囊壳和充水蛋白质胶囊壳[27]。几种基于蛋白质、蛋白质衍生物和其他生物相容性蛋白质复合物的纳米胶囊将营养素输送到特定部位具有明显的优势。

　　酪蛋白是一种含量丰富、成本较低且易于化学修饰的牛乳蛋白质，因其对营养素的高亲和力而被认为是形成纳米胶囊壁材的良好材料[29, 30]。酪蛋白在食品工业中被用于封装不同的营养素，如β-胡萝卜素、鱼油、姜黄素、维生素A、维生素D、白藜芦醇、槲皮素等亲脂性营养素或维生素C和酚类化合物等亲水性营养素[31]。Nogueira等以转谷氨酰胺酶交联酪蛋白胶束为壁材，采用喷雾干燥法对酚类化合物进行了纳米封装。尽管在喷雾干燥过程中，用交联酪蛋白胶束包裹的酚类化合物在pH 2.0时发生了一些降解，但干燥后酚类化合物的抗氧化能力保持稳定，这表明交联酪蛋白基纳米胶囊作为营养素递送系统具备极佳潜能[32]。在制备酪蛋白基纳米胶囊用于递送疏水性姜黄素的研究中，该纳米胶囊的粒径为169nm，多分散指数为0.24，电位为31mV，封装率为83%。以酪蛋白基纳米胶囊递送系统与乳液或脂质体相比，其具有更高稳定性以及更低的生产成本[33]。

　　由于具备两亲性特性，玉米醇溶蛋白通常用作亲脂性营养素（类胡萝卜素和脂溶性维生素）和具有中等极性的营养素（精油和酚类化合物）的封装壁材[34]。玉米醇溶蛋白的广泛等电点是向体内输送不同营养素的关键条件[35]。由于玉米醇溶蛋白与其他蛋白质相比具有许多优点，因此人们努力探索玉米醇溶蛋白基纳米胶囊用于营养素强化食品的可能性。例如，将维生素D$_3$封装在玉米醇溶蛋白基纳米胶囊中，以提高其理化稳定性和生物利用率。然后将纳米胶囊添加到果冻模型中，以证明其对强化食品的适用性。维生素D$_3$在纳米胶囊中的封装率为（97.21 ± 1.87）%，粒径小于200nm。此外，在储存条件下负载维生素D$_3$的纳米胶囊显示出良好的理化稳定性，具有较低的多分散指数和较高的电位绝对值。添加负载维生素D$_3$的玉米醇溶蛋白基纳米胶囊的果冻具有较高的抗氧化能力和抗菌性。在体外模拟消化中，负载维生素D$_3$的玉米醇溶蛋白基纳米胶囊显示出80%的释放率，且将其加入果冻时也表现出类似的行为，在结肠中显示出峰值释放。因此，玉米醇溶蛋白纳米胶囊是一种可以提高营养素稳定性和实现靶向释放的递送系统[36]。玉米醇溶蛋白也可以和其他蛋白质或多糖通过相互作用形成二元或三元复合物纳米胶囊。Chen等利用反溶剂沉淀法将百里香酚和丁香酚共封装在玉米醇溶蛋白/酪蛋白复合纳米胶囊中，并研究喷雾干燥后纳米胶囊的性质。喷雾干燥的玉米醇溶蛋白/酪蛋白基纳米胶囊具有很好的复水性和稳定性。封装在纳米胶囊中的百里香酚和丁香酚在24h内显示出可控释放，并且丁香酚显示出比百里香酚更高的释放速率[37]。

第三节
食品级纳米胶囊递送营养素的应用

一、水果保鲜

"鲜切水果"一词是指通过剥皮、切割和包装等工艺改变水果原始状态的食品。由于这些产品具有良好的感官特性和便携性，近年来消费者对它们的需求不断增加。然而，"鲜切水果"行业面临的主要挑战之一是在去皮和切割后多酚氧化酶促进了水果产生褐变，进而导致水果的质量和口感下降[38]。这个问题必须用一种褐变抑制剂来处理，这种抑制剂会阻止水果褐变的发生。但是，目前使用的褐变抑制剂通常含有还原剂，如有机酸、半胱氨酸、蜂蜜、氯化钙和多磷酸盐等。

食用涂层是延长"鲜切水果"保质期的一种选择，因为它们形成了由氧气、二氧化碳、水分和溶质组成的半透性屏障，有助于降低水果的呼吸指数、质量损失和氧化反应速率。天然聚合物作为可食用涂层的潜力早已得到认可，因为它们能够形成一个具有功能性的致密网络。在这方面，具有控制营养素释放特性的纳米胶囊递送系统可以成为保鲜鲜切水果的一种新型方法，有助于延长其保质期，改善其理化性质和质量[39, 40]。将含有生育酚的纳米胶囊用作"鲜切苹果"的涂层，可以发现该纳米胶囊有效地降低了苹果的褐变指数，减少"鲜切苹果"的质量损失，同时通过改善多酚氧化酶活性而延长保质期[39]。该团队还评估了黄原胶基纳米胶囊对鲜切甜瓜理化性质的影响。研究了几种涂层：黄原胶、黄原胶与纳米胶囊结合、黄原胶与纳米球结合、纳米胶囊和纳米球，将它们与未处理的鲜切甜瓜进行比较，以确定它们的保鲜效果。结果表明，黄原胶与纳米胶囊结合时对鲜切甜瓜的保鲜效果最好，贮藏时间延长至21d[38]。

二、天然食品防腐剂

微生物污染是食品变质的主要原因之一，最终导致食品的营养和感官品质发生变化。最近，已观察到与微生物污染有关的食源性疾病有所增加。因此，控制新鲜或加工食品中的细菌污染成为一个亟须解决的问题。近年来，天然来源的食品级防腐剂受到人们的广泛关注[40]。

纳米胶囊具有更小的粒径和更大的表面积，其作为营养素递送系统还可以掩盖营养素的不良气味、降低挥发性、增加溶解度和理化稳定性、减少其与食品成分的相互作用并提高营养素的生物利用率。因此，纳米胶囊可以用于抗菌性营养素的封装和递送[41]。Granata等采用纳米沉淀法制备了载有精油的聚己内酯脂质基纳米胶囊。结果表明，在4℃和40℃条件下，纳米胶囊的封装率均较高，且可以在30天内甚至更长时间保持稳定，对食源性病原菌的抑菌活性高于相应的纯精油。有趣的是，即使在最低抑菌浓度下，负载精油的脂质基纳米胶囊也表现出杀菌活性，这使它们成为天然食品防腐剂[4]。此外，面包和蛋糕等烘焙产品极易受到霉菌和酵母菌的影响，需要通过使用防腐剂来延长保质期。有研究者采用纳米沉淀法制备了负载精油的玉米醇溶蛋白基纳米胶囊。获得的纳米胶囊呈球形、无孔且外壁没有裂缝或裂纹。观察抑菌圈的大小发现载有精油的纳米胶囊对革兰阳性菌的抗菌活性高于革兰阴性菌。热稳定性结果表明，所得纳米胶囊具有较高的耐热性，能够保护精油在烘烤过程中不被降解[42]。

第四节
食品级微胶囊的概述与制备

一、食品级微胶囊的概述

目前，由于营养素对人体健康的益处，大量的工作集中在将营养素纳入食品配方上。特别是，不同类型的营养素，如类胡萝卜素、植物固醇、ω-3脂肪酸和脂溶性维生素的口服递送引起了人们的极大兴趣。这些营养素具有多种功能，如抗氧化、抗菌、抗炎和抗病毒等。然而，由于稳定性和水溶性较差，导致其在口服过程中的生物利用率很低[43]。这些问题大多可以通过脂质体、乳液、纳米胶囊和微胶囊等递送系统解决。微胶囊是胶囊化的主要方式之一，可以使包封在囊壁中的营养素与外界环境隔离。它不仅提高了营养素的稳定性，掩盖了不良的风味和颜色，而且有利于营养素的加工、运输和贮藏，因此微胶囊在食品领域得到了广泛应用[44]。

食品级微胶囊化可以定义为一种将生物活性成分，包括液滴、固体颗粒或气泡嵌入另一种材料或系统中，用于固定、保护和功能化生物活性成分的技术。微胶囊化生物活性成分可称为芯材、核、填充物或载荷相，涂层材料也可称为壁材、壳、壳壁、载体或外相。微胶囊的粒径目前尚无明确定义，范围为1~1000μm。微胶囊一般为规则球形，目前报道的非球形微胶囊较少，根据不同形状、壁材层数和芯材可获得多种形式的微胶囊[45]。

二、食品级微胶囊的制备方法

微胶囊的制备方法有喷雾干燥法、层层组装法、复合凝聚法等。

1. 喷雾干燥法

喷雾干燥法是食品工业中最常见的制备微胶囊的方法，通过调整工艺参数（如溶液配方、流速、入口或出口温度）来获得具有特定性质（如形貌、水分含量和粒径）的微胶囊粉末，用于封装类黄酮、脂类和多酚等营养素[46]。与其他制备方法相比，喷雾干燥法具有干燥速度快、营养损失少、生产成本低等优点。根据工艺条件不同，喷雾干燥法可以分为高温喷雾干燥法和冷冻喷雾干燥法。

（1）高温喷雾干燥法（HTSD） 在喷雾干燥过程中，悬浮液在热干燥介质（通常是空气）下通过雾化除去溶剂，从而形成粉末。该方法能够通过改变操作条件（进料流量、流速和入口温度）来控制微胶囊的性质。例如，以淀粉为壁材制备的叶黄素基微胶囊在封装率和对热、酸碱度、光和氧的稳定性方面具有显著的改善[47]。高温喷雾干燥法在微胶囊应用中受到限制的主要原因是可用壁材的种类有限，而且所选用的壁材在水中必须具有良好的溶解性。此外，通过高温喷雾干燥法生产的微胶囊粉容易发生团聚，往往需要进一步加工。并且由于雾化过程中使用高温装置，营养素的低抗氧化能力也需要改进[48]。

（2）冷冻喷雾干燥法（SFD） 冷冻喷雾干燥法是在低温下保护营养素（益生菌或其他对热敏感物质）生物活性的有效方法[49]。该方法主要包括两个步骤：将悬浮液喷入液氮中，然后冻干。冷冻喷雾干燥法涉及液体悬浮固化、冰升华和从产品中去除吸收的水的过程。研究表明，与高温喷雾干燥方法比，采用冷冻喷雾干燥对香兰素进行微胶囊化显示出优异的理化稳定性[50]。目前，该方法已经在商业上使用，一些水溶性类胡萝卜素微胶囊产品具有优异的溶解性和稳定性，在市场上具有竞争力。与其他干燥方法相比，冷冻喷雾干燥法的主要缺点包括能耗高、加工时间长且生产成本偏高。一般而言，冷冻喷雾干燥之后产品的孔隙率更高，从而将芯材暴露于周围环境。然而，这种多孔结构也导致营养素释放效率提高[51]。Cui等以魔芋葡甘聚糖和大豆分离蛋白为原料，采用高温喷雾干燥和冷冻喷雾干燥法制备了负载鱼油的微胶囊。不同方法制备的微胶囊的对比分析表明，高温喷雾干燥和冷冻喷雾干燥法的封装率分别为90.10%和83.52%。扫描电子显微镜（SEM）和共聚焦激光扫描显微镜（CLSM）的结果表明，高温喷雾干燥法制备的微胶囊是结构致密的球形颗粒，而冷冻喷雾干燥法制备的微胶囊是具有孔状结构的不规则颗粒。释放动力学测试进一步表明，高温喷雾干燥法制备的微胶囊的营养素封装率优于冷冻喷雾干燥法制备的微胶囊。但是就营养素释放率而言，冷冻喷雾干燥法优于高温喷雾干燥法[52]。

2. 层层组装法

最近，通过层层组装法制备的多层微胶囊作为封装和控制营养素释放的新型递送系统受到广泛关注。层层组装法是基于带相反电荷的聚合物之间的静电相互作用，以形成具有特定功能的微胶囊的方法[53]。有研究以大豆分离蛋白、辛烯基琥珀酸酐改性淀粉和壳聚糖为原料，采用层层组装技术制备了三层微胶囊。与单层或双层微胶囊相比，三层微胶囊的封装率较低，但它们表现出程序控制释放行为。同时，香草醛的稳定性和释放效率由多层微胶囊控制[46]。

3. 复合凝聚法

复合凝聚法涉及静电相互作用，是由两种或两种以上带相反电荷的壁材之间的静电吸引引起的，这种方法在食品、化妆品和制药工业引起了越来越多的关注[54]。蛋白质-多糖复合物无毒、成本低，且具备良好的封装性能，可通过复合凝聚法来封装营养素。利用该法，多种多糖（如纤维素、壳聚糖、卡拉胶、阿拉伯胶和果胶）和蛋白质（如乳清蛋白、乳蛋白、玉米醇溶蛋白、明胶和大豆分离蛋白）可用于制备微胶囊[44]。

第五节
食品级微胶囊与营养素递送

在食品工业上，封装壁材的选择更注重其可食用性和成本效益。迄今为止，已经建立和研究了许多基于合成聚合物的微胶囊递送系统。然而，这些合成聚合物基微胶囊的制备可能涉及有毒的有机溶剂的使用，从而限制了它们在食品工业中的使用。与合成聚合物相比，脂质、多糖和蛋白质等天然聚合物具有良好的生物相容性和安全性，且封装时避免了有毒的有机溶剂，是制备微胶囊的理想壁材[45]。因此下面主要介绍食品级脂质基微胶囊、多糖基微胶囊和蛋白质基微胶囊与营养递送。表7-2总结了一些代表性的负载营养素的食品级微胶囊递送系统。

表 7-2　代表性的食品级微胶囊营养素递送

微胶囊递送系统种类	生物大分子	营养素	制备方法	主要特点
脂质基微胶囊	辛癸酸甘油酯、卵磷脂、二氧化硅	亚麻籽油、辅酶 Q_{10}	冷冻喷雾干燥法	辅酶 Q_{10} 与亚麻籽油协同作用增强了硅脂杂化微胶囊的氧化稳定性
	棕榈油	抗坏血酸	微流控法	该微胶囊可以提高抗坏血酸的封装率和稳定性，在防止食品中抗坏血酸降解方面具有巨大潜力
多糖基微胶囊	辛烯基琥珀酸酐淀粉、海藻糖	β - 胡萝卜素	湿磨法和喷雾干燥法	β - 胡萝卜素微胶囊的形态受海藻糖含量的调控，高含量的海藻糖可以改善 β - 胡萝卜素微胶囊的自发沉降性和分散性，在 1min 内完全复水
	果胶、壳聚糖	乳酸链球菌素	复合凝聚法	乳酸链球菌素微胶囊具有良好的热稳定性和缓释效果
	β - 环糊精、果胶	大蒜精油	喷雾干燥法	提高了大蒜精油的热稳定性，同时掩盖了其刺鼻味道
	壳聚糖、阿拉伯胶、麦芽糊精	薄荷油	复合凝聚法和喷雾干燥法	两阶段胶囊化工艺可以是一种生态友好和可持续的方法，用于制造负载活性油的微胶囊，在食品产品中具有潜在的应用
	麦芽糊精	银耳多糖	喷雾干燥法	负载银耳多糖的微胶囊可以显著降低血糖水平、血清甘油三酯和总胆固醇水平

续表

微胶囊递送系统种类	生物大分子	营养素	制备方法	主要特点
蛋白质基微胶囊	乳清蛋白、肉桂醛	川皮苷	喷雾干燥法	该微胶囊提高了川皮苷的稳定性，抑制了川皮苷晶体的形成；体外消化结果表明，微胶囊中的川皮苷具有更高的生物利用率
	乳清蛋白	叶绿素	喷雾干燥法	乳清蛋白 – 叶绿素微胶囊具有良好的抗氧化活性和理化性能，特别是水溶性和稳定性，可作为一种潜在的天然食品添加剂
	玉米醇溶蛋白	柠檬烯	非均相沉淀法	以柠檬烯和玉米醇溶蛋白为基础的壳制备的微胶囊有助于柠檬烯的缓释并延迟氧化，提高了其在水溶性食品中稳定分散的能力
	乳清蛋白	维生素 E	喷雾干燥法	通过喷雾冷冻干燥法制备的微胶囊大大提高了维生素 E 的生物利用率；喷雾冷冻干燥法也可用于其他封装水溶性差的生物活性化合物

一、脂质基微胶囊与营养素递送

脂质基微胶囊由亲脂性核（油相）和表面活性物质壳（界面层）组成，是保护亲脂性营养素的主要递送系统。脂质基微胶囊已被证明在提高营养素生物利用率方面是有效的，主要通过增加微胶囊表面积来增强营养素扩散释放。目前，脂质基微胶囊包括液体脂质微胶囊和固体脂质微胶囊，与液体脂质微胶囊相比，固体脂质微胶囊能够提高低水溶性营养素的溶解速率和生物利用率，保护营养素不受光照和氧化影响。固体脂质微胶囊的形成可以通过各种干燥技术来实现，如旋转蒸发、冷冻干燥或喷雾干燥。固体脂质微胶囊通常与水溶性载体如明胶和多糖或不溶于水的载体如二氧化硅结合制备[55]。理想情况下，固体脂质微胶囊在营养素递送前可以很容易地在水中重新配制，或在递送后在胃肠道中重新分散。有研究通过微流控技术制备负载抗坏血酸的固体脂质微胶囊，结果表明该递送系统在防止抗坏血酸在食品中的降解方面具有巨大的潜力；此外，该固体脂质微胶囊还可以掩盖抗坏血酸的酸味[56]。Kukizaki等以甘油三酯为壁材，采用温控膜乳化法制备了固体脂质微胶囊用于递送维生素B$_{12}$。该固体脂质微胶囊对维生素B$_{12}$的封装率很高，且随乳液粒径的增加而增加。在室温或更低的温度条件下，将固体脂质微胶囊重新分散到生理盐水中，10d内未观察到维生素B_{12}从微胶囊中泄漏[57]。

目前，一种新型硅脂杂化微胶囊①体系引起了研究者的广泛关注。硅脂杂化微胶囊的主要优点是：第一，油相配方的理化稳定性较好；第二，在微胶囊基质中以无定形状态保护营养素；第三，微胶囊结构的高孔隙率，可以提高脂质消化率和营养素溶解度；第四，不存在合成表面活性剂，避免了与表面活性剂相关的安全问题[58]。目前已经有研究团队评价了硅脂杂化微胶囊共递送亚麻籽油和辅酶Q_{10}的效率。采用高压均质、冷冻干燥等方法将硅脂杂化微胶囊与亲脂成分共递送，并对固化样品进行流动性分析、形貌分析、X射线衍射（XRD）和傅里叶变换红外光谱（FTIR）分析。结果表明，在含有8%以上的二氧化硅溶液中制备的硅脂杂化微胶囊具有不规则的颗粒形态和良好的流动性。辅酶Q_{10}与亚麻籽油协同作用增加了硅脂杂化微胶囊的抗氧化性。因此，硅脂杂化微胶囊可用于食品工业中营养素的封装和递送[59]。Simovic等开发了一种亚微米脂滴和纳米颗粒构建的硅脂杂化微胶囊作为一种新型的难溶性营养素递送系统[60]。该团队也研究了通过皮克林乳液的相凝聚作用构建复合脂质–二氧化硅微胶囊，以增强脂质水解[61]。

二、多糖基微胶囊与营养素递送

天然多糖具有良好的生物学性能，如亲水溶胀性、无毒、生物可降解性，以及良好的生物相容性，因而是制备微胶囊营养素递送系统的优选材料。其中，果胶和阿拉伯胶基微胶囊营养素递送系统在营养素强化食品应用中的研究最广泛。几十年来，果胶因其胶凝、增稠、乳化性能而广泛应用于食品行业[62]。果胶的化学组成和官能团是其在营养素递送方面广泛应用的主要原因。羟基（—OH）、羧基（—COOH）和甲基（—CH_3）是果胶链中的主要官能团，在不同的pH条件下，果胶分子的—COOH可以以—COO^-、—COOH和—$COOH_2^+$的不同形式存在。因此，调节介质的pH，可以使果胶与不同的原料形成带相反电荷的复合材料[63]。壳聚糖、酪蛋白、明胶、玉米醇溶蛋白等能提供正电荷的物质可以与果胶形成二元或三元复合物微胶囊，其中静电相互作用是主要作用力[64]。例如，有研究评价β–环糊精与甜菜果

①　硅脂杂化微胶囊：是指内部含有特殊硅／脂基质的微胶囊。硅脂杂化为"Silica lipid hybrid"的译文。

胶在大蒜油封装过程中的结合性能。结果表明，β-环糊精/甜菜果胶微胶囊提高了大蒜油的热稳定性，同时通过体外模拟消化研究大蒜油的释放行为，说明甜菜果胶在酸性系统中作为大蒜油封装壁材富有潜力，从而可以进一步应用于酸性饮料中[65]。Carra等制备了负载花青素的酪蛋白/果胶基微胶囊，通过复合凝聚法和喷雾干燥法制备形成的微胶囊提高了花青素的热稳定性，并使其具有生物相容性和可降解性[66]。

　　阿拉伯胶由于其高封装率、良好的成膜性能和水溶性已被广泛用作微胶囊的封装壁材。例如，有研究人员以阿拉伯胶基微胶囊封装甜菜红素，并探究其抗氧化活性[67]。结果表明，阿拉伯胶基微胶囊可以有效地提高甜菜红素的抗氧化活性和理化稳定性，防止着色剂降解[68]。然而，成本较高和供应受限是影响阿拉伯胶作为微胶囊壁材的主要障碍，因此，阿拉伯胶可以与其他多糖或蛋白质（壳聚糖、麦芽糊精、乳清蛋白、明胶等）结合形成二元或三元复合物微胶囊用于营养素递送。通过复合凝聚和喷雾干燥两阶段的封装工艺，可以制备出负载薄荷油的阿拉伯胶/壳聚糖/麦芽糊精三元复合物微胶囊。这两阶段封装工艺是一种环保、可持续的封装活性油的微胶囊制备方法，在食品领域具有潜在的应用价值[69]。

三、蛋白质基微胶囊与营养素递送

　　最近，基于蛋白质的新型微胶囊应运而生，作为多糖或脂质基微胶囊的可行替代品。蛋白质必须使用各种方法交联或稳定，以实现缓慢或控制释放特性。蛋白质基微胶囊递送系统一般是通过共价相互作用和非共价相互作用形成。共价相互作用通常会增加微胶囊的机械强度，但使用共价相互作用来形成微胶囊有其自身的局限性，因为产生的是永久性的键，一般会触发微胶囊的聚集，甚至在某些情况下会触发细胞毒性。一个可行的替代方法是使用非共价相互作用（如静电相互作用、氢键和疏水相互作用）[70]。目前常用于制备微胶囊递送系统的蛋白质包括大豆蛋白和乳清蛋白等。

　　大豆蛋白因其高蛋白水平和良好的功能特性，成为豆科植物蛋白质的重要代表[71]。大豆分离蛋白是大豆蛋白的典型代表，其主要成分为大豆球蛋白和β-伴大豆球蛋白[72]。目前，有研究采用喷雾干燥法成功制备了负载亚麻籽油的大豆分离蛋白/麦芽糊精基微胶囊，并探索超声处理对微胶囊的微观结构和特性的影响。超声处理可以提高大豆分离蛋白和麦芽糊精的共价键合度，显著减小微胶囊的粒径，提高微胶囊的理化稳定性。通过建立和验证氧化动力学模型，确定负载亚麻籽油的微胶囊具有良好的氧化稳定性和缓释性[73]。Ansarifar等通过层层组装大豆分离蛋白原纤维和高甲氧基果胶，制备了新型多层微胶囊。结果表明，该系统能够制备具有相同粒径和不同层数的微胶囊，解决了以往研究中的常规问题，包括絮凝和沉淀。该多层微胶囊制备非常简单，很容易实现工业化，特别是用于素食食品的生产[74]。

　　乳清蛋白包括乳清浓缩蛋白、乳清分离蛋白和乳清蛋白水解物，它具有较高的营养价值与广泛的可用性和功能性，因此常被应用于制备营养素强化食品[75-80]。为了提高叶绿素的水溶性和理化稳定性，采用喷雾干燥法制备了负载叶绿素的乳清分离蛋白基微胶囊。以较高质量比的乳清分离蛋白制备的负载叶绿素的乳清分离蛋白基微胶囊具有良好的理化性质（水溶性和稳定性）和抗氧化性，可作为一种潜在的天然食品添加剂[81]。通过喷雾干燥法也可以制备双层微胶囊，有研究者以浓缩乳清蛋白和海藻酸盐为原料，设计双层乳液制备亚麻籽油微胶囊，其亚麻籽油的封装率高达84%。该技术还可用于其他亲脂性营养素的封装，然后可将其整合到不同的食品基质（冰淇淋、酸乳和烘焙产品）中[82]。

第六节
食品级微胶囊递送营养素的应用

一、功能性酸乳的开发

　　酸乳是最受欢迎的发酵乳产品之一，具有很高的营养价值，它被证明是生产各种功能性食品的成功基质。近年来，许多食品成分和营养素，如益生菌、维生素已被加入酸乳配方中，以改善其功能特性[83, 84]。Tan等首先制备了含生育酚的皮克林乳液，然后用海藻酸盐和壳聚糖将其凝胶成微胶囊，形成负载生育酚的海藻酸盐/壳聚糖基微胶囊。使用皮克林乳液对生育酚进行微胶囊化可以有效地延缓该营养素的氧化。通过模拟食品系统，将生育酚以微胶囊形式添加到模型酸乳中比游离形式更稳定。此外，以微胶囊形式添加生育酚也不会严重影响酸乳的pH、颜色、质地和黏度[85]。Sun等研究了负载川皮苷的肉桂醛–乳清蛋白基微胶囊的稳定性和生物利用率，以及在酸乳中的应用。通过肉桂醛对乳清蛋白进行化学修饰所得到的微胶囊提高了川皮苷的水溶性、理化稳定性和生物利用率，同时降低了川皮苷的结晶度。添加负载川皮苷的肉桂醛–乳清蛋白基微胶囊可以制备出具有更好保水性的营养素强化酸乳[86]。除此之外，将嗜酸乳杆菌通过复合凝聚法添加到微胶囊中，冻干后可以应用到水牛乳中。通过微囊化过程、储存过程和模拟消化过程对益生菌的活性进行评价，结果表明，该微胶囊在冷藏条件下保持了较高的嗜酸乳杆菌数量[87]。此外，Comunian等将海胆油、植物固醇和芥子酸共胶囊化，并将获得的微胶囊加入酸乳中，用于功能性酸乳的研制[88]。

二、果汁的应用

绿咖啡油极不稳定且易发生氧化降解，导致保质期缩短，感官和营养品质下降。此外，绿咖啡油的亲脂性使其应用于亲水性食品（如果汁）具有挑战性。将绿咖啡油封装到微胶囊中，可以使其具有更好的稳定性并扩大在营养素强化食品中的应用。Carvalho等通过喷雾干燥法制备了卵磷脂/壳聚糖双层微胶囊用于递送绿咖啡油[89]。此外，也有研究人员将负载绿咖啡油的腰果胶/明胶微胶囊添加到果汁，并评价其效果。结果证明，通过微胶囊封装的绿咖啡油具有较高的封装率和抗氧化性。与游离绿咖啡油相比，添加负载绿咖啡油的微胶囊的果汁具有良好的流变性和感官品质[90]。

三、促进益生菌在胃肠道中的消化和释放

联合国粮食及农业组织/世界卫生组织（FAO/WHO）对益生菌的定义：它是一种活的微生物，当给予足够量时，会给宿主带来健康益处[91]。但是，大多数益生菌经过胃时常会因其强酸条件和胆盐浓度而使其活力丧失。将这些益生菌封装到微胶囊是一种新兴的方法，可以减少其在胃液中的死亡，也可以控制这些益生菌在肠道中的释放[92]。此外，制备负载益生菌的微胶囊的壁材必须是无毒的聚合物，以确保宿主以及细菌不受其伤害。用于制备微胶囊的材料通常为天然多糖和蛋白质，因为它们无细胞毒性，并且制备过程不需要使用有机溶剂。目前，将益生菌封装

在海藻酸盐中的研究最广泛。例如，有研究人员以海藻酸盐和虫胶为壁材，采用共挤法制备了负载益生菌的微胶囊。结果表明，海藻酸–虫胶微胶囊能够有效地保护被封装的益生菌[93]。Shinde等通过共挤技术制备了海藻酸盐/苹果皮多酚基微胶囊用来保护牛乳中的嗜酸乳杆菌。储存50d后，细胞存活率下降得非常低，这表明海藻酸盐/苹果皮多酚微胶囊可以有效地保护益生菌[94]。Liu等研究了聚丙烯酸钠接枝海藻酸盐对益生菌微胶囊化的影响。以海藻酸盐为原料，接枝聚丙烯酸钠，合成了可食用半天然高分子，提高了海藻酸盐的耐酸性能。与海藻酸盐微胶囊相比，改性之后的海藻酸盐微胶囊能够有效地提高益生菌的存活率。同时，在模拟小肠和结肠中的释放效果也明显增强[95]。在益生菌的封装和递送方面，其他聚合物的应用虽不如海藻酸盐广泛，但是许多聚合物（如黄原胶、阿拉伯胶、酪蛋白、乳清蛋白等）也显示出作为封装壁材的良好潜力。如上所述，如果希望将这些产品推向市场，可能需要进行更多的体内研究，以确保这些营养素强化食品的功效。

参考文献

[1] Mora-huertas CE, Fessi H, Elaissari A. Polymer-based nanocapsules for drug delivery [J]. International Journal of Pharmaceutics, 2010, 385: 113-142.

[2] Lima AL, Gratieri T, Cunha-Filho M, Gelfuso GM. Polymeric nanocapsules: A review on design and production methods for pharmaceutical purpose [J]. Methods, 2022, 199: 54-66.

[3] Yan X, Bernard J, Ganachaud F. Nanoprecipitation as a simple and straightforward process to create complex polymeric colloidal morphologies [J]. Advances in Colloid and Interface Science, 2021, 294: 102474.

[4] Granata G, Stracquadanio S, Leonardi M, et al. Essential oils encapsulated in polymer-based nanocapsules as potential candidates for application in food preservation [J]. Food Chemistry, 2018, 269: 286-292.

[5] Zambrano-Zaragoza ML, Mercado-Silva E, Gutiérrez-Cortez E, et al. Optimization of nanocapsules preparation by the emulsion-diffusion method for food applications

[J]. LWT-Food Science and Technology, 2011, 44 (6): 1362-1368.

[6] Zhang Y, Chi C, Huang X, et al. Starch-based nanocapsules fabricated through layer-by-layer assembly for oral delivery of protein to lower gastrointestinal tract [J]. Carbohydrate Polymer, 2017, 171: 242-251.

[7] Rivera MC, Pinheiro AC, Bourbon AI, et al. Hollow chitosan/alginate nanocapsules for bioactive compound delivery [J]. International Journal of Biological Macromolecules, 2015, 79: 95-102.

[8] Ji F, Li J, Qin Z, et al. Engineering pectin-based hollow nanocapsules for delivery of anticancer drug [J]. Carbohydrate Polymer, 2017, 177: 86-96.

[9] Kittitheeranun P, Sajomsang W, Phanpee S, et al. Layer-by-layer engineered nanocapsules of curcumin with improved cell activity [J]. International Journal of Pharmaceutics, 2015, 492: 92-102.

[10] Hernández-Nava R, López-Malo A, Palou E, et al. Encapsulation of oregano essential oil (*Origanum vulgare*) by complex coacervation between gelatin and chia mucilage and its properties after spray drying [J]. Food Hydrocolloids, 2020, 109: 106077.

[11] Zhang J, Jia G, Wanbin Z, et al. Nanoencapsulation of zeaxanthin extracted from Lycium barbarum L. by complex coacervation with gelatin and CMC [J]. Food Hydrocolloids, 2021, 112: 106280.

[12] Lv Y, Yang F, Li X, et al. Formation of heat-resistant nanocapsules of jasmine essential oil via gelatin/gum arabic based complex coacervation [J]. Food Hydrocolloids, 2014, 35: 305-314.

[13] Moura RP, Pacheco C, Pêgo AP, et al. Lipid nanocapsules to enhance drug bioavailability to the central nervous system [J]. Journal of Controlled Release, 2020, 322: 390-400.

[14] Dabholkar N, Waghule T, Krishna Rapalli V, et al. Lipid shell lipid nanocapsules as smart generation lipid nanocarriers [J]. Journal of Molecular Liquids, 2021, 339: 117145.

[15] Niu Z, Conejos-Sánchez I, Griffin BT, et al. Lipid-based nanocarriers for oral peptide delivery [J]. Advanced Drug Delivery Reviews, 2016, 106: 337-354.

[16] Zhai Q, Li H, Song Y, et al. Preparation and optimization lipid nanocapsules to enhance the antitumor efficacy of cisplatin in hepatocellular carcinoma HepG2 cells [J]. AAPS PharmSciTech, 2018, 19 (5): 2048-2057.

[17] Granata G, Consoli GML, Lo Nigro R, Geraci C. Hydroxycinnamic acids loaded in lipid-core nanocapsules [J]. Food Chemistry, 2018, 245: 551-556.

[18] Abbas S, Chang D, Riaz N, et al. *In-vitro* stress stability, digestibility and bioaccessibility of curcumin-loaded polymeric nanocapsules [J]. Journal of Experimental Nanoscience, 2021, 16 (1): 230-246.

[19] Bilal M, Gul I, Basharat A, Qamar SA. Polysaccharides-based bio-nanostructures and their potential food applications [J]. International Journal of Biological Macromolecules, 2021, 176: 540-557.

[20] Lertsutthiwong P, Noomun K, Jongaroonngamsang N, et al. Preparation of alginate nanocapsules containing turmeric oil [J]. Carbohydrate Polymer, 2018, 74: 209-214.

[21] Ghayempour S, Mortazavi SM. Preparation and investigation of sodium alginate nanocapsules by different microemulsification devices [J]. Journal of Applied Polymer Science, 2015, 132 (17): 1-8.

[22] Qamar SA, Ashiq M, Jahangeer M, et al. Chitosan-based hybrid materials as adsorbents for textile dyes–a review [J]. Case Studies in Chemical and Environmental Engineering, 2020, 2: 100021.

[23] Qiu C, Julian McClements D, Jin Z, et al. Resveratrol-loaded core-shell nanostructured delivery systems: Cyclodextrin-based metal-organic nanocapsules prepared by ionic gelation [J]. Food Chemistry, 2020, 317: 126328.

[24] Pinheiro AC, Bourbon AI, Cerqueira MA, et al. Chitosan/fucoidan multilayer nanocapsules as a vehicle for controlled release of bioactive compounds [J]. Carbohydrate Polymer, 2015, 115: 1-9.

[25] Rivera MC, Pinheiro AC, Bourbon AI, et al. Hollow chitosan/alginate nanocapsules for bioactive compound delivery [J]. International Journal of Biological Macromolecules, 2015, 79: 95-102.

[26] Gupta S Sen, Ghosh M. Preparation and characterisation of protein based nanocapsules of bioactive lipids [J]. Journal of Food Engineering, 2014, 121 (1): 64-72.

[27] Shimanovich U, Bernardes GJL, Knowles TPJ, et al. Protein micro- and nano-capsules for biomedical applications [J]. Chemical Society Reviews, 2014, 43: 1361-1371.

[28] Gu Z, Yan M, Hu B, et al. Protein nanocapsule weaved with enzymatically degradable polymerie network [J]. Nano Letters, 2009, 9: 4533-4538.

[29] Casanova F, Nascimento LGL, Silva NFN, et al. Interactions between caseins and food-derived bioactive molecules: A review [J]. Food Chemistry, 2021, 359: 129820.

[30] Sarantis SD, Eren NM, Kowalcyk B, et al. Thermodynamic interactions of micellar casein and oat β-glucan in a model food system [J]. Food Hydrocolloids, 2021, 115: 106559.

[31] Ranadheera CS, Liyanaarachchi WS, Chandrapala J, et al. Utilizing unique properties of caseins and the casein micelle for delivery of sensitive food ingredients and bioactives [J]. Trends in Food Science and Technology, 2016, 57: 178-187.

[32] Nogueira MH, Tavares GM, Casanova F, et al. Cross-linked casein micelle used as encapsulating agent for jaboticaba (*Plinia jaboticaba*) phenolic compounds by spray drying [J]. International Journal of Dairy Technology, 2020, 73: 765-770.

[33] Pan K, Zhong Q, Baek SJ. Enhanced dispersibility and bioactivity of curcumin by encapsulation in casein nanocapsules [J]. Journal of Agricultural and Food Chemistry, 2013, 61 (25): 6036-6043.

[34] Kim S, Peterson SC. Optimal conditions for the encapsulation of menthol into zein nanoparticles [J]. LWT-Food Science and Technology, 2020, 144: 111213.

[35] Kasaai MR. Zein and zein-based nano-materials for food and nutrition applications: A review [J]. Trends in Food Science and Technology, 2018, 79: 184-197.

[36] de Melo APZ, da Rosa CG, Noronha CM, et al. Nanoencapsulation of vitamin D3 and fortification in an experimental jelly model of Acca sellowiana: Bioaccessibility in a simulated gastrointestinal system [J]. LWT-Food Science and Technology, 2021, 145: 1-7.

[37] Chen H, Zhang Y, Zhong Q. Physical and antimicrobial properties of spray-dried zein-casein nanocapsules with co-encapsulated eugenol and thymol [J]. Journal of Food Engineering, 2014, 144: 93-102.

[38] Zambrano-Zaragoza ML, Quintanar-Guerrero D, Del Real A, et al. The release kinetics of β-carotene nanocapsules/xanthan gum coating and quality changes in fresh-cut melon (cantaloupe) [J]. Carbohydrate Polymer, 2017, 157: 1874-1882.

[39] Zambrano-Zaragoza ML, Mercado-Silva E, Del Real L. A, et al. The effect of nano-coatings with α-tocopherol and xanthan gum on shelf-life and browning index of fresh-cut "red delicious" apples [J]. Innovative Food Science and Emerging Technologies, 2014, 22: 188-196.

[40] Yousefi M, Ehsani A, Jafari SM. Lipid-based nano delivery of antimicrobials to control food-borne bacteria [J]. Advances in Colloid and Interface Science, 2019,

270: 263-277.

[41] Skalickova S, Aulichova T, Venusova E, et al. Development of pH-responsive biopolymeric nanocapsule for antibacterial essential oils [J]. International Journal of Molecular Sciences, 2020, 21 (5): 1799.

[42] Gonçalves da Rosa C, Zapelini de Melo AP, Sganzerla WG, et al. Application in situ of zein nanocapsules loaded with *Origanum vulgare Linneus* and *Thymus vulgaris* as a preservative in bread [J]. Food Hydrocolloids, 2020, 99: 105339.

[43] Dhakal SP, He J. Microencapsulation of vitamins in food applications to prevent losses in processing and storage: A review [J]. Food Research International, 2020, 137: 109326.

[44] Bao C, Jiang P, Chai J, et al. The delivery of sensitive food bioactive ingredients: Absorption mechanisms, influencing factors, encapsulation techniques and evaluation models [J]. Food Research International, 2019, 120: 130-140.

[45] Teng MJ, Wei YS, Hu TG, et al. Citric acid cross-linked zein microcapsule as an efficient intestine-specific oral delivery system for lipophilic bioactive compound [J]. Journal of Food Engineering, 2020, 281: 109993.

[46] Noshad M, Mohebbi M, Shahidi F, Koocheki A. Effect of layer-by-layer polyelectrolyte method on encapsulation of vanillin [J]. International Journal of Biological Macromolecules, 2015, 81: 803-808.

[47] Wang Y, Ye H, Zhou C, et al. Study on the spray-drying encapsulation of lutein in the porous starch and gelatin mixture [J]. European Food Research and Technology, 2012, 234 (1): 157-163.

[48] Bakry AM, Abbas S, Ali B, et al. Microencapsulation of oils: A comprehensive review of benefits, techniques, and applications [J]. Comprehensive Reviews in Food Science and Food Safety, 2016, 15 (1): 143-182.

[49] Karthik P, Anandharamakrishnan C. Microencapsulation of docosahexaenoic acid by spray-freeze-drying method and comparison of its stability with spray-drying and freeze-drying methods [J]. Food and Bioprocess Technology, 2013, 6 (10): 2780-2790.

[50] Hundre SY, Karthik P, Anandharamakrishnan C. Effect of whey protein isolate and *β*-cyclodextrin wall systems on stability of microencapsulated vanillin by spray-freeze drying method [J]. Food Chemistry, 2015, 174: 16-24.

[51] Kanha N, Regenstein JM, Surawang S, et al. Properties and kinetics of the *in vitro*

release of anthocyanin-rich microcapsules produced through spray and freeze-drying complex coacervated double emulsions [J]. Food Chemistry, 2021, 340: 127950.

[52] Cui T, Chen C, Jia A, et al. Characterization and human microfold cell assay of fish oil microcapsules: Effect of spray drying and freeze-drying using konjac glucomannan (KGM)-soybean protein isolate (SPI) as wall materials [J]. Journal of Functional Foods, 2021, 83: 104542.

[53] Huang GQ, Zhang ZK, Cheng LY, et al. Intestine-targeted delivery potency of o-carboxymethyl chitosan–coated layer-by-layer microcapsules: An *in vitro* and *in vivo* evaluation [J]. Materials Science and Engineering C, 2019, 105: 110129.

[54] Qiao Z, Wang Z, Zhang C, et al. Control of the morphology and the size of complex coacervate microcapsules during scale-up [J]. AIChE Journal, 2012, 59 (4): 215-228.

[55] Kukizaki M. Preparation of solid lipid microcapsules via solid-in-oil-in-water dispersions by premix membrane emulsification [J]. Chemical Engineering Journal, 2009, 151: 387-396.

[56] Comunian TA, Abbaspourrad A, Favaro-Trindade CS, et al. Fabrication of solid lipid microcapsules containing ascorbic acid using a microfluidic technique [J]. Food Chemistry, 2014, 152: 271-275.

[57] Kukizaki M, Goto M. Preparation and evaluation of uniformly sized solid lipid microcapsules using membrane emulsification [J]. Colloids and Surfaces A: Physicochemical and Engineering Aspects, 2007, 293: 87-94.

[58] Lim LH, Tan A, Simovic S, et al. Silica-lipid hybrid microcapsules: Influence of lipid and emulsifier type on *in vitro* performance [J]. International Journal of Pharmaceutics, 2011, 409 (1-2): 297-306.

[59] Huang J, Wang L, Li N, et al. Silica lipid hybrid microparticles for the co-encapsulation of linseed oil and coenzyme Q_{10}: Preparation and *in vitro* characterization [J]. LWT-Food Science and Technology, 2021, 148: 111704.

[60] Simovic S, Heard P, Hui H, et al. Dry hybrid lipid-silica microcapsules engineered from submicron lipid droplets and nanoparticles as a novel delivery system for poorly soluble drugs [J]. Molecular Pharmaceutics, 2009, 6(3): 861-872.

[61] Simovic S, Heard P, Prestidge CA. Hybrid lipid-silica microcapsules engineered by phase coacervation of Pickering emulsions to enhance lipid hydrolysis [J]. Physical Chemistry Chemical Physics, 2010, 12 (26): 7162-7170.

[62] Li D qiang, Li J, Dong H lin, et al. Pectin in biomedical and drug delivery applications: A review [J]. International Journal of Biological Macromolecules, 2021, 185: 49-65.

[63] Cao L, Lu W, Mata A, et al. Egg-box model-based gelation of alginate and pectin: A review [J]. Carbohydrate Polymer, 2020, 242: 116389.

[64] Wang S ya, Li J, Zhou Y, et al. Chemical cross-linking approach for prolonging diclofenac sodium release from pectin-based delivery system [J]. International Journal of Biological Macromolecules, 2019, 137: 512-520.

[65] Emadzadeh B, Ghorani B, Naji-Tabasi S, et al. Fate of β-cyclodextrin-sugar beet pectin microcapsules containing garlic essential oil in an acidic food beverage [J]. Food Bioscience, 2021, 42: 101029.

[66] Carra JB, Matos RLN de, Novelli AP, et al. Spray-drying of casein/pectin bioconjugate microcapsules containing grape (*Vitis labrusca*) by-product extract [J]. Food Chemistry, 2021, 368: 130817.

[67] Hu Y, Li Y, Zhang W, et al. Physical stability and antioxidant activity of citrus flavonoids in arabic gum-stabilized microcapsules: Modulation of whey protein concentrate [J]. Food Hydrocolloids, 2018, 77: 588-597.

[68] Pitalua E, Jimenez M, Vernon-Carter EJ, et al. Antioxidative activity of microcapsules with beetroot juice using gum arabic as wall material [J]. Food and Bioproducts Processing, 2010, 88 (C2-3): 253-258.

[69] Baiocco D, Preece JA, Zhang Z. Microcapsules with a fungal chitosan-gum Arabic-maltodextrin shell to encapsulate health-beneficial peppermint oil [J]. Food Hydrocolloids for Health, 2021, 1: 100016.

[70] Jaganathan M, Madhumitha D, Dhathathreyan A. Protein microcapsules: Preparation and applications [J]. Advances in Colloid and Interface Science, 2014, 209: 1-7.

[71] Szymandera-Buszka K, Waszkowiak K, Kaczmarek A, et al. Wheat dietary fibre and soy protein as new carriers of iodine compounds for food fortification—the effect of storage conditions on the stability of potassium iodide and potassium iodate [J]. LWT-Food Science and Technology, 2021, 137: 110424.

[72] Mao L, Pan Q, Yuan F, et al. Formation of soy protein isolate-carrageenan complex coacervates for improved viability of *Bifidobacterium longum* during pasteurization and *in vitro* digestion [J]. Food Chemistry, 2019, 276: 307-314.

[73] Wang T, Chen K, Zhang X, et al. Effect of ultrasound on the preparation of soy protein isolate-maltodextrin embedded hemp seed oil microcapsules and the establishment of oxidation kinetics models [J]. Ultrasonics Sonochemistry, 2021, 77: 105700.

[74] Ansarifar E, Mohebbi M, Shahidi F, et al. Novel multilayer microcapsules based on soy protein isolate fibrils and high methoxyl pectin: Production, characterization and release modeling [J]. International Journal of Biological Macromolecules, 2017, 97: 761-769.

[75] Ali M, Homann T, Khalil M, et al. Milk whey protein modification by coffee-specific phenolics: Effect on structural and functional properties [J]. Journal of Agricultural and Food Chemistry, 2013, 61 (28): 6911-6920.

[76] Chevalier LM, Rioux LE, Angers P, et al. Study of the interactions between pectin in a blueberry puree and whey proteins: Functionality and application [J]. Food Hydrocolloids, 2019, 87: 61-70.

[77] Xu H, Lu Y, Zhang T, et al. Characterization of binding interactions of anthraquinones and bovine β-lactoglobulin [J]. Food Chemistry, 2019, 281: 28-35.

[78] Krunić T, Obradović NS, Rakin MB. Application of whey protein and whey protein hydrolysate as protein based carrier for probiotic starter culture [J]. Food Chemistry, 2019, 293: 74-82.

[79] Chen Y, Shu M, Yao X, et al. Effect of zein-based microencapsules on the release and oxidation of loaded limonene [J]. Food Hydrocolloids, 2018, 84: 330-336.

[80] Parthasarathi S, Anandharamakrishnan C. Enhancement of oral bioavailability of vitamin E by spray-freeze drying of whey protein microcapsules [J]. Food and Bioproducts Processing, 2016, 100: 469-476.

[81] Zhang ZH, Peng H, Woo MW, et al. Preparation and characterization of whey protein isolate-chlorophyll microcapsules by spray drying: Effect of WPI ratios on the physicochemical and antioxidant properties [J]. Journal of Food Engineering, 2020, 267: 109729.

[82] Fioramonti SA, Stepanic EM, Tibaldo AM, et al. Spray dried flaxseed oil powdered microcapsules obtained using milk whey proteins-alginate double layer emulsions [J]. Food Research International, 2019, 119: 931-940.

[83] Chen L, Yang T, Song Y, et al. Effect of xanthan-chitosan-xanthan double layer encapsulation on survival of Bifidobacterium BB01 in simulated gastrointestinal

conditions, bile salt solution and yogurt [J]. LWT-Food Science and Technology, 2017, 81: 274-280.

[84] De Campo C, Queiroz Assis R, Marques da Silva M, et al. Incorporation of zeaxanthin nanoparticles in yogurt: Influence on physicochemical properties, carotenoid stability and sensory analysis [J]. Food Chemistry, 2019, 301: 125230.

[85] Tan PY, Tan TB, Chang HW, et al. Effects of storage and yogurt matrix on the stability of tocotrienols encapsulated in chitosan-alginate microcapsules [J]. Food Chemistry, 2018, 241: 79-85.

[86] Sun GG, Liu F, Zhao RN, et al. Enhanced stability and bioaccessibility of nobiletin in whey protein/cinnamaldehyde-stabilized microcapsules and application in yogurt [J]. Food Structure, 2021, 30: 100217.

[87] Shoji AS, Oliveira AC, Balieiro JCC, et al. Viability of *L. acidophilus* microcapsules and their application to buffalo milk yoghurt [J]. Food and Bioproducts Processing, 2013, 91 (2): 83-88.

[88] Comunian TA, Chaves IE, Thomazini M, et al. Development of functional yogurt containing free and encapsulated echium oil, phytosterol and sinapic acid [J]. Food Chemistry, 2017, 237: 948-956.

[89] Carvalho AGS, Silva VM, Hubinger MD. Microencapsulation by spray drying of emulsified green coffee oil with two-layered membranes [J]. Food Research International, 2014, 61: 236-245.

[90] de Oliveira WQ, Wurlitzer NJ, Araújo AW de O, et al. Complex coacervates of cashew gum and gelatin as carriers of green coffee oil: The effect of microcapsule application on the rheological and sensorial quality of a fruit juice [J]. Food Research International, 2020, 131: 109047.

[91] Cook MT, Tzortzis G, Charalampopoulos D, et al. Microencapsulation of probiotics for gastrointestinal delivery [J]. Journal of Controlled Release, 2012, 162 (1): 56-67.

[92] Han C, Xiao Y, Liu E, et al. Preparation of Ca-alginate-whey protein isolate microcapsules for protection and delivery of *L. bulgaricus* and *L. paracasei* [J]. International Journal of Biological Macromolecules, 2020, 163: 1361-1368.

[93] Silva MP, Tulini FL, Ribas MM, et al. Microcapsules loaded with the probiotic Lactobacillus paracasei BGP-1 produced by co-extrusion technology using alginate/ shellac as wall material: Characterization and evaluation of drying processes [J]. Food Research International, 2016, 89: 582-590.

[94] Shinde T, Sun-Waterhouse D, Brooks J. Co-extrusion encapsulation of probiotic *Lactobacillus acidophilus* alone or together with apple skin polyphenols: An aqueous and value-added delivery system using alginate [J]. Food and Bioprocess Technology, 2014, 7 (6): 1581-1596.

[95] Liu Y, Sun Y, Sun L, et al. *In vitro* and *in vivo* study of sodium polyacrylate grafted alginate as microcapsule matrix for live probiotic delivery [J]. Journal of Functional Foods, 2016, 24 (26): 429-437.

第八章

食品级
水凝胶

　　"水凝胶"（Hydrogel）一词由Witchterle和Lim首次提出[1]，它是一种由高分子材料交联而成的三维网状结构体，在水中吸收和截留大量水分后仍能保持固体状态而不溶解。聚合物分子的主链或者侧链上亲水基团（—OH、—COOH、—CONH—、—SO₃H等）的存在赋予了水凝胶吸收和截留水分的能力[2]，聚合物链间某种交联的形成是维持水凝胶网状结构的重要因素。因此，选择具有亲水基团的聚合物并通过合适的方式诱导聚合物间形成一定交联是水凝胶构建的必要条件。

　　现如今，各种各样的水凝胶（环境刺激响应型水凝胶、自愈合水凝胶、乳液凝胶等）已被成功构建，并且，水凝胶在食品、农业、生物医学、化妆品等许多领域的应用潜力已得到证明。在食品领域，水凝胶的可食用性是实现其应用的前提，现已被设计的各种食品级水凝胶是由GRAS材料制作而成，通常指的是以多糖、蛋白质或它们的混合物为聚合物来源，且制作过程中不引入其他有毒有害材料的一类水凝胶。这类水凝胶具有良好的生物相容性和生物降解性，在营养素的递送、食物可食包装、重金属的吸附与清除等许多方面都展现出良好的应用前景。

　　本章将首先介绍食品级水凝胶的一些理论知识，包括交联类型、分类及构建方法首先被介绍，然后对水凝胶在营养素递送方面的应用做出系统概述。本章知识将促进人们对水凝胶相关理论及应用潜力的理解。

第一节
水凝胶的概述

一、交联类型

　　某种交联的形成是构建水凝胶所需的必要条件之一，根据交联机制的不同，可将水凝胶的交联类型划分为物理交联、化学交联和酶交联这三类。

（一）物理交联

物理交联的水凝胶是指在不引入任何新的共价键的情况下，通过非共价相互作用形成的三维网状结构。这类水凝胶在食品中普遍存在，因为许多食品加工手段，如改变温度或pH、高压、添加离子等都有助于物理交联的水凝胶形成[3]。但是，物理交联作用通常是可逆的，所以环境条件的改变可以将物理交联的固体状态的水凝胶再次转变成液体状态。形成物理交联水凝胶的非共价相互作用力有许多，常见的包括疏水相互作用、氢键、静电相互作用等。

一些球蛋白热诱导的凝胶形成过程通常会涉及疏水相互作用，当加热温度超过某一特定温度时，被掩藏在蛋白质内部的疏水基团暴露出来，与水相接触，导致疏水相互作用的产生，进而引发蛋白质聚集形成三维网状结构[4]。氢键是带有孤对电子的电负性原子（如氧）与临近的氢原子之间形成的一种相互作用，带有极性基团的生物聚合物与自身的其他极性基团或者其他生物聚合物的极性基团之间都能产生相对较强的氢键，这些氢键对于水凝胶的形成起到促进作用[5]。静电相互作用通常发生在带有相反电荷的生物聚合物之间，包括带有相反电荷的多糖与多糖[6]、蛋白质与多糖[7]、蛋白纤维与多糖之间[8]，这种相互作用易受pH和离子强度的影响，因此改变这两个因素可以调节静电相互作用的强度。生物聚合物与带有相反电荷的离子之间也可以通过静电相互作用（也称离子相互作用）形成物理交联的水凝胶，Ca^{2+}等一些带正电的二价阳离子能与阴离子聚电解质，如海藻酸盐通过静电相互作用形成水凝胶，但是由于很难避免周围环境中的离子与水凝胶二价阳离子之间的交换，所以这类水凝胶很容易溶解在生理介质中而失去凝胶特性[9]。

（二）化学交联

化学交联的水凝胶是由生物聚合物分子之间通过共价键形成的，因此更加稳定。常见的诱发生物聚合物之间化学交联的方式有三种：添加交联剂、辐照以及诱导聚合物自身活性基团发生化学反应。

京尼平、天然酚类化合物和柠檬酸作为无毒无害的绿色交联剂已被广泛用于食品级生物聚合物基水凝胶的构建。京尼平是一种从栀子果实中提取得到的具有良好生物相容性的材料，它可以与含有伯胺基团的生物聚合物发生共价交联反应而形成水凝胶[10]。天然酚类化合物在水果和植物中广泛存在，它们氧化产生的中间体醌很容易与蛋白质氨基酸的亲核基团发生反应，单宁酸、咖啡酸等天然酚类化合物都可以作为蛋白质水凝胶的交联剂[11]。柠檬酸是一种廉价、无毒的多元羧酸，是三羧酸循环的代谢产物，在碱性、低温条件下，柠檬酸可以通过自身存在的羧基与蛋白质或多糖的氨基发生亲核取代反应，形成酰胺键[12]。

高能射线（如电子束或γ射线等）的辐照能诱导水溶性生物聚合物之间产生化学交联，形成水凝胶。当生物聚合物水溶液暴露于辐照条件下，水辐解产生的羟基自由基活性较强，会攻击生物聚合物链并夺取氢原子而形成大分子自由基，不同链间大分子自由基的重新组合就产生了共价键以及交联的网络结构[13, 14]。辐照交联的优点是：第一，调节聚合物浓度或者辐照剂量即可改变水凝胶的交联密度；第二，额外引入交联剂，产物更加安全；第三，操作环境简单，在室温和生理pH条件下即可完成。但辐照过程中产生的自由基可能有损营养素的生理活性和功能，因此，负载营养素这一过程最好在水凝胶制备完成后进行。

天然聚合物自身活性反应基团之间的化学交联反应也能产生水凝胶，例如，醛基与胺之间的席夫碱①反应、伯胺或巯基与"—C=C—"之间的迈克尔加成反应②、异氰酸酯与胺或醇之间的化学反应、酸或酸性氯化物与胺或醇之间的酰胺化或酯化反应。其中，席夫碱反应是最常用的制备化学交联的水凝胶的方法，基于席夫碱反应，研究人员发现了许多具有自愈合能力的水凝胶[14]。

（三）酶交联

酶交联是在温和条件下进行的，能引起生物聚合物之间的共价相互作用，进而导致水凝胶的产生。与化学交联剂不同的是，酶分子本身不参与凝胶网络的形成，不是凝胶结构的一部分，只是起到催化作用，催化生物聚合物彼此之间化学反应的发生。尽管酶不参与生物聚合物之间的反应，但酶活性对水凝胶共价交联强度有影响，较强的酶活性有助于促进生物聚合物间共价键的形成，但酶活性太高会导致交联反应速度过快，以致生物聚合物分子间无法充分交联，反而导致共价键数量下降。现如今，许多酶，包括辣根过氧化物酶[15]、谷氨酰胺转氨酶[16]、酪氨酸酶[17]和漆酶[18]等都已被广泛用于天然生物聚合物基水凝胶的制备。

① 席夫碱（Schiff base）：一类在氮原子上连有烷基或芳基的较稳定的亚胺。
② 迈克尔加成反应：亲电的共轭体系与亲核的负电体系进行的共轭亲核加成反应。

二、水凝胶的分类与构建

水凝胶具有许多独特的性质（表8-1），这些性质赋予了它们在食品领域巨大的应用潜力。现如今，各种各样的食品级水凝胶已被成功设计。为了更好地理解这些水凝胶的性质特点，研究人员根据形成水凝胶的生物聚合物来源、交联特点、尺寸大小等分类标准，将水凝胶划分为不同的类别。如图8-1所示，根据用于营养素递送的水凝胶尺寸，可将这些食品级水凝胶划分为宏观水凝胶（Macroscopic hydrogel）、微凝胶（Micro-hydrogel）、纳米凝胶（Nano-hydrogel）这三种类型。其中，一种特殊形态的水凝胶，即凝胶珠粒（Hydrogel beads），它不能简单被划分为以上水凝胶的任何一类，因为目前已被设计的凝胶珠粒的尺寸范围从纳米级尺寸至毫米级宏观尺寸，所以每种类型的水凝胶都可能包含凝胶珠粒。但是，由于近年来凝胶珠粒作为营养素的递送系统受到了越来越多的关注，所以，除了宏观水凝胶、微凝胶和纳米凝胶，笔者也将阐释凝胶珠粒的知识。

表 8-1　水凝胶性质总结

性质	描述	影响	参考文献
孔径	指的是水凝胶网络的两个交联点之间的距离，受外部环境（pH、温度、离子强度等）和交联密度等因素的影响	孔径大小会影响水凝胶对营养素的截留和释放能力，足够小的孔径有助于营养素分子截留在水凝胶中，而更大的孔径则有助于营养素从凝胶基质中释放	[19, 20]
溶胀	将干燥的水凝胶浸入液体环境中时，由于水凝胶强大的水分吸收能力，它能自发吸收周围环境中的液体，导致自身体积增大，质量增多，即溶胀现象的发生。通常用溶胀率，即干燥水凝胶的水分吸收量与干燥水凝胶质量的比值来表示水凝胶的溶胀程度	溶胀率与营养素封装和释放密切相关，一般来讲，水凝胶溶胀率越高，营养素封装率和释放率也越高	[16, 21, 22]
持水力和脱水收缩	持水力指的是水凝胶在外力作用下保留其原有水分的能力；脱水收缩指的是水凝胶在倒置储存过程中，由于水凝胶网络的宏观收缩而导致的水分排出现象	持水力和脱水收缩影响水凝胶的稳定性，一般来说，持水力越强且脱水收缩越弱表明水凝胶物理稳定性越好	[8, 23]

续表

性质	描述	影响	参考文献
机械强度	可通过压缩试验来测试水凝胶的机械强度	足够高的机械强度有助于维持水凝胶在重复的胃收缩过程中的稳定性，从而延长它在胃部的滞留时间	[21]
封装和释放	常用封装率和累积释放率来评价水凝胶对于营养素的封装和释放效果。封装率指的是被封装进水凝胶的营养素质量与理论上可以封装进水凝胶中营养素质量的比值。累积释放率指的是释放的营养素与总营养素质量的比值	对于某种营养素的封装和控制释放的能力是评价食品级水凝胶是否适合作为该营养素递送工具的前提	[23, 24]

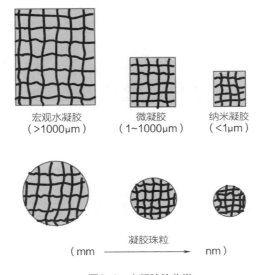

图8-1 水凝胶的分类

（一）宏观水凝胶

宏观水凝胶指的是尺寸超过1mm的一类水凝胶，通常是肉眼可见的大块的水凝胶，可被设计成各种各样的形状（如圆柱、球、膜等）。食品级宏观水凝胶的制作过程比较简单，只需要调节环境条件（如加热、冷却、添加交联剂等）诱导生物聚合物分子交联即可完成。

相反电荷的生物聚合物之间的静电组装是一种较为常见且易于操作的宏观水凝胶的构建方法，阴离子与阳离子多糖、蛋白质与多糖、蛋白纤维与多糖之间均可通过静电相互作用形成宏观水凝胶，而且这些水凝胶在营养素递送方面都表现出巨大潜力。水包油（O/W）型皮克林乳液模板法也可以用来构建宏观水凝胶。Zhang等应用该方法得到了一种具有良好生物相容性的乳液填充凝胶[25]，他们首先制备了由细菌纤维素纳米纤维和海藻酸钠稳定的O/W型皮克林乳液，然后向该乳液系统中添加钙离子诱导水相中海藻酸钠交联，即得到了皮克林乳液填充的水凝胶，这种水凝胶克服了传统水凝胶和有机凝胶的缺点，表现出良好的机械性能和冷藏能力，而且还可以通过封装水溶性和脂溶性营养素来形成多功能可食材料。此外，通过设置合适的环境条件，诱导微/纳米凝胶的交联也是一种比较容易操作的宏观水凝胶构建方法[26]。

（二）微凝胶和纳米凝胶

1. 概述

微凝胶是指尺寸在1～1000μm的一类水凝胶。纳米凝胶是指尺寸小于1000nm的一类水凝胶。尽管微/纳米水凝胶的尺寸比宏观水凝胶小得多，但它们具有许多与宏观水凝胶相似的特点，包括多孔的结构、各种各样的形状、吸收和截留水分的能力以及营养素的封装和控制释放的能力。此外，它们还具有宏观水凝胶所无法比拟的优点[27, 28]：一是更高的表面积与体积比；二是增强的被负载营养素的生物利用率；三是更好的靶向和控制释放能力；四是适合加入牛乳、饮料等液体食品中。而且，在上述提及的四个方面优势上，纳米凝胶由于更小的尺寸而表现得比微凝胶更加突出。

2. 构建方法

许多方法既可以用于构建微凝胶，也可以用于构建纳米凝胶，只需要控制外界条件变化就可以得到微米或者纳米尺寸范围的水凝胶。此外，还有几种方法常用于微凝胶的构建。一些常见的微凝胶或者纳米凝胶的构建方法将被总结在这个部分。

（1）乳液模板法　应用乳液模板法构建微/纳米水凝胶的第一步是制备油包水（W/O）型乳液，然后再根据内部水相中的生物聚合物凝胶机制的不同，通过合适方法诱导内部水相形成凝胶[29]。凝胶形成后，通过离心、过滤、有机溶剂冲洗等方式可将凝胶与油相分离。如果要制作负载营养素的微/纳米水凝胶，可在乳液形成前将营养素混合进水相中。O/W/O型乳液也可用来制作微/纳米水凝胶，该类型乳液形成后，通过合适的方式诱导水相凝胶，然后再分离外部油相，即可得到填充的微/纳米水凝胶[30]。

（2）相分离法　在特定pH下，两种热力学不相容的生物聚合物的水溶液混合在一起会导致相分离现象的发生，形成两种水相组成的系统，每种水相富含一种生物聚合物，当这个系统被机械力作用混合在一起时，会形成水包水（W/W）型乳液，其中一种水相以小液滴的形式分散在另一水相中。改变溶液pH，促使外部水相中的生物聚合物通过静电吸引作用吸附在内部分散的小液滴表面，微/纳米水凝胶即形成[31]。这种方法形成的水凝胶的形状和尺寸受pH和盐离子的影响，因此控制这两个因素对于凝胶形状和尺寸至关重要。填充的微/纳米水凝胶也能通过该方法制得，将被乳化的油滴添加进两种水相（每种水相分别富含一种生物聚合物）组成的相分离的系统中，油滴会优先进入一种水相中，然后应用机械力的剪切作用将含有被乳化油滴的相分离系统剪切成O/W/W型乳液，再改变pH，促使最外层水相中生物聚合物吸附到内部分散的O/W型小液滴表面，即可形成填充的微/纳米水凝胶[32]。

（3）自组装　在加热的蛋白质水溶液中，由于解折叠和内部疏水基团的暴露，蛋白质分子可自组装形成微/纳米凝胶[33]。该方法的优点是操作简单，不需要与其他技术组合即可直接得到尺寸较小的纳米凝胶。但是，所形成的蛋白质水凝胶易受溶剂条件（如pH、离子强度等）影响而发生聚集，这对于营养素递送系统而言是非常不利的，但对蛋白质的改性可以有效提高蛋白质凝胶颗粒的稳定性。

（4）复合聚集　在特定条件下，带有相反电荷的生物聚合物分子间通过静电相互作用而形成微/纳米水凝胶，这种水凝胶构建方法称为复合聚集法[34, 35]。所得水凝胶颗粒的特性受到聚合物分子的特点（如相对分子质量、电性能、结构等）、制备条件（如pH、盐、温度等）、聚合物溶液之间体积比以及总生物聚合物浓度等因素的影响。该方法操作简单，能量消耗相对较少，容易应用在商业生产中，但该方法有几个缺点：第一，所得复合微/纳米水凝胶仅仅在很窄的pH范围稳定，改变pH可能导致凝胶破裂或者形成沉淀；第二，离子强度或pH的改变很容易破坏生物聚合物间的静电相互作用，破坏凝胶网络结构；第三，悬浮液中的微/纳米水凝胶颗粒会随着时间推移而趋于聚结，导致凝胶平均粒径逐渐增大，稳定性变差，最终形成宏观相分离。对于蛋白质-多糖复合物水凝胶颗粒的热处理是一种使复合微/纳米水凝胶在更宽的pH范围内保持稳定的方法，因为球蛋白受热变性产生的交联对于凝胶网络的增强起到正面作用，有利于增加凝胶稳定性[34]。

（5）挤压法　挤压法也被称作注射法，是一种常用于构建微凝胶的方法。首先，生物聚合物溶液被狭窄的喷嘴（或注射器针头）快速挤压成液滴滴入固化溶液，然后在特定条件下，液滴被固化成水凝胶颗粒。使用哪种固化溶液取决于生物聚合物分子的凝胶机制，例如，冷/热的固化溶液用于促进冷/热诱导的生物聚合物凝胶，含有金属离子的固化溶液用于促进果胶、海藻酸盐等阴离子生物聚合物形成离子凝胶[36]。应用此方法形成水凝胶的形态受到喷嘴与固化溶液的距离、喷嘴直径、生物聚合物溶液的流速和黏度以及固化溶液特点的影响。该方法的优点是操作简便，不需要引入有机溶剂。

（6）雾化法

①湿法静电喷雾：湿法静电喷雾是指在静电力作用下，将含有生物聚合物的原料溶液雾化成小液滴喷射进收集器的过程，收集器中的溶液应根据原料溶液中生物聚合物的凝胶机制制备[37]。该方法有几个优点：一是可形成几乎单分散的微凝胶颗粒；二是与不带电粒子相比，带电粒子的运动更容易被控制，沉积效率更高；三是操作条件温和，适合封装益生菌等对环境敏感的营养素。

②喷雾干燥：喷雾干燥指的是含有营养素和生物聚合物的水溶液被破碎、雾化成尺寸均匀的小液滴后，在热空气的作用下蒸发掉水分转变成固体颗粒的过程。经喷雾干燥得到的固体颗粒在含有合适交联剂的溶液中复水一段时间即可得到微凝胶[36]。

③喷雾冷却：喷雾冷却也是一种制备微凝胶的常用方法，其过程与喷雾干燥相似，主要不同之处在于：喷雾冷却过程中，含有营养素和生物聚合物的溶液在冷却室（冷却室的温度应保持在生物聚合物的凝胶点以下）中直接被冷却，固化成水凝胶颗粒，而不是经过水分蒸发变成坚硬的固体颗粒[36, 38]。

（7）微塑膜法　将生物聚合物溶液固定在由聚二甲基硅氧烷、玻璃或硅等材料制成的模型中，改变温度或者添加交联剂等即可诱导水凝胶的形成。现如今，随着该技术越来越成熟，应用它来构建纳米凝胶也成为了可能。而且，只要改变模型的形状就能得到各种形状的凝胶颗粒，这使得该方法在制作用于基础研究的水凝胶颗粒上显示出特有优势。但是，模型制作过程花费巨大，限制了该技术在微/纳米水凝胶大规模生产中的应用[36]。

（8）其他方法　一种操作简便的微米或者纳米尺寸水凝胶的构建方法是通过机械手段（如碾磨等）将宏观水凝胶粉碎成水凝胶颗粒，但是这种方法得到水凝胶的形状难以控制[39]。另外，冻干技术也可以用来制备微凝胶，将含营养素溶液与生物聚合物水溶液混合后，低温冻干即可[40]。

（三）凝胶珠粒

凝胶珠粒是一类球形的水凝胶颗粒，常被用来递送营养素，它的直径范围从几百纳米到几毫米不等，与形成水凝胶的生物聚合物和交联剂的特点以及构建方法有关。通常来说，直径小的凝胶珠粒在递送营养素方面会更有优势，因为将更小直径的凝胶珠粒混合进食物产品中对产品外观、口感、流变性以及稳定性等方面的影响更小，而且，在更小的凝胶珠粒中，营养素与珠粒外部环境的距离更近，这有助于营养素的释放[20]。

凝胶珠粒的理化性质与微凝胶相比有许多相似之处，只是尺寸和形状有所区别，所以，从理论上讲，只要通过合适的手段保证水凝胶颗粒具有球形形状即可，上述微凝胶的构建方法都适用于凝胶珠粒。此外，在负载益生菌时，Alehosseini等还提出了油诱导的双相水凝胶颗粒形成法来构建凝胶珠粒[41]，该方法基本原理是生物聚合物在难以溶解它的介质中的自组装，与反溶剂沉淀法相似。在这个方法中，制备好的生物聚合物基溶液被滴入一个油/水双相溶剂体系，体系上层为油相，起反溶剂作用，与该油相接触的生物聚合物会彼此聚集而形成凝胶珠粒；体系下层为水相，起到收集油相中形成的水凝胶珠粒的作用。该方法的优势在于：一是绿色健康，不需要有机溶剂的引入；二是操作简单，容易实现规模化生产；三是凝胶珠粒形成发生在油相，避免了氧气和水分的干扰。但在应用该方法时，一定要控制好油/水相的体积比，因为充足的油相体积是保证聚合物形成球形水凝胶珠粒至关重要的条件。

在某些条件下，凝胶珠粒也可以被制作成核-壳结构，这是两种不同的生物聚合物水凝胶通过"包埋"形式构建而成的结构，被包埋在内部的水凝胶称为"核"，外部起到包埋作用的水凝胶称为"壳"。这种结构的凝胶珠粒的突出优点是：可以通过改变外壳的厚度和孔径等特点来改变营养素释放起始时间，实现营养素在胃肠道特定部位的控制释放[42]。

第二节
营养素的递送

一、营养素的封装和释放

（一）封装

　　水凝胶能封装各种各样的营养素，包括维生素[16]、益生菌[18]、矿物质[23]、生物活性蛋白质或肽[20]、香精油[43]、功能性脂质[44]、短链脂肪酸[45]、多酚[46]、天然色素[47]等。营养素的封装过程既可以发生在水凝胶形成过程中，也可以发生在水凝胶形成后。先将营养素溶液与生物聚合物溶液混合均匀，然后通过合适条件诱导混合溶液形成凝胶，即得到负载营养素的水凝胶[20]；或者先通过合适条件诱导生物聚合物溶液形成水凝胶，然后再将所得水凝胶浸没在营养素溶液中一段时间，也可得到负载营养素的水凝胶[21, 48]。

　　亲水性营养素能很好地溶解在水中，然后随水分子一起被封装进水凝胶中，但是由于良好的水溶性，一些亲水性营养素更容易留在水中而不是被封装进微/纳米凝胶和凝胶珠粒中，这会导致营养素封装率较低[49]，从这个角度看，大块的宏观水凝胶比微/纳米凝胶和凝胶珠粒更适合递送亲水性营养素。因为在尺寸更大的水凝胶中，营养素扩散到外界的路径更长，因此扩散出凝胶基质的速率更慢；此外，微凝胶和纳米凝胶制备完成后是以悬浮在水中的形式存在的，这很容易引起被封装的亲水性营养素扩散到悬浮液中而降低封装率。疏水性营养素也能先分散在水中，然后再随着水分子运动被封装进水凝胶中[21]，但是疏水性营养素在水中不易溶解，容易溶解在被乳化的油相中，因此常用乳液填充的水凝胶来封装疏水性营养素[50]。

（二）释放

　　人胃肠道由口腔、胃、小肠、结肠等多种器官组成，当负载营养素的水凝胶经口服摄入后，由于外界环境与胃肠道环境的差异、胃肠道不同器官的环境条件的差异，水凝胶会经历一系列物理和化学变化，最终释放出营养素（图8-2）。这种释放行为与形成水凝胶的生物聚合物对环境刺激的敏感性紧密相关。

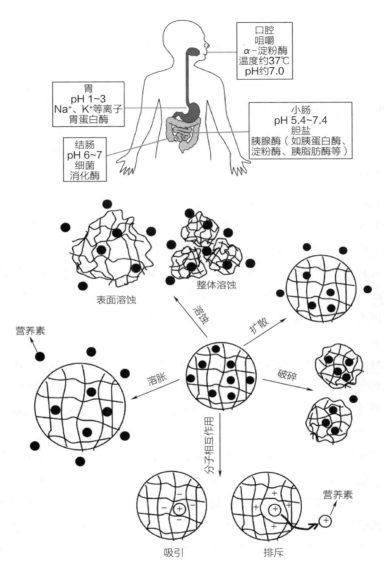

图8-2　胃肠道环境及水凝胶在营养素释放过程中可能发生的变化

　　口腔是水凝胶第一个接触到的胃肠道器官，在这里，牙齿的咀嚼作用将大块水凝胶破碎成更小的适合吞咽的团块，这种牙齿的破碎作用降低了水凝胶的表面积和尺寸，有助于接下来通过扩散、溶蚀等机制释放营养素。但是，对于微凝胶和纳米凝胶来说，由于它们自身已经具有较小的尺寸，所以牙齿的咀嚼对它们的破碎作用很弱，对被封装在微/纳米凝胶中营养素释放的影响相对较小。口腔中还含有丰富的α-淀粉酶，它能水解淀粉，所以，除了咀嚼导致的破碎作用，α-淀粉酶也有助于淀粉基水凝胶中营养素的释放[50]。此外，由于保存环境与口腔环境的差别，对口腔pH敏感的静电组装的水凝胶[6]、对口腔温度敏感的明胶基水凝胶[35]等在这个阶段就开始释放被封装营养素。

经口腔咀嚼后形成的更小的凝胶团块通过舌、咽、食道等器官进入胃部。胃部的pH较低（pH为1~3），而且存在Na^+、K^+、Ca^{2+}、Cl^-等离子和一些酶（如胃蛋白酶、胃脂肪酶等）。胃部与口腔的pH和离子强度的差异会引起生物聚合物之间静电相互作用的变化，而静电斥力有助于溶胀现象的发生。胃蛋白酶对蛋白质肽键的水解作用会导致蛋白质凝胶结构遭到破坏，这有助于溶蚀现象发生。溶蚀可分为表面溶蚀和整体溶蚀，当凝胶孔径比胃蛋白酶尺寸更大时，酶容易进入水凝胶中，引发整体溶蚀；当凝胶孔径接近或者比胃蛋白酶尺寸更小时，表面溶蚀是分解水凝胶的主要机制[42]。在这个阶段，受到溶胀和溶蚀的影响，许多蛋白质基水凝胶释放出大量营养素[16, 47, 48]，但改性、添加多糖、干燥等方法能减少蛋白质基水凝胶中的营养素在胃中的释放量。

在胃中一段时间后，部分被胃消化的水凝胶会离开胃进入小肠，小肠的pH为5.4~7.4，含有胆盐和胰腺酶（如胰蛋白酶、淀粉酶、胰脂肪酶等），被认为是营养素的主要吸收位点[51]。小肠的胰腺酶有助于蛋白质水凝胶和非抗性淀粉水凝胶的分解，从而有助于营养素的释放。与在胃肠道其他器官中的行为类似，pH和离子强度通过影响生物聚合物链间静电相互作用而促进水凝胶的溶胀[52]，从而有助于营养素释放。

在小肠中消化后，由非消化性多糖组成的水凝胶会继续运动到结肠，结肠中含有多种细菌，能发酵多糖，所以，那些穿过口腔、胃和小肠的多糖基水凝胶在结肠部位受到微生物发酵作用，出现溶蚀现象，释放出营养素[53]。

在胃肠道中，除了水凝胶自身的破碎、溶胀、溶蚀等对营养素释放的影响，营养素与水凝胶基质之间的相互作用也会影响营养素的释放，如果营养素与水凝胶之间存在强烈的吸引相互作用，营养素的释放会被抑制；而当吸引相互作用减弱，甚至产生排斥相互作用时，营养素更容易被释放出来[20]。

就像上面所讨论的那样，被封装进水凝胶中的营养素在胃肠道中可能通过扩散、破碎、溶胀、溶蚀、排斥相互作用等机制而被释放。在研究营养素的释放机制时，研究者们通常使用一些数学模型对营养素的释放曲线进行拟合，然后再根据拟合效果（决定系数 R^2 越大代表拟合效果越好）来判断营养素的释放机制。一些常见的用于推测营养素释放机制的数学模型被总结在表8-2中[54-56]。

表8-2　判断营养素释放机制的一些常用数学模型

数学模型	表达式	描述
Peppas 半经验方程	$\dfrac{M_t}{M_\infty}=kt^n$	M_t：时间 t 后营养素的释放量；M_∞：无穷时间后营养素的释放量；k：常数；t：释放时间；n：扩散指数，表示营养素释放机制，与水凝胶的几何形状有关 　　对于圆柱形水凝胶来说，当 $0.45 < n < 0.89$ 时，营养素的释放机制为非菲克扩散 ①（反常扩散）；$n \leqslant 0.45$ 时，营养素的释放机制为菲克扩散；当 $n \geqslant 0.89$ 时，营养素释放机制为 case II 释放。对于球形水凝胶来说，n 对应数值范围的分界点为 0.43 和 0.85。对于薄平板状的水凝胶来说，n 对应数值范围的分界点为 0.5 和 1
零级动力学方程	$\dfrac{M_t}{M_\infty}=kt$	M_t：时间 t 后营养素的释放量；M_∞：无穷时间后营养素的释放量；k：零级速率常数；t：释放时间 　　该方程描述的一种理想的营养素释放行为，指的是营养素以恒定速率（即与浓度无关的恒定常数）释放。一般认为，以基质溶蚀为主的难溶于水的营养素的释放遵从该方程
一级动力学方程	$\dfrac{M_t}{M_\infty}=1-e^{kt}$	M_t：时间 t 后营养素的释放量；M_∞：无穷时间后营养素的释放量；k：一级速率常数；t：释放时间 　　该方程描述亲水性营养素从多孔水凝胶基质中的溶出情况。对于释放机制遵从该方程的营养素而言，它们的释放速率受浓度影响
简化的 Higuchi 方程	$\dfrac{M_t}{M_\infty}=kt^{\frac{1}{2}}$	M_t：时间 t 后营养素的释放量；M_∞：无穷时间后营养素的释放量；k：Higuchi 释放动力学常数；t：释放时间 　　该方程在菲克扩散方程的基础上得到。一般认为，以基质向介质扩散为主要控释形式的亲水性营养素的释放行为符合该方程

① 菲克定律（菲克扩散）：最早由德国生理学家阿道尔夫·菲克（Adolf Fick）于 1855 年提出的描述扩散规律性的定律，揭示了自发扩散具有使系统趋于均衡一致的性质，又称菲克扩散定律、菲克扩散，分为菲克第一定律和菲克第二定律。菲克第一定律只适用于稳态扩散，而菲克第二定律揭示了扩散过程达到稳定状态前的扩散规律。
非菲克扩散：扩散与溶蚀并存。

（三）影响因素

营养素能否被封装进水凝胶中以及封装率的高低直接影响水凝胶是否适合作为该营养素的递送系统；被封装进水凝胶中的营养素在胃肠道各个部位释放率的高低决定了它能否有效发挥生理功能。因此，了解各种影响营养素在水凝胶中封装率和释放率的因素，对于水凝胶的选择以及营养素生理活性的发挥来说很有价值。影响水凝胶中营养素封装和释放效果的因素概括为以下几个方面：形成水凝胶的生物聚合物、被封装的营养素、营养素与生物聚合物之间的相互作用、水凝胶外部涂层、交联剂以及环境刺激。

1. 形成水凝胶的生物聚合物

（1）生物聚合物种类　营养素在不同生物聚合物基水凝胶中的封装率和释放率通常是不同的，这可以归结为生物聚合物特点及彼此间相互作用强弱的不同、生物聚合物与营养素相互作用强弱的差异以及不同生物聚合物基水凝胶对环境条件敏感性的差异。

（2）生物聚合物之间的相互作用　生物聚合物之间较强的吸引相互作用会导致凝胶网络更密集，有助于营养素截留[49]；如果生物聚合物分子之间排斥相互作用增强，则会导致水凝胶溶胀程度增加，有助于营养素的释放[52]。

（3）生物聚合物改性　一些食品加工技术的使用以及额外引入某些基团、交联等方式都能改变生物聚合物的理化性质，进而影响最终形成的水凝胶的理化性质。与未改性的生物聚合物水凝胶相比，营养素在改性生物聚合物水凝胶中的封装率和释放率都会发生改变，而且这些变化受改性方法的影响，与改性后生物聚合物的结构、理化性质以及对环境条件的敏感性有关[16, 57]。例如，超声处理能降低大豆分离蛋白的分子尺寸，增加由谷氨酰胺转氨酶催化的大豆分离蛋白共价交联反应的程度以及冻干的大豆分离蛋白凝胶的疏水性，改变最终形成的大豆分离蛋白凝胶的微结构，这些变化有助于提高核黄素在大豆分离蛋白凝胶中的封装率[16]。

（4）溶胀　水凝胶的溶胀率受生物聚合物特点和交联程度的影响。在干燥水凝胶的溶胀过程中，营养素会随着水分子一起进入水凝胶，因此，水凝胶溶胀率越高，营养素的封装率也越高[21, 22]。一般来说，溶胀率更高的水凝胶的营养素释放率也更高，但是对于含有黄原胶的乳清蛋白水凝胶而言，尽管它比含果胶的乳清蛋白水凝胶溶胀率更高，但却受到负载营养素与凝胶基质的相互作用、自身结构特点和周围溶剂等的影响而表现出更低的释放率[58]。

2. 营养素

（1）营养素自身特点　使用同一水凝胶封装不同特点（阴/阳离子、分子质量大小等）的营养素通常有不同的封装率或释放。阴/阳离子型分子从蛋白质水凝胶中的释放与该分子和蛋白质之间的静电相互作用紧密相关，在蛋白质带有正（负）电荷时，蛋白质水凝胶中阴（阳）离子型分子的释放会被推迟[59]。分子质量小的营养素容易从水凝胶基质扩散到周围环境中，封装率一般比分子质量更大的营养素低[60]；与被封装在水凝胶中小分子物质相比，大分子物质从凝胶基质中的释放会受到更多阻力，全部释放需要更长的时间[61]。

（2）营养素浓度　溶液中营养素浓度增加有助于更多营养素与水凝胶基质接触，因而增加营养素的封装率，但当浓度达到一定值之后再继续增加则会导致封装率的下降[23, 62]。

3. 营养素与生物聚合物相互作用

营养素与生物聚合物的相互作用对于那些尺寸比水凝胶孔径更小的小分子质量营养素来说非常重要[63]。营养素与生物聚合物之间相互作用有许多，包括静电相互作用、氢键、疏水相互作用等。如果营养素与生物聚合物吸引相互作用较强，营养素将被更好截留在凝胶网络中，释放率降低[20]，但如果营养素与生物聚合物之间排斥相互作用较强，营养素的释放则被促进。

4. 涂层

涂层指的是在水凝胶外部形成的一种额外的保护层，有助于改变水凝胶颗粒的黏附性、封装率和释放行为。可以通过静电复合、层–层组装技术、静电纺丝、喷雾干燥等手段来制作外部涂层[64]。由于不同材质涂层的单位面积质量、黏度、厚度和电位等理化性质的不同，不同材质涂层对营养素封装率和释放率的影响可能不同。涂层吸附过程会引起被封装营养素通过水凝胶孔隙向周围溶液运动（但因为涂层的保护作用，水凝胶中营养素损失率比较低），从而导致营养素封装率的降低。而且，封装率的降低程度与涂层的材质有关，例如，带有壳聚糖涂层的海藻酸钠微凝胶珠粒对于七叶苷的封装率要比带有明胶涂层以及合成聚电解质涂层的海藻酸钠微凝胶珠粒更高一些。涂层还可以抑制营养素的释放，一般来说，合成聚电解质涂层对于营养素释放的抑制效果比天然聚电解质涂层更好，但是，由于厚度、黏度等其他因素的影响，明胶涂层（一种天然聚电解质涂层）对于被封装在海藻酸钠微凝胶珠粒中的七叶苷在胃部释放的抑制效果比合成聚电解质涂层更好，它能够有效降低七叶苷在模拟胃相的累积释放率，使大部分七叶苷在模拟肠道中释放[64]。

5. 交联剂

（1）交联剂种类　不同金属离子交联剂诱导形成的水凝胶在模拟胃环境中的降解程度存在差异[65]，这可能导致营养素释放率的不同。

（2）交联剂浓度　交联剂浓度增加有助于封装率的增加，但当交联剂浓度超过一定值之后再继续增加则可能导致封装率的下降[23]，这是因为交联剂加入使凝胶网络更加密集，有助于营养素的截留，但过高交联剂浓度会导致凝胶脱水收缩而降低营养素的封装率。水凝胶的交联会导致营养素释放率下降，而且交联剂浓度越大，营养素释放率越低，这是因为交联剂浓度增加会导致生物聚合物网络更加密集，不利于营养素向周围环境扩散[66]。

6. 环境刺激

（1）pH　在营养素封装过程中，环境pH可能通过影响营养素与生物聚合物之间相互作用而影响封装率，当环境pH有助于增强营养素与生物聚合物之间相互吸引作用或者减弱生物聚合物链间交联作用时，封装率会更高[20, 67]。不同水凝胶基质对于胃/肠道pH刺激的反应存在差异，因而有不同的营养素释放率和释放位点。同一水凝胶基质对于胃肠道不同的pH刺激做出的反应也不同，这影响营养素的控制释放，当胃/肠道pH导致生物聚合物链间排斥相互作用增强时，水凝胶基质溶胀程度增加，有助于营养素释放[20]。

（2）消化酶　消化酶是影响营养素从蛋白基水凝胶中释放的一个重要因素，消化酶易于扩散（难以扩散）进水凝胶中会诱发水凝胶的整体（表面）溶蚀，这有助于营养素从蛋白质水凝胶、蛋白质-多糖水凝胶的释放[16, 42]。

（3）外部环境　除了胃肠道pH和消化酶的影响，一些外部环境因素的刺激也能用来控制营养素的释放。超声可以调节营养素的释放率，超声处理导致被封装在芹菜纤维素水凝胶中的短链脂肪酸的释放率更高，这可能是由于超声对水分子扩散的促进作用[45]。

7. 其他因素

对于应用乳液基方法制作的水凝胶来说，表面活性剂和油相影响水凝胶对营养素的封装率[29]。对于热诱导水凝胶而言，加热方式的不同会影响营养素的释放率[58]。水凝胶的干燥也影响营养素的释放，而且这种影响可能因营养素溶解性的差异、干燥方式的不同而不同[48, 68]。在乳液凝胶中，水凝胶层相当于是内部乳液的保护层，起到与"涂层"类似的作用，所以水凝胶的组成、理化性质（厚度、渗透性、荷电性等）都会影响被封装在油相中营养素的释放[43]。

二、水凝胶作为营养素递送系统的优点

（一）掩盖不良口感

许多酚类化合物以及生物活性蛋白质或肽在口中常会产生令人不适的涩味/苦味，这限制了它们在功能食品中的应用[20, 46]，而将它们封装在水凝胶中可以很好地掩盖或者减少涩味/苦味，使它们更容易被人接受。例如，使用氧化淀粉微凝胶来封装原花青素可以有效提高原花青素的涩味阈值，从而在一定程度上达到掩盖原花青素涩味的效果。

（二）提高营养素的理化稳定性

营养素在加工、贮藏、运输过程中会受到各种环境因素（如光、氧气、温度、水分、pH等）的影响，这些因素可能降低营养素的生物活性，导致异味甚至有毒有害物质的产生[7, 32, 44]，胃肠道中的胃酸、胆盐、消化酶等因素也会影响营养素的生物活性。此外，有些营养素（如短链脂肪酸、香精油等）在环境条件下容易挥发[43, 45]，这也会导致它们营养的损失。应用水凝胶来封装营养素相当于在营养素周围提供了一层保护屏障，因此可以提高营养素在各种理化条件下的稳定性，从而保护营养素免于恶劣的环境条件引起的营养价值损失。

（三）提高营养素的生物利用率

将营养素封装进水凝胶中可以有效提高营养素的生物可及性，因而提高营养素的生物利用率。例如，与被封装进乳液中的β-胡萝卜素相比，被封装进乳液填充凝胶中的β-胡萝卜素的生物可及性更高，因为乳液填充凝胶经过模拟口腔和胃相后，其中包含β-胡萝卜素的油滴依然均匀分散在系统中，与脂肪酶接触的比表面积很大，有助于油滴消化，但乳液系统中的油滴则会聚集，导致与脂肪酶接触的比表面积变小，不利于油滴消化[69]。水凝胶保护营养素免于外部环境和胃环境对其生

理活性的损伤，这也是提高营养素口服生物利用率的原因。此外，纳米技术的使用是一种有效提高营养素的生物利用率的方法，纳米水凝胶拥有宏观水凝胶和纳米颗粒的双重优势，不仅能穿过层层生物屏障进入人体，还能避免因新陈代谢变化导致的营养素吸收率下降[51]。

（四）控制营养素的释放

营养素的释放模式可以分为突释、缓释、触发释放（对pH、温度、离子强度、酶等环境刺激做出反应而释放被封装营养素）和靶向释放[51]，其中，靶向释放是一种比较理想的释放模式。不同的生物聚合物基水凝胶对胃肠道环境条件的敏感程度存在差异，因此根据需要选择适合的生物聚合物基水凝胶可以控制营养素在胃肠道不同部位的释放。

1. 蛋白质水凝胶

蛋白质水凝胶易受pH、离子强度和消化酶的影响，在胃和口腔中可能因为溶胀、降解等原因而释放大量营养素，使得到达结肠的营养素减少[48]。在各种各样的蛋白质中，明胶的融化温度低于人体温度（小于35℃即可融化），但高于环境温度。因此，环境温度下明胶水凝胶结构稳定，能保护内部封装的营养素，但在口腔温度的刺激下，明胶水凝胶结构很容易被破坏而释放出营养素。所以，明胶水凝胶可用于实现功能性香料或有益口腔健康的抗菌剂在人口腔中的靶向释放[35]。

2. 多糖水凝胶

多糖（除可消化淀粉之外）不能被胃肠道中消化酶消化，但可以被结肠中的微生物降解，因此，多糖水凝胶适合作为靶向结肠的营养素递送系统[53, 70]。阴离子多糖水凝胶对pH、离子强度等环境因素敏感，在肠道中受到pH影响，多糖的酸性基团离子化，链间静电斥力增强，水凝胶溶胀程度增加，甚至可能出现结构破裂，这也是导致阴离子多糖水凝胶在结肠中释放营养素的原因[70]。壳聚糖作为一种阳离子多糖，具有很好的黏膜黏附性，容易与黏膜（如胃黏膜）负电荷表面结合，而且壳聚糖基水凝胶在酸性条件下的溶胀程度比碱性条件下更高，更容易受胃液环境影响，所以壳聚糖基水凝胶可用作胃部靶向释放营养素的载体[21]。而设计肠溶性的涂层于壳聚糖基水凝胶外部能保护壳聚糖免于胃液环境的影响，实现营养素在肠道的靶向递送[71]。

3. 蛋白质-多糖水凝胶

蛋白质水凝胶主要缺点是容易受消化酶作用而降解，不适合特异性递送营养素到结肠。非消化的多糖水凝胶虽然能实现靶向结肠的营养素递送，但多数多糖水凝胶封装率、机械强度和稳定性不够好[18]。而蛋白质–多糖水凝胶克服了单一蛋白质或多糖水凝胶的缺点，可以得到更高的机械特性、物理稳定性和封装率，并且能实现营养素的结肠靶向释放[18, 47]。例如，与单一乳清分离蛋白水凝胶相比，κ–卡拉胶/乳清分离蛋白复合水凝胶对于姜黄素的封装率更高，而且能递送更多姜黄素到达结肠。

（五）营养素的共递送

营养素之间可能存在协同作用，它们的共同摄入会产生比单一营养素更好的效果。水凝胶的一个优点是它具有同时递送两种营养素的能力。现如今，一些水凝胶已经被用作载体来共递送具有协同作用的营养素。其中，可食性果胶–聚乙二醇水凝胶在维生素和矿物质的共递送方面表现出很好的效果，不仅能有效封装这两种营养素，而且还能实现营养素的肠道靶向递送。应用可食性果胶–聚乙二醇水凝胶对矿物质和维生素共封装（维生素D和钙或维生素C和铁），可实现每种营养素99%以上的封装率，而且，被封装在该水凝胶中每种营养素的胃部释放率都很低，大部分被递送到肠道[72]。

三、负载营养素的水凝胶在食品中的应用

（一）果汁饮料的脱涩

水果中的一些多酚能与口腔中某些唾液蛋白相互作用，导致蛋白质的聚集和沉淀，进而引起涩味的产生，而这种味道常会产生令人不适的口感，这影响了富含多酚的果汁饮料的大众接受度。因此，在果汁饮料制作中，脱涩处理是非常重要的一个步骤。目前，广泛应用于饮料工业的脱涩方法，如化学沉淀和物理吸附，都是通过去除饮料中的多酚来降低涩味的，而多酚具有多种生理活性，它的去除会降低饮料的营养价值。从保留果汁饮料中多酚的角度出发，食品级水凝胶的微封装或许是更为理想的饮料脱涩方法[46]。食品级水凝胶具有很好的多酚负载能力，能够实现对饮料中所含多酚的封装，这种封装能很好地抑制多酚与唾液蛋白的相互作用，进而达到掩盖多酚在口腔中涩味的效果。而且，与传统脱涩方法相比，应用水凝胶微封

装方法进行果汁饮料的脱涩有许多优点：一是不需要从饮料中去除多酚，不会对饮料的营养价值造成损失；二是对于饮料的风味和理化性质影响较小；三是可以将大部分被封装的多酚组分递送到肠道再释放。

（二）动物脂肪的替代品

动物脂肪中含有大量饱和脂肪酸，而饱和脂肪酸的摄入是诱发代谢综合征的原因之一。因此，降低肉制品中动物脂肪的含量对人类健康而言非常重要。现如今，以富含多不饱和脂肪酸的植物油为油相形成的乳液凝胶被认为是一种很好的动物脂肪替代品。用乳液凝胶来取代动物脂肪不仅降低了肉制品中饱和脂肪酸含量，而且增加了产品中不饱和脂肪酸的比例、降低了产品的能量值，还不会对产品的感官特性产生负面影响，能够保证消费者对于产品的接受度，是一种较为理想且健康的肉制品的生产方式[73]。

由于乳液凝胶的良好负载能力，一些具有生理活性的营养素可以被封装进乳液凝胶中。与未负载营养素的乳液凝胶相比，应用负载营养素的乳液凝胶作为动物脂肪替代品对肉制品的品质会产生更好的影响。例如，多酚是一种具有抗氧化性和抗菌性等多种生理功能的营养素，应用负载多酚的乳液凝胶取代动物脂肪不仅降低了产品中饱和脂肪酸含量和能量值，还提高了产品的氧化稳定性和贮藏稳定性[74]。

（三）营养强化食品

随着人们对食品营养价值和功能性的关注度逐渐提高，各种营养素强化的食品应运而生。但是，营养素对食物加工过程中各种理化条件的变化比较敏感，还可能与食物组分相互作用，这都会对营养素的生理活性产生负面影响。所以，直接将营养素添加到食物中并不是一个理想的营养素强化方式。水凝胶是一种很好的营养素递送系统，它能提高营养素的理化稳定性、避免营养素与食物组分相互作用，还能实现营养素的靶向递送。因此，将负载营养素的水凝胶混合进食品中或许是一种更加有效的营养素强化手段。

研究发现，将负载营养素的水凝胶添加进牛乳或者饮料中不会导致被封装营养素的损失，而且对牛乳或者饮料进行巴氏杀菌处理也不会导致营养素的生理活性降低，说明负载营养素的水凝胶适合添加进液体食品中来构建营养强化的饮品[60]。此外，消费者对于含有负载虾青素的凝胶珠粒的酸乳的总体接受度和购买意向都比较高[75]，表明将负载营养素的水凝胶珠粒添加进液体食品中是一种为消费者所接受的营养素强化手段。在实际生产过程中，考虑到将尺寸更大的负载营养素的水凝胶珠粒混合进食品中可能会导致食物口感的变化，从而影响消费者对于食物的总体接受度，所以将更小的负载营养素的微/纳米水凝胶（而不是毫米级凝胶珠粒）混合进液体食品中得到的营养强化食品或许会更受消费者的欢迎。

（四）食物抗菌包装

在贮藏过程中，由于细菌、霉菌等微生物的作用以及温度、湿度、氧气等环境因素的影响，食品的品质会逐渐劣变，产生不良口感，最终无法食用。而将食物包装在合适的材料中则可以有效降低微生物和外界环境因素对食物的影响，尽可能保证食物的品质以及消费者对于食物的感官接受度。水凝胶具有良好的生物降解性、机械性能以及对氧气等的阻隔作用，在食品包装领域已经展现出较好的应用前景[76]。

水凝胶还具有良好的负载能力，负载具有抗菌作用的香精油的水凝胶膜具备良好的抗菌性能，对于所包装食物保质期的延长起到很好的作用。研究人员发现，在4℃贮藏条件下，与传统的聚乙烯（PE）包装的干酪相比，负载抗菌香精油的水凝胶膜包装的干酪具有更长的保质期。此外，负载抗菌香精油的水凝胶膜的生物降解性很好，在潮湿的土壤条件下静置60d的降解率就可达到95%左右[77]，这说明负载抗菌香精油的水凝胶膜是一种极具商业化潜力的环境友好的抗菌食物包装。

参考文献

[1] Wichterle O, Lim D. Hydrophilic gels for biological use [J]. Nature, 1960, 185: 117-118.

[2] Zand-rajabi H, Madadlou A. Caffeine-loaded whey protein hydrogels reinforced with gellan and enriched with calcium chloride [J]. International Dairy Journal, 2016, 56: 38-44.

[3] Khalesi H, Lu W, Nishinari K, et al. New insights into food hydrogels with

reinforced mechanical properties: A review on innovative strategies [J]. Advances in Colloid and Interface Science, 2020, 285: 102278.

[4] Savadkoohi S, Farahnaky A. Dynamic rheological and thermal study of the heat-induced gelation of tomato-seed proteins [J]. Journal of Food Engineering, 2012, 113(3): 479-485.

[5] Mcclements DJ, Decker EA, Park Y, et al. Structural design principles for delivery of bioactive components in nutraceuticals and functional foods [J]. Critical Reviews in Food Science and Nutrition, 2009, 49(6): 577-606.

[6] Zhang Z, Zhang R, Decker EA, et al. Development of food-grade filled hydrogels for oral delivery of lipophilic active ingredients: pH-triggered release [J]. Food Hydrocolloids, 2015, 44: 345-352.

[7] Peng H, Chen S, Luo M, et al. Preparation and self-assembly mechanism of bovine serum albumin-citrus peel pectin conjugated hydrogel: A potential delivery system for Vitamin C [J]. Journal of Agricultural and Food Chemistry, 2016, 64(39): 7377-7384.

[8] Wei Z, Chen Y, Wijaya W, et al. Hydrogels assembled from ovotransferrin fibrils and xanthan gum as dihydromyricetin delivery vehicles [J]. Food & Function, 2020, 11(2): 1478-1488.

[9] 李志勇. 改性海藻酸钠凝胶的制备及性能研究[D]. 无锡：江南大学, 2008.

[10] Wang Q, Jiang J, Xiong YL. Genipin-aided protein cross-linking to modify structural and rheological properties of emulsion-filled hempseed protein hydrogels [J]. Journal of Agricultural and Food Chemistry, 2019, 67(46): 12895-12903.

[11] Zhang X, Do MD, Casey P, et al. Chemical cross-linking gelatin with natural phenolic compounds as studied by high-resolution NMR spectroscopy [J]. Biomacromolecules, 2010, 11(4): 1125-1132.

[12] Abaee A, Madadlou A, Saboury AA. The formation of non-heat-treated whey protein cold-set hydrogels via non-toxic chemical cross-linking [J]. Food Hydrocolloids, 2017, 63: 43-49.

[13] Shi M, Lin T, Peng J, et al. Research progress of radiation synthesis and application of hydrogels [J]. Scientia Sinica Chimica, 2020, 50(10): 1363-1374.

[14] Klein M, Poverenov E. Natural biopolymer-based hydrogels for use in food and agriculture [J]. Journal of the Science of Food and Agriculture, 2020, 100(6): 2337-2347.

[15] Khanmohammadi M, Sakai S, Taya M. Characterization of encapsulated cells within hyaluronic acid and alginate microcapsules produced via horseradish

peroxidase-catalyzed crosslinking [J]. Journal of Biomaterials Science, Polymer Edition, 2019, 30(4): 295-307.

[16] Hu H, Zhu X, Hu T, et al. Effect of ultrasound pre-treatment on formation of transglutaminase-catalysed soy protein hydrogel as a riboflavin vehicle for functional foods [J]. Journal of Functional Foods, 2015, 19: 182-193.

[17] Choi YR, Kim EH, Lim S, et al. Efficient preparation of a permanent chitosan/ gelatin hydrogel using an acid-tolerant tyrosinase [J]. Biochemical Engineering Journal, 2018, 129: 50-56.

[18] Yan W, Jia X, Zhang Q, et al. Interpenetrating polymer network hydrogels of soy protein isolate and sugar beet pectin as a potential carrier for probiotics [J]. Food Hydrocolloids, 2021, 113: 106453.

[19] Caccavo D, Cascone S, Lamberti G, et al. Hydrogels: Experimental characterization and mathematical modelling of their mechanical and diffusive behaviour [J]. Chemical Society Reviews, 2018, 47(7): 2357-2373.

[20] Zhang Z, Zhang R, Zou L, et al. Protein encapsulation in alginate hydrogel beads: Effect of pH on microgel stability, protein retention and protein release [J]. Food Hydrocolloids, 2016, 58: 308-315.

[21] Gunathilake TMSU, Ching YC, Chuah CH. Enhancement of curcumin bioavailability using nanocellulose reinforced chitosan hydrogel [J]. Polymers, 2017, 9(2): 64.

[22] Apoorva A, Rameshbabu AP, Dasgupta S, et al. Novel pH-sensitive alginate hydrogel delivery system reinforced with gum tragacanth for intestinal targeting of nutraceuticals [J]. International Journal of Biological Macromolecules, 2020, 147: 675-687.

[23] Zahra K, Mehdi V. Designation and characterization of cold-set whey protein-gellan gum hydrogel for iron entrapment [J]. Food Hydrocolloids, 2021, 111: 106205.

[24] Bera S, Dutta D. Encapsulation and release of a bacterial carotenoid from hydrogel matrix: Characterization, kinetics and antioxidant study [J]. Engineering in Life Sciences, 2017, 17: 739-748.

[25] Zhang X, Wang Y, Luo X, et al. O/W Pickering emulsion templated organo-hydrogels with enhanced mechanical strength and energy storage capacity [J]. ACS Applied Bio Materials, 2019, 2(1): 480-487.

[26] Farjami T, Madadlou A, Labbafi M. Characteristics of the bulk hydrogels made of

the citric acid cross-linked whey protein microgels [J]. Food Hydrocolloids, 2015, 50: 159-165.

[27] Semenova M. Protein–polysaccharide associative interactions in the design of tailor-made colloidal particles [J]. Current Opinion in Colloid & Interface Science, 2017, 28: 15-21.

[28] Pedrali D, Barbarito S, Lavelli V. Encapsulation of grape seed phenolics from winemaking byproducts in hydrogel microbeads-impact of food matrix and processing on the inhibitory activity towards α-glucosidase [J]. LWT - Food Science and Technology, 2020, 133: 109952.

[29] Mokhtari S, Jafari SM, Assadpour E. Development of a nutraceutical nano-delivery system through emulsification/internal gelation of alginate [J]. Food Chemistry, 2017, 229: 286-295.

[30] Sung MR, Xiao H, Decker EA, et al. Fabrication, characterization and properties of filled hydrogel particles formed by the emulsion-template method [J]. Journal of Food Engineering, 2015, 155: 16-21.

[31] Chung C, McClements DJ. Controlling microstructure and physical properties of biopolymer hydrogel particles through modulation of electrostatic interactions [J]. Journal of Food Engineering, 2015, 158: 13-21.

[32] Matalanis A, Decker EA, McClements DJ. Inhibition of lipid oxidation by encapsulation of emulsion droplets within hydrogel microspheres [J]. Food Chemistry, 2012, 132(2): 766-772.

[33] Hu G, Batool Z, Cai Z, et al. Production of self-assembling acylated ovalbumin nanogels as stable delivery vehicles for curcumin [J]. Food Chemistry, 2021, 355: 129635.

[34] Hong YH, McClements DJ. Formation of hydrogel particles by thermal treatment of β-lactoglobulin-chitosan complexes [J]. Journal of Agricultural and Food Chemistry, 2007, 55(14): 5653-5660.

[35] Zhang Z, Zhang R, Tong Q, et al. Food-grade filled hydrogels for oral delivery of lipophilic active ingredients: Temperature-triggered release microgels [J]. Food Research International, 2015, 69: 274-280.

[36] Farjami T, Madadlou A. Fabrication methods of biopolymeric microgels and microgel-based hydrogels [J]. Food Hydrocolloids, 2017, 62: 262-272.

[37] Zaeim D, Sarabi-Jamab M, Ghorani B, et al. Electrospray assisted fabrication of

hydrogel microcapsules by single- and double-stage procedures for encapsulation of probiotics [J]. Food and Bioproducts Processing, 2017, 102: 250-259.

[38] Oxley JD. Spray cooling and spray chilling for food ingredient and nutraceutical encapsulation[M]//Garti N, McClements DJ. Encapsulation technologies and delivery systems for food ingredients and nutraceuticals. Woodhead Publishing, 2012: 110-130.

[39] Cao Y, Mezzenga R. Design principles of food gels [J]. Nature Food, 2020, 1: 106-118.

[40] Rutz JK, Zambiazi RC, Borges CD, et al. Microencapsulation of purple Brazilian cherry juice in xanthan, tara gums and xanthan-tara hydrogel matrixes [J]. Carbohydrate Polymers, 2013, 98(2): 1256-1265.

[41] Alehosseini A, del Pulgar EMG, Fabra MJ, et al. Agarose-based freeze-dried capsules prepared by the oil-induced biphasic hydrogel particle formation approach for the protection of sensitive probiotic bacteria [J]. Food Hydrocolloids, 2019, 87: 487-496.

[42] Wooster TJ, Acquistapace S, Mettraux C, et al. Hierarchically structured phase separated biopolymer hydrogels create tailorable delayed burst release during gastrointestinal digestion [J]. Journal of Colloid and Interface Science, 2019, 553: 308-319.

[43] Deng X, Chen J, Chen W. Hydrogel particles as a controlled release delivery system for lavender essential oil using pH triggers [J]. Colloids and Surfaces A: Physicochemical and Engineering Aspects, 2020, 603: 125134.

[44] Rahiminezhad Z, Gahruie HH, Esteghlal S, et al. Oxidative stability of linseed oil nano-emulsions filled in calcium alginate hydrogels [J]. LWT - Food Science and Technology, 2020, 127: 109392.

[45] Yan L, Wang L, Gao S, et al. Celery cellulose hydrogel as carriers for controlled release of short-chain fatty acid by ultrasound [J]. Food Chemistry, 2020, 309: 125717.

[46] Zhao X, Ai Y, Hu Y, et al. Masking the perceived astringency of proanthocyanidins in beverages using oxidized starch hydrogel microencapsulation [J]. Foods, 2020, 9(6): 756.

[47] Alavi F, Emam-Djomeh Z, Yarmand MS, et al. Cold gelation of curcumin loaded whey protein aggregates mixed with k-carrageenan: Impact of gel microstructure on the gastrointestinal fate of curcumin [J]. Food Hydrocolloids, 2018, 85: 267-280.

[48] O'Neill GJ, Jacquier JC, Mukhopadhya A, et al. *In vitro* and *in vivo* evaluation of whey protein hydrogels for oral delivery of riboflavin [J]. Journal of Functional Foods, 2015, 19: 512-521.

[49] Zhang Q, Gu L, Su Y, et al. Development of soy protein isolate/κ-carrageenan composite hydrogels as a delivery system for hydrophilic compounds: Monascus yellow [J]. International Journal of Biological Macromolecules, 2021, 172: 281-288.

[50] Park S, Mun S, Kim YR. Effect of xanthan gum on lipid digestion and bioaccessibility of β-carotene-loaded rice starch-based filled hydrogels [J]. Food Research International, 2018, 105: 440-445.

[51] Gonçalves RFS, Martins JT, Duarte CMM, et al. Advances in nutraceutical delivery systems: From formulation design for bioavailability enhancement to efficacy and safety evaluation [J]. Trends in Food Science & Technology, 2018, 78: 270-291.

[52] Yan W, Zhang B, Yadav MP, et al. Corn fiber gum-soybean protein isolate double network hydrogel as oral delivery vehicles for thermosensitive bioactive compounds [J]. Food Hydrocolloids, 2020, 107: 105865.

[53] Tangsrianugul N, Suphantharika M, McClements DJ. Simulated gastrointestinal fate of lipids encapsulated in starch hydrogels: Impact of normal and high amylose corn starch [J]. Food Research International, 2015, 78: 79-87.

[54] Paarakh MP, Jose PA, Setty CM, et al. Release kinetics – concepts and applications [J]. International Journal of Pharmacy Research & Technology, 2018, 8: 12-20.

[55] Caccavo D. An overview on the mathematical modeling of hydrogels' behavior for drug delivery systems [J]. International Journal of Pharmaceutics, 2019, 560: 175-190.

[56] 张烨. 大豆蛋白透明水凝胶的制备及控释性质研究[D]. 广州：华南理工大学, 2012.

[57] 梁刚强, 项拓, 梁妍, 等. 不同形式壳聚糖基水凝胶的微观结构与控释性能对比 [J/OL]. 现代食品科技, 2021, 37(7): 101-107+227.

[58] Ozel B, Cikrikci S, Aydin O, et al. Polysaccharide blended whey protein isolate-(WPI) hydrogels: A physicochemical and controlled release study [J]. Food Hydrocolloids, 2017, 71: 35-46.

[59] Caillard R, Mateescu MA, Subirade M. Maillard-type cross-linked soy protein hydrogels as devices for the release of ionic compounds: An *in vitro* study [J]. Food Research International, 2010, 43(10): 2349-2355.

[60] Pedrali D, Barbarito S, Lavelli V. Encapsulation of grape seed phenolics from

winemaking byproducts in hydrogel microbeads–impact of food matrix and processing on the inhibitory activity towards α-glucosidase [J]. LWT - Food Science and Technology, 2020, 133: 109952.

[61] Guo J, Pan S, Yin X, et al. pH-sensitive keratin-based polymer hydrogel and its controllable drug-release behavior [J]. Journal of Applied Polymer Science, 2015, 132(9): 41572.

[62] Heidarifard M, Taghavi E, Anarjan N. Preparation of nano-emulsion-based hydrogels conjugated curcumin as model functional lipid bioactive compound [J]. JAOCS, Journal of American Oil Chemists' Society, 2021, 98(6): 697-709.

[63] Li J, Mooney DJ. Designing hydrogels for controlled drug delivery [J]. Nature Reviews Materials, 2016, 1: 16017.

[64] Tsirigotis-Maniecka M, Szyk-Warszyńska L, Michna A, et al. Colloidal characteristics and functionality of rationally designed esculin-loaded hydrogel microcapsules [J]. Journal of Colloid and Interface Science, 2018, 530: 444-458.

[65] Mohammadian M, Madadlou A. Cold-set hydrogels made of whey protein nanofibrils with different divalent cations [J]. International Journal of Biological Macromolecules, 2016, 89: 499-506.

[66] Muhamad II, Fen LS, Hui NH, et al. Genipin-cross-linked kappa-carrageenan/ carboxymethyl cellulose beads and effects on beta-carotene release [J]. Carbohydrate Polymers, 2011, 83(3): 1207-1212.

[67] Afzal S, Maswal M, Dar AA. Rheological behavior of pH responsive composite hydrogels of chitosan and alginate: Characterization and its use in encapsulation of citral [J]. Colloids and Surfaces B: Biointerfaces, 2018, 169: 99-106.

[68] Luo Y, Teng Z, Wang X, et al. Development of carboxymethyl chitosan hydrogel beads in alcohol-aqueous binary solvent for nutrient delivery applications [J]. Food Hydrocolloids, 2013, 31(2): 332-339.

[69] Mun S, Kim YR, McClements DJ. Control of β-carotene bioaccessibility using starch-based filled hydrogels [J]. Food Chemistry, 2015, 173: 454-461.

[70] Okuro PK, Santos TP, Cunha RL. Compositional and structural aspects of hydro- and oleogels: Similarities and specificities from the perspective of digestibility [J]. Trends in Food Science & Technology, 2021, 111: 55-67.

[71] Kosaraju SL. Colon targeted delivery systems: Review of polysaccharides for encapsulation and delivery [J]. Critical Reviews in Food Science and Nutrition,

2005, 45(4): 251-258.

[72] Gautam M, Santhiya D. Pectin/PEG food grade hydrogel blend for the targeted oral co-delivery of nutrients [J]. Colloids and Surfaces A: Physicochemical and Engineering Aspects, 2019, 577: 637-644.

[73] Alejandre M, Poyato C, Ansorena D, et al. Linseed oil gelled emulsion: A successful fat replacer in dry fermented sausages [J]. Meat Science, 2016, 121: 107-113.

[74] Pintado T, Muñoz-González I, Salvador M, et al. Phenolic compounds in emulsion gel-based delivery systems applied as animal fat replacers in frankfurters: Physico-chemical, structural and microbiological approach [J]. Food Chemistry, 2021, 340: 128095.

[75] Taksima T, Limpawattana M, Klaypradit W. Astaxanthin encapsulated in beads using ultrasonic atomizer and application in yogurt as evaluated by consumer sensory profile [J]. LWT - Food Science and Technology, 2015, 62(1): 431-437.

[76] Vargas-Segura AI, Chávez-González ML, Martínez-Hernández JL, et al. Hydrogels of biopolymers functionalized with bioactive substances as a coating for food preservation[M]// Chávez-González ML, Buenrostro-Figueroa JJ, Aguilar CN. Handbook of Research on Food Science and Technology. Apple Academic Press, 2018: 89-106.

[77] Bandyopadhyay S, Saha N, Zandraa O, et al. Essential oil based PVP-CMC-BC-GG functional hydrogel sachet for 'cheese': Its shelf life confirmed with anthocyanin (isolated from red cabbage) bio stickers [J]. Foods, 2020, 9(3): 307.

第九章

食品级
分子复合物

随着人们对健康饮食的需求日益增加，越来越多的食品从业者将矿物质、维生素、类胡萝卜素和多酚等小分子营养素引入食品体系，并开发新型功能性食品。然而，大多数营养素稳定性较差，在加工过程中易发生降解，且存在水溶性差、生物利用率低的问题，限制了其应用。将营养素与生物大分子结合形成分子复合物是解决这一问题的有效方法，也是近几年食品科学领域的研究热点。本章主要介绍了食品级分子复合物的概念、制备方法、种类及其在营养素递送方面的应用。

第一节
食品级分子复合物的概述与制备

一、食品级分子复合物的概述

本章所述的食品级分子复合物是指生物大分子与营养素通过相互作用形成的分子组装体[1]。如图9-1所示，蛋白质和多糖是制备食品级分子复合物最常用的生物大分子，营养素主要指小分子的多酚、矿物质、维生素和类胡萝卜素等。生物大分子与营养素间的相互作用主要分为非共价相互作用和共价相互作用，从而形成非共价分子复合物和共价分子复合物。相互作用类型会影响分子复合物的理化性质，共价分子复合物可能更适合应用于食品中[2]。通常，食品级分子复合物由一种生物大分子和一种小分子营养素组成，称为二元分子复合物，如多糖-类胡萝卜素复合物和蛋白质-矿物质复合物。此外，也有研究将两种生物大分子与一种营养素结合形成三元复合物，如蛋白质-多糖-多酚复合物。生物大分子与营养素的结合不仅可以显著提升营养素的稳定性和生物利用率，控制营养素的释放，也可以改善生物大分子的理化和营养特性。有研究表明，将维生素A与β-环糊精（β-CD）结合是改善维生素A水溶性和热稳定性的一种有效手段[3]。表没食子儿茶素没食子酸酯（EGCG）

与乳蛋白形成的共价复合物也被证明具有较好的界面吸附行为和较高的抗氧化活性[2]。在应用方面,食品级分子复合物不仅可以直接用于营养素的递送,生产功能广泛的食品添加剂,也可以作为纳米颗粒、乳液和凝胶等的原料,以设计开发出具有更好生物安全性和生物相容性的营养素递送系统,推动食品行业的发展。

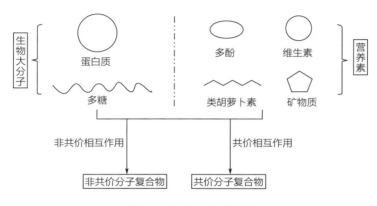

图9-1　分子复合物的概述

二、食品级分子复合物的制备方法

通过控制所使用的成分和制备条件,可以得到具有不同理化性质的分子复合物。分子复合物的制备方法有很多种,根据生物大分子与营养素的结合方式不同,笔者将分子复合物的制备方法分为共价组装和非共价组装。

(一)共价组装

共价组装基于分子间的共价相互作用,由于生物大分子和营养素具有多种活性基团,二者可以通过共价键结合形成共价分子复合物。在共价组装的过程中,共价键发挥主要的作用,同时也会形成非共价键。共价键是通过共用电子对形成的化学键,所以共价相互作用比非共价相互作用强得多(1~2个数量级)[4],形成的共价分子复合物也比非共价分子复合物具有更好的稳定性,因此共价分子复合物可能更适合用于食品加工[5]。

制备共价分子复合物的方法有很多种,分为非酶法和酶法(图9-2)。非酶法主要包括自由基介导法、碱法和偶联法。酶法主要基于特定交联酶的使用,如转谷氨酰胺酶、漆酶、多酚氧化酶和过氧化物酶。在反应结束后，需要用透析或超滤等手段除去未能与生物大分子共价结合的小分子营养素，之后通过冷冻干燥等方法得到固体产物。

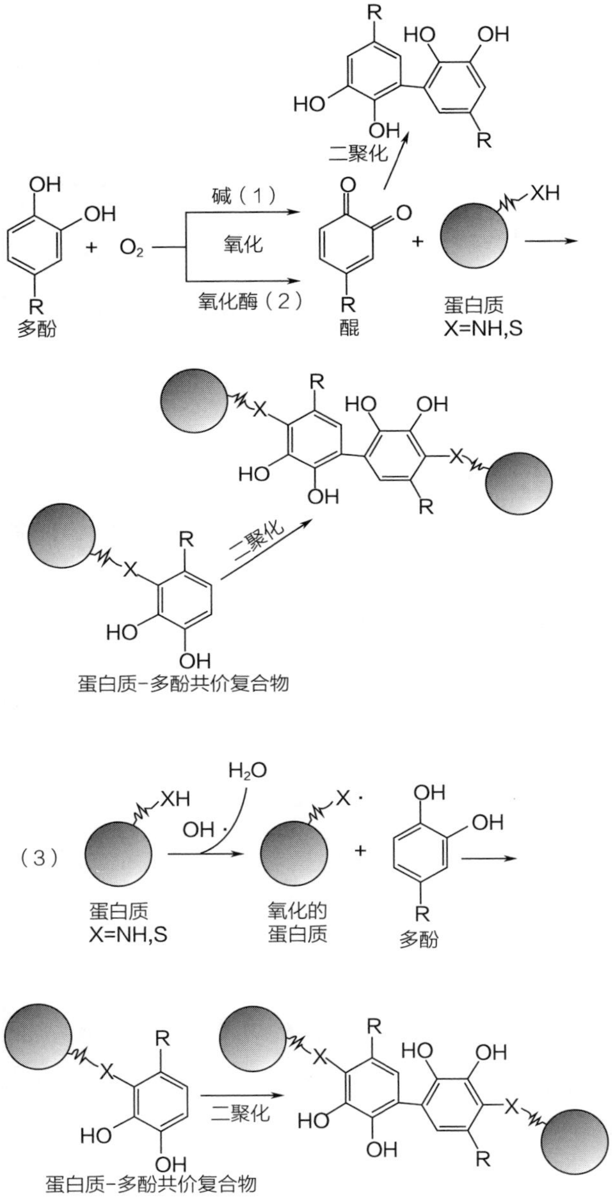

图9-2　制备蛋白质-多酚共价复合物示意图[5, 13]

注：（1）碱法；（2）酶法；（3）自由基介导法。

1. 自由基介导法

自由基介导法是制备多糖–多酚共价复合物最常用的方法之一。这种方法具有简单、快速和环保的优点，多酚可以在不使用有机溶剂或有毒自由基引发剂的情况下共价连接到多糖上。自由基介导法一般以抗坏血酸和过氧化氢作为氧化还原体系，由它们的相互作用产生的羟基自由基攻击多糖分子中的敏感残基，例如壳聚糖羟基亚甲基中的羟基（—OH）或α–亚甲基（—CH$_2$—）中的H原子，由此在多糖上产生自由基。之后这些自由基与多酚反应，促进多糖和多酚之间共价键的形成[6, 7]。自由基介导法也可以用于制备蛋白质–多酚共价复合物[8]。

2. 碱法

碱法是制备蛋白质–多酚共价复合物的常用非酶法。在有氧和碱性条件下，多酚首先被氧化成相应的醌，这些活性中间产物可以与蛋白质侧链中的亲核基团（甲硫氨酸、赖氨酸、色氨酸和半胱氨酸）相互作用，形成共价键[9]。然而，多酚的邻苯二酚部分很容易被氧化成邻醌，可能会发生二聚化，或者与蛋白质上的氨基（—NH$_2$）或巯基（—SH）发生共价反应，从而生成氢醌。当该产物进一步氧化时，可能会发生二次加成，从而导致蛋白质交联聚合物的形成[10]。有研究表明，EGCG在与乳蛋白作用之前可能发生了二聚化，这些高活性的二聚体醌与蛋白质的亲核基团发生了不可逆反应，通过席夫碱和迈克尔加成反应形成了共价复合物[2]。

3. 酶法

酶法多用于含多酚的共价复合物的制备，原理与碱法相似。在酶和氧气存在的条件下，多酚可以被氧化成相应的醌，这些醌可以与蛋白质或多糖中的活性基团共价结合。酶法反应条件温和，具有天然环保、安全性高和特异性强的优点，但反应效率较低且成本偏高。Chung等[11]在水介质中用漆酶催化儿茶素氧化制备了明胶–儿茶素共价复合物，发现该复合物对超氧阴离子自由基具有良好的清除活性。还有学者用漆酶氧化了没食子酸和咖啡酸，发现其分别导致了C—O—C和C—C的偶联反应，形成了新的多酚聚合物结构。与多酚单体相比，聚合物具有更强的自由基清除能力[12]。

4. 偶联法

基于碳二亚胺介导的偶联反应涉及含胺分子和含羧酸盐分子之间酰胺键的形成，常用于合成多糖–多酚共价复合物。水溶性的1-乙基-3-（3-二甲氨基丙基）碳二亚胺盐酸盐（EDC·HCl）是最常使用的碳二亚胺交联剂，能与羧酸反应生成高活性的反应中间体。添加N-羟基丁二酰亚胺（NHS）可抑制副反应，防止中间体水解，提高产率。使用EDC/NHS的偶联法具有无毒和生物相容性好的特点，且制备过程中产生的中间产物易被除去，可保证产物的高纯度，具有很高的商业潜力和应用价值。基于EDC/NHS的偶联法已被用于制备壳聚糖-绿原酸共价复合物，结果显示复合物中绿原酸的含量高达277mg/g [14]。碳二亚胺偶联法也是制备类胡萝卜素相关的共价分子复合物的常用方法。为了制备叶黄素-水苏糖共价复合物，研究者首先使叶黄素与琥珀酸酐发生反应，引入羧基（—COOH），再用EDC·HCl 和 4 - 甲氨基吡啶（DMAP）活化羧基，使叶黄素上的活化羧基与水苏糖中的羟基发生酯化缩合反应，生成共价分子复合物[15]。

5．其他方法

配位键是一种特殊的共价键，蛋白质或多肽一般通过超分子配位键与矿物质偶联形成复合物。在这种情况下，金属被认为是路易斯酸①，相应的配体被认为是路易斯碱②，二者共用一个电子对[16]。研究表明，来自β-乳球蛋白（BLG）的淀粉样纤维可以作为铁纳米颗粒的载体和胶体稳定剂。Fe（Ⅲ）离子通过超分子③配位键与BLG纤维紧密结合，通过添加强还原剂，可以立即将铁离子转化为铁纳米颗粒，从而在BLG纤维上成核[17]。

（二）非共价组装

使生物大分子与营养素通过非共价键结合形成分子复合物的方法称为非共价组装。在这个过程中，生物大分子和营养素之间主要发生非共价相互作用，分子间不共用电子，所以非共价键通常是可逆的。食品级分子复合物间的非共价相互作用主要包括静电相互作用、氢键、范德华力和疏水相互作用[4]。通常由多种非共价相互作用共同促进形成非共价分子复合物并维持复合物的空间结构。

制备非共价分子复合物最常用的方法是自组装法，即将一定量的生物大分子与营养素混合，在一定温度和pH下连续搅拌一段时间形成非共价键。例如，在pH 6.8、室温环境下，β-酪蛋白与绿茶儿茶素可以形成非共价复合物。荧光探针结合

①②　根据路易斯（Gilbert Newton Lewis）的酸碱电子理论，路易斯酸（Lewis acid）又称亲电子试剂，指能接受电子对的物质（包括分子、离子或原子团）；路易斯碱（Lewis base）指能提供电子对的物质（包括分子、离子或原子团）。

③　超分子：指两个或者两个以上的分子通过分子间的弱相互作用缔合而形成的有序有组织的复合体系。

法和等温滴定量热法（ITC）的结果显示，复合物间的作用力主要是疏水相互作用[18]。自组装法也被用于制备大豆分离蛋白–EGCG非共价复合物，复合物的热稳定性、抗氧化性和对多酚的保护作用都有所改善[19]。Wang等[20]用自组装法制备了燕麦β–葡聚糖–多酚非共价复合物，并分析了多酚的化学结构对其与燕麦β–葡聚糖相互作用的影响，发现多酚的没食子酰化有利于β–葡聚糖与多酚的非共价结合。

　　需要注意的是，在制备含有多酚的非共价分子复合物时，要控制反应的pH在中性或弱酸性，还要保证反应在无氧条件下进行，否则多酚可能会被氧化。在反应温度过高时，蛋白质和多酚间也可能会发生共价反应。有研究表明，在牛乳中添加一定浓度的咖啡酸可以显著提高牛乳在加热条件下的稳定性，但在温度为140℃时，牛乳中的活性赖氨酸和巯基含量降低，证明多酚与牛乳蛋白间发生了共价反应，此时非共价相互作用力（氢键和疏水相互作用）几乎可以忽略不计[21]。

　　在制备非共价分子复合物时还用到了喷雾干燥和反溶剂沉淀等方法，以使复合物浓缩或形成颗粒，扩大其应用。有研究表明，用反溶剂共沉淀法制备的玉米醇溶蛋白–单宁酸复合颗粒具有良好的乳化性和稳定性[22]。用喷雾干燥技术浓缩的乳清蛋白–锌复合物（WP–Zn）含有丰富的锌和蛋白质，且具有良好的分散性和加工稳定性，可作为新型有机锌强化剂。添加WP–Zn粉的牛乳与未强化牛乳的感官性质相似，理化性质也无显著差异，表明这种复合物可以安全地添加到各种食品配方中[23]。此外，Xu等[3]用反溶剂共沉淀法结合冷冻干燥技术制备了β–环糊精（CD）–维生素A复合物，形成复合物的驱动力主要是范德华力、疏水相互作用和主客体分子间的氢键作用。

三、食品级分子复合物的表征方法

　　食品级分子复合物需要根据其大小、形态、结构和理化性质进行表征，以探索其结构和功能的关系以及潜在应用。需要注意的是，分子复合物的表征需要多种技术相结合，以排除单一方法的片面性和误差。常用的方法有聚丙烯酰胺凝胶电泳（SDS–PAGE）、核磁共振光谱（NMR）、质谱（MS）、高效液相色谱（HPLC）、荧光光谱、扫描电子显微镜（SEM）、傅里叶变换红外光谱（FTIR）、动态光散射（DLS）和差示扫描量热法（DSC）等。此外，圆二色谱（CD）能够提供蛋白质二级结构含量的信息[24]，尺寸排阻色谱（SEC）可以根据尺寸分离分子复合物，从而获得复合物的平均摩尔质量和摩尔质量分布信息[25]，X射线衍射（SAX）可用于监测偶联反应中蛋白质随时间的构象变化[26]。随着更先进的技术的出现，我们有可能获得关于分子复合物的化学组成、二级结构和三维结构的更深入的信息。将这些技术与化学方法相结合，也有助于更好地理解分子复合物的性质。

第二节
分子复合物与营养素递送

　　本章所述的营养素主要包括多酚、维生素、矿物质和类胡萝卜素。这些营养素具有多种重要的生理功能，人体需要从食物中摄取这些营养素以维持正常的生理活动，某些营养素还被证明有预防心血管疾病和癌症的效果。然而，许多营养素难溶于水，易于氧化和分解，生物利用率较低，这限制了它们的应用。将营养素与生物大分子结合形成分子复合物，可以提高营养素的理化稳定性，保护营养素的生物活性，某些分子复合物还具备一定的靶向性和缓释性能。下面主要介绍常见的食品级分子复合物和这些复合物在营养素递送方面的应用。

一、营养素的消化吸收

（一）人体胃肠道

　　营养素在人体内的摄入、消化和吸收利用需要经过一个复杂的程序，在这个过程中，人体胃肠道（GIT）发挥了最为重要的作用。GIT由口腔、食道、胃、小肠和大肠组成，它与唾液腺、肝脏和胰腺一起构成消化系统的一部分。消化系统的功能是处理食物，促进营养物质进入身体的其他部分[27]。

　　口腔是消化道的起点，可以提供食物的感官信息，包括味道、质地和香气等。紧随其后的是食道，负责将食物输送到胃里。胃是消化道最宽的部分，通过肌肉收缩促进食物的混合和消化。胃中有分泌胃液的腺体，胃液由盐酸以及促进消化的淀粉酶、蛋白酶和脂肪酶等组成，故胃中pH较低。除了乙醇等一些小分子，胃对营养素几乎没有吸收能力[27]。然后胃内容物进入小肠，小肠中含有碳酸氢盐，pH约为6.5。小肠会分泌消化多肽、脂类和碳水化合物的酶，这些酶将食物与营养素分解成适合吸收的大小和形式。小肠的黏膜衬里有大量小指状的绒毛，这会增加黏膜的表面积。绒毛的外部由多层细胞组成，内部由血管和淋巴管组成。大约90%的营养物质在小肠中被吸收并被运输到身体的其他部位[27, 28]。

大肠由盲肠、结肠和直肠组成，是消化的最后阶段，主要功能是吸收来自小肠的剩余未消化的营养物质和水分。从生理上讲，结肠与消化系统的其他部分有显著的不同。结肠具有中性的pH、较长的物质转运时间和较高的物质黏度。此外，结肠中有数量庞大、种类丰富的肠道微生物[28]。

在设计分子复合物时，需要了解GIT不同部分的理化性质，以预测营养素在GIT中的释放和保留情况。在消化的过程中，分子复合物的性质也会发生各种各样的变化，包括成分的解离或消化及带电基团电离状态的改变等。

（二）生物利用率

评估递送系统中营养素消化吸收水平的一个常用指标是生物利用率（BA：Bioavailability）。BA可以定义为最终以活性形式到达个人循环系统的营养素的分数，主要由三个因素（营养素在GIT中的生物可及性、吸收和转运）决定[28, 29]。

$$BA = B^* \times A^* \times T^* \qquad (9-1)$$

B^*（Bioaccessibility）：与营养素在GIT中的生物可及性有关。营养素必须以适当的物理形式存在才能被身体有效吸收。对于亲水性营养素，这指的是从食物基质中释放出来并溶解在肠液中的部分。对于疏水性营养素，这指的是溶解在小肠液内混合胶束中的部分。B^*与营养素从食物基质中的释放能力、在肠液中的溶解能力和营养素与胃肠道中其他成分的相互作用有关。

A^*（Absorption）：与营养素在胃肠液中的吸收有关，这里指穿过黏液层和上皮细胞，进入系统循环的部分。营养素的吸收受多种因素的限制，与营养素的分子结构和物理化学性质密切相关。凝胶状黏液层的孔隙约为400nm，这会限制某些较大的营养素的吸收[30]。如果营养素和黏液分子之间存在相互作用（如疏水和静电相互作用），营养素的吸收也会受到阻碍。影响上皮细胞被动吸收营养素的主要因素之一是营养素穿过磷脂双分子层的能力。一般来说，具有较高油水分配系数的非极性营养素更容易穿过磷脂双分子层，如果营养素的油水分配系数小于10，它的生物利用率会受到磷脂双分子层通透性的限制。此外，营养素在上皮细胞的吸收还受到紧密连接、主动转运体和外排转运体的影响。

T^*（Transformation）：指被吸收的营养素以活性形式到达作用部位的部分。T^*包括化学转化和新陈代谢，在贮藏或者胃肠道的消化过程中，营养素可能会受到氧化、水解等化学反应的影响，发生生理活性的变化；在胃肠道中，由于酶和肠道菌群的作用，营养素会被转变成多种代谢产物，而对于一些营养素来说，这个过程会导致它们的生理活性降低。

设计分子复合物的组成并选择合适的制备方法，可以改善营养素的生物可及性、吸收和转运，从而提高营养素的生物利用率。例如，姜黄素是一种天然活性多酚，被证明有许多生物和药理活性，但由于姜黄素水溶性差、吸收率低、新陈代谢快，导致其生物利用率较低。研究人员通过偶联反应将亲水的阿拉伯胶与疏水的姜黄素共价结合，形成了具有疏水核和亲水壳的复合胶束。复合物的水溶性是游离姜黄素的900倍，有效暴露时间增加，稳定性也得到了改善，复合物中姜黄素的生物利用率也随之提高。此外，由于阿拉伯胶中的半乳糖基团具有靶向性，复合物在人肝癌细胞（HepG2）中表现出了更强的蓄积能力和更低的毒性[31]。

目前，营养素的消化吸收主要通过体外模拟消化模型、细胞实验和动物模型进行研究。体外方法可以模拟消化和吸收过程（生物利用率），或者只模拟消化过程（生物可及性）。体外模拟消化模型因其具有速度快、重复性高以及成本低的优点，应用更为普遍，但不能完全替代体内复杂的消化环境。在细胞实验中，Caco-2的结构和功能类似于分化的小肠上皮细胞，是模拟人体肠道吸收机制的最佳模型[32]。

二、食品级分子复合物

分子复合物提高营养素生物利用率的机制主要有三点：第一，改善疏水性营养素的水溶性和水分散性，提高生物可及性；第二，保护营养素免受胃肠道极端环境的影响，延缓营养素在体内的新陈代谢，提高营养素的生物活性；第三，延长营养素与肠上皮细胞的接触时间，增加营养素的吸收。影响分子复合物消化吸收和营养素递送的主要因素有复合物的组成、结构、大小及表面电位等。例如，复合物颗粒大小会影响复合物与消化酶接触的面积，小颗粒更有利于提高消化效率和胃肠道吸收[28]。近年来，有关食品级分子复合物在营养素递送方面的研究越来越多，下面介绍了几种常见的食品级分子复合物，并以具体的例子阐明复合物在营养素递送方面的应用（表9-1）。

表 9-1 代表性的食品级二元分子复合物

种类	生物大分子	营养素	反应类型	功能变化	参考文献
蛋白质 – 多酚	牛乳蛋白	EGCG	共价 / 非共价	共价复合物热稳定性、抗氧化性和界面吸附性能提升	[2]
	小麦醇溶蛋白	白藜芦醇	非共价	白藜芦醇溶解度提高	[33]
	乳清分离蛋白	姜黄素	非共价	姜黄素水溶性、稳定性和生物可及性提高	[34]
	大豆分离蛋白	EGCG	共价 / 非共价	共价复合物的抗氧化性和热稳定性提高，抗消化能力更强	[19]
多糖 – 多酚	壳聚糖	绿原酸	共价 / 非共价	共价复合物热稳定性、抗氧化性和黏度提高	[14]
	葡聚糖	儿茶素	共价	改善胰腺导管腺癌	[35]
	壳聚糖	咖啡酸	共价	复合物抗氧化性提高，具有 pH 响应性	[36]
	β – 环糊精	花青素	非共价	提高了花青素的消化稳定性，促进其在结肠区域的持续释放，对结肠细菌有正向调节作用	[37]
蛋白质 – 矿物质	β – 乳球蛋白	铁	共价	铁的分散性、稳定性和生物利用率提高	[17]
	乳清蛋白	锌	共价	增强锌在胃中的稳定性，提高生物利用率	[38]
	鱼骨肽	钙	共价	提高钙的肠道吸收和生物利用率，改善骨质疏松	[39]
多糖 – 类 胡萝卜素	透明质酸	虾青素	非共价	提高虾青素的缓释作用，减轻大鼠肝纤维化和肝坏死	[40]

续表

种类	生物大分子	营养素	反应类型	功能变化	参考文献
	淀粉	叶黄素	非共价	提高叶黄素水分散性，减缓氧化	[41]
	阿拉伯半乳聚糖	β-胡萝卜素、角黄素	非共价	类胡萝卜素水溶性和光稳定性提高，对金属离子和活性氧的敏感性降低	[42]

（一）蛋白质-多酚复合物

蛋白质是重要的食物成分，具有很高的营养价值和特殊的功能属性[5]。氨基酸是蛋白质的组成部分，它们的序列多样性导致了蛋白质分子质量、三维结构和疏水性等性质的不同[43]。此外，蛋白质的某些活性基团可以和许多营养素发生相互作用。基于上述原因，蛋白质作为一种生物大分子，被广泛用于制备分子复合物。多酚是植物产生的次生代谢产物，其对健康的影响是广泛研究的主题。多酚是一种天然的抗氧化剂，它至少含有两个酚羟基，可以防止或延缓活性氧的氧化损伤，但也使得它在光、高温和碱性条件下不稳定[5]。人体或食物中蛋白质与多酚的相互作用是不受控制的，这可能不利于完全发挥它们的有益特性[44]。通过形成蛋白质-多酚复合物，可以提高多酚的物理稳定性和生物利用率，改善蛋白质的功能特性，并控制它们的相互作用[45, 46]。

1. 蛋白质-多酚复合物的形成机制

蛋白质和多酚之间可以发生非共价相互作用和共价相互作用。一般认为氢键和疏水相互作用是推动蛋白质与多酚非共价结合的主要力量。酚类基团是优秀的供氢体，可以与蛋白质的C═O基团形成氢键，多酚的羟基也可以和蛋白质的羟基和氨基形成氢键[47]。疏水相互作用主要发生在蛋白质的疏水氨基酸（如亮氨酸、异亮氨酸、甘氨酸、甲硫氨酸、丙氨酸、半胱氨酸和色氨酸等）残基与多酚的非极性芳环之间[13, 48]。其他相互作用（如蛋白质带正电的基团和多酚带负电的羟基之间的离子键）作用较弱[5]。蛋白质和多酚共价结合的基本机制被认为是氧化驱动的，主要制备方法是碱法、酶法和自由基介导法。

2. 蛋白质-多酚复合物形成的影响因素

影响蛋白质和多酚相互作用的因素分为外在因素和内在因素。内在因素主要包括蛋白质的类型和多酚的结构，外在因素有温度、pH、盐浓度和某些试剂的添加量等，蛋白质-多酚复合物相互作用主要受内在因素的影响[49]。研究表明，蛋白质的结构、等电点、疏水性和氨基酸序列对其与多酚的结合有很大影响[50]。例如，与致密的球形蛋白质相比，未折叠的蛋白质对多酚有更强的亲和力，这是因为氨基酸残基与多酚发生相互作用的可能性更高[51]。由于多酚的分子质量、甲基化、羟基化和糖基化程度各不相同，不同类型的多酚也会影响蛋白质与多酚的结合及复合物的性质[13]。研究表明，多酚与蛋白质的结合亲和力随多酚分子质量的增加而增加[52]。另一方面，外在因素（如加热）会诱导蛋白质的构象变化，可能会使先前掩藏的疏水位点暴露出来，从而影响蛋白质与疏水化合物的结合[53]。

　　3. 蛋白质-多酚复合物的功能特性

　　蛋白质和多酚各自具有独特的功能性质，它们的结合可能会产生具有多功能属性的复合物。抗氧化活性是蛋白质-多酚复合物最主要的性质之一。研究表明，利用自由基介导法制备的乳清分离蛋白-EGCG共价复合物（WPI-EGCG）对2, 2′-氨基-2（3-乙基-苯并噻唑啉磺酸-6）铵盐（ABTS）自由基的清除能力明显高于WPI，并且显示出更强的氧化自由基吸收能力（ORAC）和铁还原力[54]。明胶-儿茶素共价复合物对超氧阴离子自由基也有良好的清除活性，且对人体低密度脂蛋白的氧化有明显的抑制作用[11]。蛋白质与多酚的结合还可以改变蛋白质的水溶性、凝胶性、发泡性和乳化性等[46, 55-57]。溶解度是决定蛋白质在食品体系中各种功能的重要性质。研究表明，带电多酚的共价结合将改变蛋白质的电学特性，特别是等电点，这可能会改变它们的pH-溶解度曲线[58]。此外，蛋白质的热稳定性也可以通过与多酚的复合来提高。当牛血清白蛋白（BSA）与阿魏酸结合后，BSA的熔融温度（T_m）升高，表明多酚的结合提高了BSA的热稳定性[59]。

　　蛋白质-多酚复合物也被用于多酚的递送，以改善多酚的溶解性和稳定性。以白藜芦醇为例，它在体内和体外表现出良好的抗氧化活性，且能够降低人体患心血管疾病和癌症的风险。但白藜芦醇的低水溶性和不稳定性导致其生物利用率较低[60]。将白藜芦醇与蛋白质结合是解决这一问题的有效方案。Qiu等[33]研究了去酰胺化的小麦醇溶蛋白与白藜芦醇的非共价结合，得出结论：白藜芦醇与去酰胺小麦醇溶蛋白有较高的亲和力；该结合显著提高了白藜芦醇的水溶性；小麦醇溶蛋白-白藜芦醇复合物可以作为递送白藜芦醇或其他生物活性物质的载体。还有研究人员采用喷雾干燥法制备了WPI-姜黄素复合微球，结果显示，喷雾干燥使WPI与姜黄素在解溶过程中的结合作用得以保留和增强。与单一的姜黄素相比，复合物中姜黄素的溶解度和稳定性显著提升，生物可及性更好，且清除自由基的能力不受喷雾干燥中高温环境的影响。姜黄素的释放主要是由于WPI-姜黄素复合物的解离和蛋白质结构随时间的破裂[34]。

多酚与蛋白质的结合方式会影响复合物的性质及消化吸收情况。以大豆分离蛋白（SPI）和EGCG为例，与SPI-EGCG非共价复合物相比，共价复合物具有更高的抗氧化性和热稳定性，能更好地保护多酚。在体外模拟消化试验中，非共价复合物更易消化，表现出了更高的营养价值，适合作为功能性食品配料，而共价复合物具有更好的抗消化能力，在肠道中更稳定，可以作为营养素的运输载体[19]。

此外，蛋白质与多酚的相互作用还会影响食物的感官特性，如改善多酚的涩味。在富含多酚的食物中，涩味主要与蛋白质和多酚相互作用的能力相关[61]。涩味是影响红酒整体品质的主要感官因素，而添加β-乳球蛋白和明胶可以明显减轻红酒的涩味。原因是这两种蛋白质可以主动结合红酒中的多酚并使多酚沉淀，从而降低与唾液蛋白接触的多酚的浓度[62]。

需要注意的是，蛋白质和多酚的结合也不一定都是有益的，有些反应可能会降低多酚的生物活性[13]。绿茶中含有很高比例的多酚，已被用于制备功能性食品或补充剂。然而，当浓缩乳清蛋白（WPC）存在时，绿茶浸泡液的抗氧化活性和抑菌作用均有一定程度的损失，这些损失是由蛋白质-多酚相互作用引起的，多酚芳香环上的羟基可能与WPC发生了结合。WPC对绿茶抗氧化活性的抑制程度取决多酚的组成，而WPC对绿茶抑菌作用的影响与多酚的含量有关[63]。

（二）多糖-多酚复合物

多糖由相同或不同的单糖通过糖苷键连接形成，其单体组成比蛋白质的单体组成更均匀，常用于制备分子复合物[64]。多糖具有多种突出的生理功能，如维持结肠微生物群落的共生，保持结肠上皮细胞的完整性以及调节免疫和炎症反应等[65]。此外，多糖还被证明对肥胖和新陈代谢有许多有益的影响，如增加饱腹感和改善胰岛素反应等[66]。多糖上易于修饰的活性基团（如壳聚糖上的氨基和海藻酸钠上的羧酸基）使得它们能够和其他物质发生反应。近年来，多糖-多酚复合物也得到了较为深入的研究，并被证明具有良好的功能特性[14, 64]。多糖-多酚复合物在食品工业中有很大的应用潜力，它们可以作为添加剂，在加工和贮藏中保证食品质量，也可以用作膳食补充剂[67]。

1. 多糖-多酚复合物的形成机制

与蛋白质相似，多糖与多酚间的相互作用也可以分为非共价相互作用和共价相互作用。非共价相互作用主要包括氢键、疏水相互作用和范德华力。Watrelot等[68]利用等温滴定量热法（ITC）研究了苹果果胶和花青素之间相互作用的热力学性质，计算出 ΔH= –5.4kJ/mol，$-T\Delta S$=–11.9kJ/mol。在配体设计中，人们普遍认为焓驱动是由于氢键，熵驱动是由于疏水相互作用，所以可以推导出花青素与苹果果胶之间存在氢键和疏水相互作用。自由基介导法、碳二亚胺介导的偶联反应和酶法是制备多糖-多酚共价复合物的主要方法。

2. 多糖-多酚复合物的功能特性

一些多糖在特定条件下的溶解度受限，可能是因为低电荷导致的弱静电斥力或螺旋区之间形成了氢键[69]。研究表明，用多酚对多糖进行修饰可以显著提高多糖的水溶性。Kim等[70]利用碳二亚胺偶联法制备了壳聚糖-邻苯二酚共价复合物，复合物在中性水溶液中的溶解度提高了约4倍。此外，邻苯二酚为复合物提供了一定的黏附性，使这种复合物可以用于药物输送、组织黏合剂和表面改性等领域。将多糖与多酚结合还可以改善多糖的抗氧化性及乳化性[14, 71]。用自由基介导法制备的壳聚糖-咖啡酸共价复合物在高浓度下表现出了与咖啡酸相当的清除DPPH自由基的能力，且对Fe^{2+}的螯合能力明显优于壳聚糖和咖啡酸[36]。

多糖-多酚复合物也被用于向结肠递送多酚，以改善炎症性肠病（IBD）。天然多酚对结肠疾病和肠道微生物失调有潜在的治疗作用[72]。然而，纯多酚化学稳定性差，在摄入后会在上消化道发生降解和新陈代谢，导致最终积累在结肠中的完整多酚浓度较低[73]。所以，需要构建多酚的结肠靶向递送系统。该系统必须能够抵抗胃内的物理刺激、胃和小肠之间pH的快速变化以及消化酶和乳化胆盐的影响，并通过小肠到达结肠[72]。研究表明，膳食纤维不能被人体胃肠道吸收，可以保护上消化道中的多酚，并将其输送到结肠。除此之外，膳食纤维在结肠靶向递送多酚方面还有以下优势：第一，膳食纤维含有许多亲水性基团（如羟基、羧基和氨基），可以与肠上皮和黏膜中的糖蛋白形成非共价键，增加其黏附性；第二，膳食纤维与多酚有很强的结合作用，一些膳食纤维与多酚还存在潜在的协同益生菌效应；第三，大多数膳食纤维是带电的，可以增加其与肠黏膜的相互作用。炎症性肠病的黏膜表面通常带正电，可以为带负电的递送系统提供分子靶点，而健康上皮的黏膜表面一般带负电。膳食纤维与结肠黏膜的静电相互作用能使复合物长时间附着在黏膜表面，从而提高多酚的目标释放和局部浓度[72]。常用的膳食纤维有菊粉、果胶、海藻酸钠、壳聚糖和环糊精等[74]。

槲皮素属于抗氧化剂，可以用于治疗结肠癌，但它们在胃肠道上部的吸收较差。将瓜尔豆胶与槲皮素混合制得的片剂被证明具有良好的体外释放特性。不含瓜尔豆胶的槲皮素片经5h（至小肠）的释放率为49.25%，与瓜尔豆胶混合后，仅有15.4%的槲皮素在胃肠道上部释放，但在结肠中的释放率可达94.27%。通过与瓜尔豆胶结合，可以增加槲皮素在结肠中的生物可及性和生物利用率，从而在较小的剂量下产生更好的生物活性[75]。β–环糊精具有亲水性的外壳和疏水性的空腔，被广泛用作食品和医药领域的递送载体。β–环糊精可以和许多疏水性多酚形成可逆的包合结构，多酚受到亲水外壳的保护，可以免受胃肠道上部不良环境的影响，从而在结肠区域实现完整释放[72]。Flores等[37]制备了β–CD–花青素复合物，并研究了复合物的释放特性及其对肠道微生物区系调节的潜在影响。结果显示，氢键是花青素与β–CD相互作用的主要驱动力。用β–CD包裹花青素改善了花青素在消化系统中的稳定性，确保了花青素在结肠区域的持续释放。此外，向结肠递送完整的花青素对肠道菌群有正向的调节作用。

（三）蛋白质（多肽）–矿物质复合物

铁（Fe）、锌（Zn）和钙（Ca）等矿物质具有重要的生物学作用，是维持人体健康所必需的元素。缺乏这些营养素是世界范围的公共卫生问题，而解决这些问题的方法之一是对主食进行微量营养素强化。一些蛋白质具有天然的离子结合能力（如酪蛋白对钙离子，乳铁蛋白对铁离子），能够为人体高效输送矿物质。来自食品蛋白质的生物活性肽也具有良好的金属结合力[16]。研究显示，蛋白质（多肽）–矿物质复合物可以作为一种新型的矿物质强化功能食品或矿物质补充剂的良好替代品[17, 76]。

铁是能量和底物新陈代谢的大多数途径所必需的元素，在运输氧气、短期储存氧、电子转移和能量转化中起主要作用，但铁在人体内的吸收率低。如果铁的供应不足，就会出现缺铁，缺铁性贫血（IDA）是最常见的营养缺乏症之一[77]。β–乳球蛋白（BLG）淀粉状纤维是铁强化的一种理想材料，因为它可以将Fe（Ⅲ）还原为生物利用率更高的Fe（Ⅱ），这也可以保护铁免受膳食抑制剂（如植酸、多酚和钙）

的影响[17]。Shen等[17]在BLG纤维表面原位生成了铁纳米颗粒，能防止颗粒聚集，并保持铁处于Fe（Ⅱ）状态。BLG纤维-铁纳米颗粒复合材料在酸性和酶消化过程中可以快速溶解并释放出铁离子，在体内表现出了很高的铁生物利用率（与硫酸亚铁相当），同时具有良好的感官性能和安全性。

锌是人体中第二丰富的金属，在基因表达、调节细胞生长分化以及内分泌和免疫系统中发挥重要的作用[16]。全球大约17%的人口存在一定程度的锌缺乏，尤其是在以植物为基础的饮食中[78]。多肽被认为是矿物质的良好配体，除了具有不同的氨基酸侧链，多肽还具有氨基和羧基，可以与二价阳离子结合[16]。乳清蛋白（WP）是一种具有较高营养价值的蛋白质，也是生物活性肽的良好来源[79]。有研究人员探究了乳清蛋白水解物（WPH）的结构和表面性质对其与锌螯合能力的影响，发现WPH的净表面负电荷越多，与锌的螯合能力越强。模拟胃肠道消化实验的结果表明WPH-Zn复合物在胃环境中是稳定的，释放的锌很少，经胰酶消化后，复合物释放的锌增加，这一阶段释放的锌可以被肠道吸收。结合较高的锌透析量，可以证明与WPH结合可以提高锌的生物利用率[38]。

钙是人体内最丰富的矿物质，也是骨骼不可或缺的部分，还参与神经传递和肌肉收缩等生理活动[80]。儿童缺钙可能会导致佝偻症，老年人缺钙则容易出现骨质疏松和骨量减少等症状[76]。多肽-钙复合物作为一种安全经济的食源性化合物引起了人们的极大关注。Zhang等[39]以太平洋鳕鱼骨为原料，将其酶解制备了钙结合肽（CBP），将$CaCl_2$与CBP混合，去除游离的Ca^{2+}后，冷冻干燥制得了CBP-Ca复合物。通过单程肠道灌注实验测量了复合物中钙的吸收，并评价了复合物在骨质疏松大鼠模型中的生物利用及抗骨质疏松效果。结果表明，CBP中的—COOH和—NH_2基团能与钙离子结合形成CBP-Ca，复合物能显著提高小肠对钙的吸收和通透性，且能有效提高钙的生物利用率，提高模型鼠的骨密度和骨强度，降低骨转化率，改善骨质疏松。

（四）多糖-类胡萝卜素复合物

类胡萝卜素是由植物和微生物合成的脂溶性天然色素，具有抗氧化、抗肿瘤、抗衰老、抗炎和治疗眼疾等多种生理功能。但大多数类胡萝卜素水溶性几乎为零，在环境条件下不稳定，在胃肠道消化环境中易发生降解[28, 81]。近年来，有多项研究将多糖与类胡萝卜素结合，用于改善类胡萝卜素的消化吸收和保护其生物活性。

　　虾青素（Ax）是一种叶黄素类胡萝卜素，因强抗氧化性受到广泛关注。透明质酸（HA）是一种亲水性、可生物降解、无免疫原性的阴离子型多糖[40]。HA可以通过羧基、羟基和乙酰氨基等活性官能团进行化学修饰[82]。研究人员将虾青素与亲水性的透明质酸混合，利用静电场系统制备了Ax-HA聚集体。Ax的亲水结构域结合到HA的亲水位点或区域上，Ax的疏水区域以薄层和连续相的形式结合到HA纳米颗粒的疏水区域。复合物中的虾青素具有缓释性能，在体外模拟释药实验中，18h后的释放率约为54%。与Ax组和HA组相比，复合物组对大鼠肝纤维化和肝坏死有更强的修复作用[40]。还有学者利用纳米沉淀法制备了淀粉-叶黄素纳米颗粒，在这个过程中叶黄素会被淀粉中的直链淀粉包裹，并在淀粉纳米颗粒形成的过程中形成分子复合物。淀粉-叶黄素纳米颗粒可以保护叶黄素免受化学氧化，并显著提高了叶黄素的水分散性[41]。

　　研究表明，环糊精和阿拉伯半乳聚糖（AG）能与类胡萝卜素形成"主客体"复合物，大大提高类胡萝卜素的化学稳定性[83]。用环糊精制备的包合物提高了类胡萝卜素的贮藏稳定性，但降低了类胡萝卜素的色泽，也没有显著提高类胡萝卜素在水中的溶解度。相比之下，AG与类胡萝卜素形成了更稳定、水溶性更高的复合物。AG由阿拉伯糖和半乳聚糖以1:6的比例组成，是完全水溶性的，且形成的溶液黏度较低，适合作为保护和递送类胡萝卜素的复合物材料。AG-类胡萝卜素复合物可以提高类胡萝卜素在日照和水存在下的稳定性，显著减少其与金属离子和水分子的接触，阻止类胡萝卜素在水中的聚集，并能保持其原有的颜色。此外，AG可以促进丁酸盐和丙酸等短链脂肪酸的生成，有益于结肠健康[84]。

　　Polyakov等[42]采用机械化学法制备了AG-类胡萝卜素复合物，在不使用任何有机溶剂的情况下就可以使类胡萝卜素渗透到AG聚合物中。经高效液相色谱（HPLC）分析，复合物在水溶液中的溶解度达到5mmol/L，比类胡萝卜素单体高6个数量级。复合物保持了原有的颜色，紫外吸收光谱变化不大。此外，复合物在水溶液中的光稳定性提高了10倍，对金属离子（Fe^{3+}）和水溶液中活性氧的反应性降低了20倍。为了研究复合物中类胡萝卜素的生物利用率，研究人员以野生型小鼠为模型，用优化的方法给小鼠饲喂玉米黄质和叶黄素，考察了黄斑类胡萝卜素在小鼠视网膜中的积累。结果显示，当用AG-类胡萝卜素复合物代替类胡萝卜素单体时，小鼠血清、肝脏和视网膜色素上皮/脉络膜中的类胡萝卜素含量显著增加[85]。

（五）三元分子复合物

近年来，三元分子复合物的开发在食品领域受到了广泛的关注。一个主要原因是，与二元分子复合物相比，三元复合物可能会具有更多独特的结构和功能特性。笔者等[86]采用碱法制备了卵转铁蛋白–没食子酸共价复合物（OTGCONJ），并以OTGCONJ和羧甲基右旋糖酐（CMD）为原料，利用自组装技术制备了OTGCONJ–CMD三元复合物。结果显示，三元复合物具有良好的抗氧化性，可有效稳定姜黄素乳液，并能显著延缓姜黄素在紫外光下的降解。

不同的组装顺序和制备方法有可能会产生具有不同性质和独特结构的三元复合物[87]。乳铁蛋白–燕麦β–葡聚糖–姜黄素非共价三元复合物可用自组装技术和喷雾干燥技术制备。与自组装相比，喷雾干燥可以增强乳铁蛋白（LF）、燕麦β–葡聚糖（OG）和姜黄素（Cur）之间的结合程度，制备出粒径更小、浊度更低和乳化能力更强的三元复合物。LF、OG和Cur的结合顺序也会影响它们之间结合的程度，从而影响复合物的结构[88]。

除了蛋白质–多糖–多酚复合物，还有许多其他类型的三元复合物。有研究人员利用聚电解质结合法制备了壳聚糖–海藻酸钠–槲皮素复合物，带正电的壳聚糖上的氨基与带负电的海藻酸钠上的羧基结合，多酚被包裹在其中并输送到结肠[89]。Duan等[82]设计并制备了姜黄素–透明质酸–普鲁兰多糖共价分子复合物（Cur–HA–SPu）。皮肤刺激性试验、细胞毒性试验和溶血试验证实了Cur–HA–SPu复合物具有良好的生物相容性。这种复合物薄膜可以作为功能性辅料，促进伤口愈合和抗感染。透明质酸–β–环糊精–生育酚三元复合物可用于生育酚（维生素E）的递送。虽然单独的β–环糊精就可以提高维生素E的水溶性，但通过与亲水的HA结合，维生素E的水溶性进一步提高了约3倍。此外，细胞实验表明透明质酸–β–环糊精–生育酚复合物具有良好的生物相容性[90]。β–乳球蛋白（BLG）是一种配体结合蛋白，具有结合疏水性小分子的能力。壳聚糖（COS）是一种阳离子多糖，它可以通过静电相互作用吸附在蛋白质纳米颗粒表面形成涂层。研究人员根据这两种物质的性质，利用亲和结合和静电相互作用，自组装制备了虾青素（Ax）–BLG–COS三元纳米复合物，用于递送虾青素。复合物在胃肠道中表现出了良好的缓释作用，且复合物中虾青素的抗氧化活性得到了有效的保护[91]。

第三节
展望

本章介绍了食品级分子复合物的主要种类、制备方法、功能性质及其在营养素递送方面的应用。食品级分子复合物不仅受到学术界越来越多的关注，对食品工业也产生了一定的影响。尽管食品级分子复合物已经得到了广泛的研究，但在设计、评价和应用时仍然有许多可以改进的方面。

一、选择合适的生物大分子

为了获得最佳的递送效果，应该结合营养素的性质和具体需要，选择合适的生物大分子。例如，当想要提高营养素的肠道通透性时，可以选择壳聚糖。因为与其他多糖相比，壳聚糖更容易黏附和渗透到黏液层。当递送疏水性营养素时，可以选择具有疏水空腔的蛋白质。此外，由于消化道中的成分比较复杂，这些成分与复合物接触时可能会改变复合物的理化性质和营养素的递送效果。因此，在设计具有较高生物利用率的分子复合物时，还应考虑消化液中各成分与复合物的相互作用。

二、全面系统地评价食品级分子复合物

目前对分子复合物的研究多集中于对其结构、理化和功能性质的表征，缺少对营养素递送和吸收利用效果的评价。在研究营养素的消化吸收时，也普遍采用简单的体外消化模型，难以模仿人体内复杂的情况。与体外模拟消化模型相比，动态胃肠道模拟系统和动物模型可能更适于评估营养素的生物可及性、控制释放、靶向递送及生物活性。此外，一些营养素有调节肠道微生物区系群落的功能，但关于分子复合物是否会改变营养素对肠道有益作用的研究严重缺乏，值得进一步探讨。除活体动物模型之外，人体肠道微生物生态系统（ShIME）的体外模拟器也可作为评价分子复合物肠道活性的有力工具。另一方面，还应加强对食品级分子复合物安全性、感官特性和过敏性的相关评价。

三、开发新的制备和评价方法

当前用于制备共价分子复合物的方法较为传统，可能存在一定的缺点和限制。因此，需要开发新型食品级反应，用于高效生产具有新功能性质的共价复合物。另外，对生物大分子和营养素之间相互作用的理论研究还不够深入，需要新的方法来确定结合位点和键型。

四、加强商业应用

大多数关于分子复合物的实验都局限于实验室，还没有发展到工业规模，今后的研究重点应放在提高食品级分子复合物的商业价值上。

参考文献

[1] Wei ZH, Huang QR. Assembly of protein–polysaccharide complexes for delivery of bioactive ingredients: A perspective paper [J]. Journal of Agriculture and Food Chemistry, 2019, 67(5): 1344-1352.

[2] Wei ZH, Yang W, Fan R, et al. Evaluation of structural and functional properties of protein-EGCG complexes and their ability of stabilizing a model β-carotene emulsion [J]. Food Hydrocolloids, 2015, 45: 337-350.

[3] Xu XH, Peng SY, Bao GK, et al. β-cyclodextrin inclusion complexes with vitamin A and its esters: A comparative experimental and molecular modeling study [J]. Journal of Molecular Structure, 2021, 1223: 129001.

[4] Li HM, Hu X, Guo P, et al. Antioxidant properties and possible mode of action of corn protein peptides and zein peptides [J]. Journal of Food Biochemistry, 2010, 34: 44-60.

[5] Quan TH, Benjakul S, Sae-leaw T, et al. Protein–polyphenol conjugates: Antioxidant property, functionalities and their applications [J]. Trends in Food Science &

Technology, 2019, 91: 507-517.

[6] Curcio M, Puoci F, Iemma F, et al. Covalent insertion of antioxidant molecules on chitosan by a free radical grafting procedure [J]. Journal of Agriculture and Food Chemistry, 2009, 57(13): 5933-5938.

[7] Spizzirri UG, Parisi OI, Iemma F, et al. Antioxidant–polysaccharide conjugates for food application by eco-friendly grafting procedure [J]. Carbohydrate Polymers, 2010, 79(2): 333-340.

[8] Yi J, Fan YT, Zhang YZ, et al. Characterization of catechin-α-lactalbumin conjugates and the improvement in β-carotene retention in an oil-in-water nanoemulsion [J]. Food Chemistry, 2016, 205: 73-80.

[9] Rawel HM, Czajka D, Rohn S, et al. Interactions of different phenolic acids and flavonoids with soy proteins [J]. International Journal of Biological Macromolecules, 2002, 30(3-4): 137-150.

[10] Jongberg S, Gislason NE, Lund MN, et al. Thiol-quinone adduct formation in myofibrillar proteins detected by LC-MS [J]. Journal of Agriculture and Food Chemistry, 2011, 59(13): 6900-6905.

[11] Chung JE, Kurisawa M, Uyama H, et al. Enzymatic synthesis and antioxidant property of gelatin-catechin conjugates [J]. Biotechnology Letters, 2003, 25: 1993-1997.

[12] Božič M, Gorgieva S, Kokol V. Laccase-mediated functionalization of chitosan by caffeic and gallic acids for modulating antioxidant and antimicrobial properties [J]. Carbohydrate Polymers, 2012, 87(4): 2388-2398.

[13] Ozdal T, Capanoglu E, Altay F. A review on protein–phenolic interactions and associated changes [J]. Food Research International, 2013, 51(2): 954-970.

[14] Wei ZH, Gao YX. Evaluation of structural and functional properties of chitosan-chlorogenic acid complexes [J]. International Journal of Biological Macromolecules, 2016, 86: 376-382.

[15] 刘冰雪. 叶黄素-水苏糖水溶性衍生物的合成与评价[D]. 哈尔滨：东北林业大学, 2021.

[16] Caetano-Silva ME, Netto FM, Bertoldo-Pacheco MT, et al. Peptide-metal complexes: Obtention and role in increasing bioavailability and decreasing the pro-oxidant effect of minerals [J]. Critical Reviews in Food Science and Nutrition, 2021, 61(9): 1470-1489.

[17] Shen Y, Posavec L, Bolisetty S, et al. Amyloid fibril systems reduce, stabilize and

deliver bioavailable nanosized iron [J]. Nature Nanotechnology, 2017, 12(7): 642-647.

[18] Yuksel Z, Avci E, Erdem YK. Characterization of binding interactions between green tea flavanoids and milk proteins [J]. Food Chemistry, 2010, 121(2): 450-456.

[19] Zhou SD, Lin YF, Xu X, et al. Effect of non-covalent and covalent complexation of (−)-epigallocatechin gallate with soybean protein isolate on protein structure and *in vitro* digestion characteristics [J]. Food Chemistry, 2020, 309: 125718.

[20] Wang YX, Liu J, Chen F, et al. Effects of molecular structure of polyphenols on their noncovalent interactions with oat *β*-glucan [J]. Journal of Agriculture and Food Chemistry, 2013, 61(19): 4533-4538.

[21] O'Connell JE, Fox PF. Proposed mechanism for the effect of polyphenols on the heat stability of milk [J]. International Dairy Journal, 1999, 9(8): 523-536.

[22] Zou Y, Yang X, Scholten E. Rheological behavior of emulsion gels stabilized by zein/tannic acid complex particles [J]. Food Hydrocolloids, 2018, 77: 363-371.

[23] Pralhadrao JV, Arora S, Shilpashree BG, et al. Standardization of model for the production of spray dried whey protein-zinc complex and its acceptability in milk [J]. LWT - Food Science and Technology, 2021, 137: 110450.

[24] Cai TM, Xiao P, Yu NX, et al. A novel pectin from Akebia trifoliata var. australis fruit peel and its use as a wall-material to coat curcumin-loaded zein nanoparticle [J]. International Journal of Biological Macromolecules, 2020, 152: 40-49.

[25] Lubomirsky E, Khodabandeh A, Preis J, et al. Polymeric stationary phases for size exclusion chromatography: A review [J]. Analytica Chimica Acta, 2021, 1151: 338244.

[26] Xia SQ, Li YQ, Zhao Q, et al. Probing conformational change of bovine serum albumin−dextran conjugates under controlled dry heating [J]. Journal of Agriculture and Food Chemistry, 2015, 63(16): 4080-4086.

[27] Maderuelo C, Lanao JM, Zarzuelo A. Enteric coating of oral solid dosage forms as a tool to improve drug bioavailability [J]. European Journal of Pharmaceutical Sciences, 2019, 138: 105019.

[28] Parada J, Aguilera JM. Food microstructure affects the bioavailability of several nutrients [J]. Journal of Food Science, 2007, 72(2): 21-32.

[29] McClements DJ, Li F, Xiao H. The nutraceutical bioavailability classification scheme: Classifying nutraceuticals according to factors limiting their oral bioavailability [J]. Annual Review of Food Science and Technology, 2015, 6: 299-327.

[30] Cone RA. Barrier properties of mucus [J]. Advanced Drug Delivery Reviews, 2009, 61(2): 75-85.

[31] Sarika PR, James NR, Kumar PR, et al. Gum arabic-curcumin conjugate micelles with enhanced loading for curcumin delivery to hepatocarcinoma cells [J]. Carbohydrate Polymers, 2015, 134: 167-174.

[32] Luo YC, Hu QB, Food-derived biopolymers for nutrient delivery [M]//Nutrient Delivery. Academic Press, 2017: 251-291.

[33] Qiu CY, Wang Y, Teng YL, et al. Influence of glycosylation of deamidated wheat gliadin on its interaction mechanism with resveratrol [J]. Food Chemistry, 2017, 221: 431-438.

[34] Ye QY, Ge FZ, Wang Y, et al. On improving bioaccessibility and targeted release of curcumin-whey protein complex microparticles in food [J]. Food Chemistry, 2021, 346: 128900.

[35] Vittorio O, Cirillo G, Iemma F, et al. Dextran-catechin conjugate: A potential treatment against the pancreatic ductal adenocarcinoma [J]. Pharmaceutical Research, 2012, 29(9): 2601-2614.

[36] İlyasoğlu H, Nadzieja M, Guo Z. Caffeic acid grafted chitosan as a novel dual-functional stabilizer for food-grade emulsions and additive antioxidant property [J]. Food Hydrocolloids, 2019, 95: 168-176.

[37] Flores G, Ruiz del Castillo ML, Costabile A, et al. *In vitro* fermentation of anthocyanins encapsulated with cyclodextrins: Release, metabolism and influence on gut microbiota growth [J]. Journal of Functional Foods, 2015, 16: 50-57.

[38] Udechukwu MC, Downey B, Udenigwe CC. Influence of structural and surface properties of whey-derived peptides on zinc-chelating capacity, and *in vitro* gastric stability and bioaccessibility of the zinc-peptide complexes [J]. Food Chemistry, 2018, 240: 1227-1232.

[39] Zhang K, Li BF, Chen QR, et al. Functional calcium binding peptides from pacific cod (*Gadus macrocephalus*) bone: Calcium bioavailability enhancing activity and anti-osteoporosis effects in the ovariectomy-induced osteoporosis rat model [J]. Nutrients, 2018, 10(9): 1325.

[40] Wu YJ, Wu YC, Chen IF, et al. Reparative effects of astaxanthin-hyaluronan nanoaggregates against retrorsine-CCl(4)-induced liver fibrosis and necrosis [J]. Molecules, 2018, 23(4): 726.

[41] Fu YJ, Yang JD, Jiang LW, et al. Encapsulation of lutein into starch nanoparticles to improve its dispersity in water and enhance stability of chemical oxidation [J]. Starch - Stärke, 2018, 71（5-6）: 1800248.

[42] Polyakov NE, Leshina TV, Meteleva ES, et al. Water soluble complexes of carotenoids with arabinogalactan [J]. Journal of Physical Chemistry B, 2009, 113: 275-282.

[43] Jones OG, McClements DJ. Functional biopolymer particles: Design, fabrication, and applications [J]. Comprehensive Reviews in Food Science and Food Safety, 2010, 9(4): 374-397.

[44] Le Bourvellec C, Renard CM. Interactions between polyphenols and macromolecules: Quantification methods and mechanisms [J]. Critical Reviews in Food Science and Nutrition, 2012, 52(3): 213-248.

[45] You J, Luo YK, Wu JP. Conjugation of ovotransferrin with catechin shows improved antioxidant activity [J]. Journal of Agricultural and Food Chemistry, 2014, 62(12): 2581-2587.

[46] Chen Y, Jiang S, Chen Q, et al. Antioxidant activities and emulsifying properties of porcine plasma protein hydrolysates modified by oxidized tannic acid and oxidized chlorogenic acid [J]. Process Biochemistry, 2019, 79: 105-113.

[47] Buitimea-Cantua NE, Gutierrez-Uribe JA, Serna-Saldivar SO. Phenolic-protein interactions: Effects on food properties and health benefits [J]. Journal of Medicine Food, 2018, 21(2): 188-198.

[48] Kanakis CD, Hasni I, Bourassa P, et al. Milk β-lactoglobulin complexes with tea polyphenols [J]. Food Chemistry, 2011, 127(3): 1046-1055.

[49] Czubinski J, Dwiecki K. A review of methods used for investigation of protein-phenolic compound interactions [J]. International Journal of Food Science & Technology, 2017, 52(3): 573-585.

[50] Prigent SVE, Gruppen H, Visser AJWG, et al. Effects of non-covalent interactions with 5-o-caffeoylquinic acid (CGA) on the heat denaturation and solubility of globular proteins [J]. Journal of Agricultural and Food Chemistry, 2003, 51: 5088-5095.

[51] Yildirim-Elikoglu S, Erdem YK. Interactions between milk proteins and polyphenols: Binding mechanisms, related changes, and the future trends in the dairy industry [J]. Food Reviews International, 2017, 34(7): 665-697.

[52] Dubeau S, Samson G, Tajmir-Riahi H-A. Dual effect of milk on the antioxidant

capacity of green, Darjeeling, and English breakfast teas [J]. Food Chemistry, 2010, 122(3): 539-545.

[53] Kulmyrzaev AA, Levieux D, Dufour E. Front-face fluorescence spectroscopy allows the characterization of mild heat treatments applied to milk. Relations with the denaturation of milk proteins [J]. Journal of Agriculture and Food Chemistry, 2005, 53: 502-507.

[54] Fan YT, Liu YX, Gao LY, et al. Oxidative stability and *in vitro* digestion of menhaden oil emulsions with whey protein: Effects of EGCG conjugation and interfacial cross-linking [J]. Food Chemistry, 2018, 265: 200-207.

[55] Yan MY, Li BF, Zhao X, et al. Physicochemical properties of gelatin gels from walleye pollock (*Theragra chalcogramma*) skin cross-linked by gallic acid and rutin [J]. Food Hydrocolloids, 2011, 25(5): 907-914.

[56] Li CH, Dai TT, Chen J, et al. Protein-polyphenol functional ingredients: The foaming properties of lactoferrin are enhanced by forming complexes with procyanidin [J]. Food Chemistry, 2021, 339: 128145.

[57] Abd El-Maksoud AA, Abd El-Ghany IH, El-Beltagi HS, et al. Adding functionality to milk-based protein: Preparation, and physico-chemical characterization of *β*-lactoglobulin-phenolic conjugates [J]. Food Chemistry, 2018, 241: 281-289.

[58] 魏子淏. 乳蛋白-EGCG和壳聚糖-绿原酸复合物的制备、结构表征及功能评价 [D]. 北京：中国农业大学, 2015.

[59] Ojha H, Mishra K, Hassan MI, et al. Spectroscopic and isothermal titration calorimetry studies of binding interaction of ferulic acid with bovine serum albumin [J]. Thermochimica Acta, 2012, 548: 56-64.

[60] Acharya DP, Sanguansri L, Augustin MA. Binding of resveratrol with sodium caseinate in aqueous solutions [J]. Food Chemistry, 2013, 141(2): 1050-1054.

[61] de Freitas V, Mateus N. Protein/polyphenol interactions: Past and present contributions. Mechanisms of astringency perception [J]. Current Organic Chemistry, 2012, 16: 724-746.

[62] Olatujoye JB, Methven L, Jauregi P. Effect of *β*-lactoglobulin on perception of astringency in red wine as measured by sequential profiling [J]. LWT - Food Science and Technology, 2020, 130: 109611.

[63] von Staszewski M, Pilosof AMR, Jagus RJ. Antioxidant and antimicrobial performance of different Argentinan green tea varieties as affected by whey proteins

[J]. Food Chemistry, 2011, 125(1): 186-192.

[64] Li SJ, Xiong QP, Lai XP, et al. Molecular modification of polysaccharides and resulting bioactivities [J]. Comprehensive Reviews in Food Science and Food Safety, 2016, 15(2): 237-250.

[65] Dobson CC, Mottawea W, Rodrigue A, et al. Impact of molecular interactions with phenolic compounds on food polysaccharides functionality [J]. Advances in Food and Nutrition Research, 2019, 90: 135-181.

[66] Mozaffarian D. Dietary and policy priorities for cardiovascular disease, diabetes, and obesity: A comprehensive review [J]. Circulation, 2016, 133(2): 187-225.

[67] Curcio M, Picci N, Antioxidant polymers: Engineered materials as food preservatives and functional foods [M]// Cirillo G, Spizzirri UG, Iemma F. Functional Polymers in Food Science: From Technology to Biology. John Wiley & Sons, Inc, 2015: 209-223.

[68] Watrelot AA, Le Bourvellec C, Imberty A, et al. Interactions between pectic compounds and procyanidins are influenced by methylation degree and chain length [J]. Biomacromolecules, 2013, 14(3): 709-718.

[69] Rinaudo M. Main properties and current applications of some polysaccharides as biomaterials [J]. Polymer International, 2008, 57(3): 397-430.

[70] Kim K, Ryu JH, Lee DY, et al. Bio-inspired catechol conjugation converts water-insoluble chitosan into a highly water-soluble, adhesive chitosan derivative for hydrogels and LbL assembly [J]. Biomaterials Science, 2013, 1(7): 783-790.

[71] Wei ZH, Gao YX. Physicochemical properties of β-carotene emulsions stabilized by chitosan–chlorogenic acid complexes [J]. LWT - Food Science and Technology, 2016, 71: 295-301.

[72] Tang HY, Fang ZX, Ng K. Dietary fiber-based colon-targeted delivery systems for polyphenols [J]. Trends in Food Science & Technology, 2020, 100: 333-348.

[73] Wang Y, Li J, Li B. Chitin microspheres: A fascinating material with high loading capacity of anthocyanins for colon specific delivery [J]. Food Hydrocolloids, 2017, 63: 293-300.

[74] Jakobek L, Matić P. Non-covalent dietary fiber - polyphenol interactions and their influence on polyphenol bioaccessibility [J]. Trends in Food Science & Technology, 2019, 83: 235-247.

[75] Singhal A, Jain H, Singhal V, et al. Colon-targeted quercetin delivery using natural

polymer to enhance its bioavailability [J]. Pharmacognosy Research, 2011, 3(1): 35-39.

[76] Sun X, Sarteshnizi RA, Boachie RT, et al. Peptide-mineral complexes: Understanding their chemical interactions, bioavailability, and potential application in mitigating micronutrient deficiency [J]. Foods, 2020, 9(10): 1402.

[77] European Food Safety Authority (EFSA) P, Italy. Scientific opinion on dietary reference values for iron [J]. EFSA Journal, 2015, 13(10): 4254.

[78] Chasapis CT, Ntoupa PA, Spiliopoulou CA, et al. Recent aspects of the effects of zinc on human health [J]. Archives of Toxicology, 2020, 94(5): 1443-1460.

[79] Athira S, Mann B, Sharma R, et al. Preparation and characterization of iron-chelating peptides from whey protein: An alternative approach for chemical iron fortification [J]. Food Research International, 2021, 141: 110133.

[80] Cormick G, Belizan JM. Calcium intake and health [J]. Nutrients, 2019, 11(7): 1606.

[81] Rehman A, Tong Q, Jafari SM, et al. Carotenoid-loaded nanocarriers: A comprehensive review [J]. Advances in Colloid and Interface Science, 2020, 275: 102048.

[82] Duan YM, Li KY, Wang HW, et al. Preparation and evaluation of curcumin grafted hyaluronic acid modified pullulan polymers as a functional wound dressing material [J]. Carbohydrate Polymers, 2020, 238: 116195.

[83] Focsan AL, Polyakov NE, Kispert LD. Supramolecular carotenoid complexes of enhanced solubility and stability-the way of bioavailability improvement [J]. Molecules, 2019, 24(21): 3947.

[84] Polyakov NE, Kispert LD. Water soluble biocompatible vesicles based on polysaccharides and oligosaccharides inclusion complexes for carotenoid delivery [J]. Carbohydrate Polymers, 2015, 128: 207-219.

[85] Li B, Vachali PP, Shen Z, et al. Retinal accumulation of zeaxanthin, lutein, and β-carotene in mice deficient in carotenoid cleavage enzymes [J]. Experimental Eye Research, 2017, 159: 123-131.

[86] Wei ZH, Zhang HW, Huang QR. Curcumin-loaded Pickering emulsion stabilized by insoluble complexes involving ovotransferrin-gallic acid conjugates and carboxymethyldextran [J]. Food&Function, 2019, 10(8): 4911-4923.

[87] Yang W, Xu CQ, Liu FG, et al. Fabrication mechanism and structural characteristics of the ternary aggregates by lactoferrin, pectin, and (−)-epigallocatechin gallate using multispectroscopic methods [J]. Journal of Agriculture and Food Chemistry,

2015, 63(20): 5046-5054.

[88] Yang W, Liang XH, Xu LS, et al. Structures, fabrication mechanisms, and emulsifying properties of self-assembled and spray-dried ternary complexes based on lactoferrin, oat β-glucan and curcumin: A comparison study [J]. Food Research International, 2020, 131: 109048.

[89] Wen P, Hu TG, Li L, et al. A colon-specific delivery system for quercetin with enhanced cancer prevention based on co-axial electrospinning [J]. Food Function, 2018, 9(11): 5999-6009.

[90] Singh P, Wu L, Ren XH, et al. Hyaluronic-acid-based β-cyclodextrin grafted copolymers as biocompatible supramolecular hosts to enhance the water solubility of tocopherol [J]. International Journal of Pharmaceutics, 2020, 586: 119542.

[91] Liu CZ, Liu ZZ, Sun X, et al. Fabrication and characterization of β-lactoglobulin-based nanocomplexes composed of chitosan oligosaccharides as vehicles for delivery of astaxanthin [J]. Journal of Agriculture and Food Chemistry, 2018, 66(26): 6717-6726.

第十章

食品级
可食用膜

塑料等传统包装材料具有价格低廉、适用范围广等特点，在人们的日常生活中得到广泛应用，已成为便捷人们生活的必需品之一。据中国塑料加工工业协会塑料再生利用专业委员会统计，我国居民每天使用塑料袋约30亿个。但是，传统塑料包装材料多为不可生物降解或不可再生材料，且传统塑料包装材料多为一次性包装材料。塑料的消耗会产生大量废物，且其使用后的丢弃极易造成严重的环境污染问题。同时，石油资源的日益枯竭促使人们开发具有环保、易降解、来源广泛、价格低廉等特点的材料替代传统包装材料。

第一节
可食用膜的概述与制备

一、可食用膜的概述

可食用膜是由可食用生物聚合材料制成的包装薄膜，通过包裹在食品表面以起到包装保护的作用。用于形成可食用膜的材料可以通过分子间的相互作用形成致密的网状结构，并且可食用膜可与包装产品同时食用[1]。可食用膜是传统包装材料的有效替代品，在具有传统包装材料特性的同时，可食用膜的耐湿性、抗氧化性、抗菌性以及良好的光阻隔性可以改善食品在贮藏期间的感官特性，减少微生物的繁殖以及减缓食品的氧化褐变[2]。蛋白质、多糖、脂质等生物基材料作为自然界广泛存在的可再生资源，具有成本低、适用范围广、可生物降解等特点，已成为制备传统塑料包装材料替代品的重要材料（表10-1）。

表 10-1　可食用膜的常见制备材料及常用制备方法

成膜材料	成膜方法	可食用膜功能特性	参考文献
乳清分离蛋白、玉米醇溶蛋白	湿法	透明度较高，玉米醇溶蛋白的加入提高了防水性、机械性能	[3]
海藻酸钙	湿法	阻水性能低，固体脂质纳米颗粒的加入增加了膜厚度和光阻隔能力	[4]
热塑性木薯淀粉	干法	表面光滑度提升，机械强度提高，不透明度提升，疏水性增强	[5]
淀粉、明胶	湿法	可食用膜透明均匀且光亮，明胶的添加提高了拉伸强度	[6]
乙酰化木薯淀粉、豌豆分离蛋白	干法	豌豆分离蛋白含量增加增大了膜的拉伸强度，溶解度和透光率降低，表面疏水性和气体阻隔性能提升	[7]
明胶、纤维素纳米晶体	连续浇注	柔韧性、紫外线阻隔性、热稳定性增强，机械性能增强	[8]

（一）蛋白质基可食用膜

蛋白质具有良好的成膜性，通常用于制备可食用膜的蛋白质主要包括植物蛋白和动物蛋白，如大豆分离蛋白、玉米醇溶蛋白、乳蛋白（乳清蛋白、酪蛋白）、明胶、胶原蛋白等。蛋白质基可食用膜具有无毒、可降解、对氧气和二氧化碳具有一定阻隔性等优良特性。但由于其高度亲水性，蛋白质基可食用膜具有机械强度低、水蒸气透过率较高以及防潮性能差等缺点[9]，这在一定程度上限制了单一蛋白质基可食用膜的应用。

1. 动物蛋白

乳蛋白是牛乳中的重要营养物质，其主要包括酪蛋白以及乳清蛋白。以乳蛋白为基础的可食用膜具有良好的气体和油阻隔性，可食用膜透明度高且较为柔软[10]，能够与包装食品紧密贴合，从而产生良好的包装保护效果。

酪蛋白酸盐薄膜是酪蛋白基可食用膜的主要存在形式，由于酪蛋白酸盐薄膜具有一定的耐热变性和抗凝结特性，在较宽的pH、温度和盐浓度范围内仍可赋予可食用膜稳定性[11]，从而有效地保护包装产品。用于形成可食用膜的乳清蛋白一般是乳清分离蛋白（WPI），作为蛋白质基薄膜，WPI膜也具有良好的氧气阻隔性和柔韧性，但这仅限于在低或中等相对湿度条件下。这主要是由于蛋白质具有高度亲水性，当WPI可食用膜暴露于较高的相对湿度环境下，其阻隔性能会大大降低[12]。此外，WPI可食用膜的机械性能优于酪蛋白酸钠可食用膜且水溶性较低，这主要是由于WPI可食用膜中起稳定作用的二硫键键能高于酪蛋白酸钠可食用膜中起稳定作用的静电相互作用及氢键的键能，较高的键能可以为薄膜提供更稳定的结构。

2. 植物蛋白

大豆分离蛋白（SPI）由于其原料廉价易得且生物相容性高，是成膜材料中最常用的蛋白质之一[13]。通常，通过改性SPI使其中的疏水基团和巯基暴露出来，利用官能团之间的疏水相互作用和二硫键形成薄膜网络[14]。SPI可食用膜具有优良的气体阻隔性，但其水蒸气透过率较高、机械性能较差且受环境湿度影响大，因此，通常加入多糖或脂质来增强单一SPI膜的性能。

玉米蛋白中的主要成分玉米醇溶蛋白（zein）是成膜材料中另一种常见的蛋白质。由于其极性氨基酸含量低，玉米醇溶蛋白具有疏水性且不溶于水，同时还具有一定的热封性[15]，因此，与其他蛋白质基可食用膜相比，玉米醇溶蛋白膜具有较高拉伸强度和较低水蒸气渗透率。然而，由于玉米醇溶蛋白分子之间较强的分子间作用力，玉米醇溶蛋白可食用膜脆性较大[16]，极易断裂，这是当前限制玉米醇溶蛋白可食用膜应用的主要问题。

（二）多糖基可食用膜

多糖是自然界中广泛存在的生物聚合物，由于其具有良好的成膜性且对人体无毒性，已被广泛用于制备可食用膜以替代传统包装材料。用于制备可食用膜的多糖主要包括壳聚糖、果胶、淀粉、纤维素、海藻酸盐、琼脂等。多糖可食用膜具有良好的气体阻隔性（如氧气及二氧化碳），这主要是由于其含有的有序氢键网络结构，可以阻碍气体的进入。但是，由于多糖自身的亲水性，多糖可食用膜的水溶性较高且水蒸气透过率较高，这极易导致包装产品的腐败，是多糖可食用膜现存的应用难题。

1. 动物多糖

甲壳类动物的外骨骼、真菌的细胞壁中含有丰富的甲壳素，甲壳素经过脱乙酰化处理可制得阳离子多糖壳聚糖[17]。壳聚糖在具有良好成膜性的同时对于多种细菌、霉菌、酵母菌表现出出色的抗菌性能，是制备抗菌涂层和功能性活性包装薄膜的热门候选材料之一[18, 19]。然而，单一壳聚糖的抗氧化活性较差，不能满足活性包装的标准要求[20, 21]，且壳聚糖薄膜的水溶性较高[22]，这限制了其应用范围以及壳聚糖薄膜的产品保护性。因此，多将抗氧化活性物质如多酚、精油等天然植物提取物加入壳聚糖薄膜中，以开发具有较强抗氧化性能并可保持食品质量和完整性的创新可食用膜材料。

2. 植物多糖

果胶是一种存在于柑橘、柠檬等植物细胞壁中的水溶性酸性杂多糖，含有由 β–（1, 4）–键连接的D–半乳糖醛酸以及鼠李糖、半乳糖和阿拉伯糖[23, 24]。果胶基可食用膜对油以及氧气具有良好的阻隔性能，但机械性能较差且脆性大，因此，多向其中添加增塑剂使其结构更加柔韧，或添加与之具有不同结构的生物聚合物以增强单一果胶膜的机械性能[25]。此外，超声技术也被用于果胶基可食用膜的生产制备，以有效减少果胶的聚集[26]，获得更加均匀的果胶基可食用膜。

淀粉是一种常见的低成本生物材料，并且具有可再生性、易于加工等特性，制备的薄膜无味、透明且具有良好的氧气和二氧化碳阻隔性[27, 28]。与其他多糖基可食用膜类似，淀粉基可食用膜也存在亲水性强、延展性差等问题[29]，可通过添加增塑剂及其他物质来增强其机械性能。此外，淀粉基可食用膜也是最常用的生物活性物质载体之一，多酚、精油等抗菌抗氧化物质通常被添加到薄膜中以实现活性物质的缓慢释放，从而延长包装食品的贮藏时间并保证产品的贮藏质量。

除果胶及淀粉外，纤维素及其衍生物也被用于制作可食用膜，其中主要包括羧甲基纤维素（CMC）、甲基纤维素（MC）和纳米纤维素（NC）。除了具有无臭无味、耐油以及透明度高等特点，纤维素还具有很高的耐热性，并可以有效阻挡紫外线的进入[30]。CMC则具有较为优异的成膜性，这主要是由于其具有良好的水溶性和热凝胶化作用[31]。同时，纤维素及其衍生物也可作为生物活性物质的递送载体，实现富含活性物质的可食用膜的构建。然而，纤维素及其衍生物的应用仍存在一定的局限性，如水蒸气阻隔性较差以及界面附着力不足[32]。

3. 藻类多糖

海藻酸盐是从海洋褐藻中提取的一种多糖，常作为制备可食用膜的成膜材料。由于具有良好的柔韧性、亮度、水溶性、乳化能力、生物相容性以及较低的油和氧气渗透性[33]，海藻酸盐可食用膜作为一种有效的生物聚合物膜而备受关注。然而，纯海藻酸钠膜的机械性能及水蒸气透过性较差[34]，这与许多多糖基可食用膜的性能相似。研究发现，向海藻酸盐中添加钙离子时，离子间的交联作用可以形成阻碍水进入的三维网络结构，这主要是通过增加水分子进入薄膜的路径曲折度以及网络结构的孔径实现[4]。该方法可以有效提高薄膜的阻水性能，从而实现对包装产品的保护。

（三）脂基可食用膜

脂类是自然界另一种广泛存在的具有成膜性的天然化合物，被用于形成多功能可食用膜，常见的用于制备脂基可食用膜的材料有蜡以及树脂。与蛋白质以及多糖不同，脂类物质因具有良好的疏水性，可以形成有效的保护屏障，阻挡水蒸气与包装产品接触，因此，脂基可食用膜多具有较低的水蒸气透过率。

虫胶是一种天然来源的树脂，其形成的薄膜具有高光泽度、低透湿性以及强附着力等特点[35]，可以与包装食品紧密贴合，从而构建有效的保护层。但是虫胶在水溶液中溶解度低且稳定性差，制备的虫胶膜力学性能较差[36]，因此多通过与其余大分子物质共同制备复合膜以提高薄膜性能。将虫胶与明胶共混制备的可食用膜用于香蕉保鲜，可有效延长香蕉的保质期并减少贮藏期间香蕉的质量损失[37]。

与其他脂类相比，蜡具有更优的水蒸气阻隔性，这是由于蜡中脂肪醇和长链烷烃的含量较高，疏水性较强[38]。例如，从巴西棕榈树（*Copernicia cerifera*）中提取的巴西棕榈蜡已被用于制备包装水果的多功能可食用膜，以延长水果保质期，减少贮藏过程中的质量损失，并增强水果的光泽[39]。同时，加入巴西棕榈蜡后，薄膜的透明度得到提升并且水溶性降低[40]，在较高相对湿度条件下仍能够对包装产品实现较好的保护。此外，蜂蜡也被用于制备多功能包装可食用膜，并与蛋白质复合以增强蛋白质的疏水能力，同时提高可食用膜的机械性能[41]。

二、可食用膜的制备方法

生产可食用膜的常用方法主要包括干法和湿法（图10-1）。其中，干法称为挤压法，主要通过熔融加工技术实现；湿法又称为溶剂浇注法或溶液流延法，多用于实验室条件下可食用膜的生产。

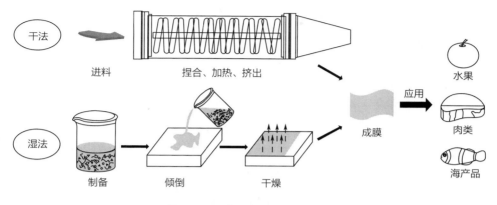

图10-1 可食用膜的常用制备方法

（一）干法

干法多用于工业级别生产可食用膜，因为干法无需蒸发过程，可以节约大量生产可食用膜所需的干燥时间以节约生产成本，且制备的薄膜具有较高的透明度以及较好的机械性能。挤出过程通常分为进料、捏合以及加热过程[42]，其主要操作过程包括混合物的制备及平衡、共混物的挤出和可食用膜的挤出，其中，共混物的挤出多采用双螺杆挤出机，薄膜的挤出多选用单螺杆挤出机。在挤出过程中，首先将材料加热到熔融状态，使材料具有一定的流动性，随后，将材料通过圆形模具以形成薄管状层结构并进行切割或后续压缩，形成可食用膜[5]。最后，需将成型的可食用膜置于一定的相对湿度条件下进行平衡，以稳定薄膜的功能特性。为了生产具有一定特性的可食用膜，在挤出后通常采用注塑、热压缩以及吹膜等后挤出方法[6, 43]。采用干法加工的多为蛋白质以及淀粉等热塑性材料，在加工挤出过程中，通常给予200℃以下的高温条件，淀粉会发生糊化、分解和重结晶[44]，蛋白质则会发生一定程度的变性，此时蛋白质中的二硫键起主要的稳定作用。并且当蛋白质与多糖共混采用干法制备薄膜时，由于高温条件下会加速美拉德反应，薄膜的颜色可能会发生显著变化。由于热塑性过程对蛋白质及多糖的结构和功能特性均产生一定的影响，因此，干法制备的可食用膜具有丰富的功能特性。除了使用蛋白质与多糖，当向其中添加纳米颗粒时，在高温和挤出条件下，纳米粒子与成膜组分之间通过氢键形成致密的网络结构，提高了防潮性能及表面疏水性，为聚合物提供了吸热屏障并提高了可食用膜的热降解温度[45]。

　　值得注意的是，在加工过程中，经混合后的成膜液需具有一定的流动性，一般为0.1~0.4g/min。在该流动条件下，可以有效避免气泡的形成，保证薄膜的连续性与均一性，若流动性过强，则易导致不均一薄膜的形成[7]，从而影响可食用膜的功能特性。除此之外，挤出过程中，薄膜的水分含量显著影响可食用膜的性质，如在淀粉基可食用膜的生产中，适当的水分含量可以有效提高挤出效率，并可能进一步抑制淀粉基可食用膜的回生过程并改善其机械性能[46]。同时，干法加工过程中需添加大量增塑剂，以降低聚合物链的分子间作用力，提高薄膜的柔韧性，降低薄膜的脆性，并避免在生产和贮藏过程中薄膜的收缩[47]。

　　由于在加工过程中存在挤出过程和吹塑过程，可食用膜在上述过程中的拉伸使得其中的聚合网络结构也被同时拉伸，结构变得松弛，从而加速了薄膜收缩并减小了定向分子之间的空间，增强了薄膜的机械性能[42]。

（二）湿法

　　湿法制备可食用膜多为实验室条件及中试规模，通过溶剂的蒸发来增加溶液的黏度，使得固体浓度有效增加并增强分子间的相互作用[48]。湿法加工主要包括三个步骤：首先，将成膜材料进行充分溶解，并将成膜液进行静置或超声处理，以除去其中多余的小气泡，保证成膜液的均一性；随后，将成膜液倒入模具（多为稳定且耐高温的光滑平板）中；最后，通过干燥制得可食用膜并从光滑平板上剥落。通常，制得的可食用膜需在一定的温度及相对湿度条件下进行平衡处理，以稳定可食用膜的性能。

　　湿法制备可食用膜中的干燥过程为溶剂的蒸发提供了足够多的时间，使得聚合物薄膜可以黏附在平板上。在微观结构上，湿法中的风干过程可以有效改善聚合物链之间分子内的关系并形成稳定的微观网状结构。值得注意的是，在干燥过程中不可缩短薄膜干燥时间以加快干燥进程，这主要是由于干燥时间越长，形成的网络结构越密集[12]，干燥过快则易对可食用膜的结构和物理特性产生负面影响[49]。为了使形成的薄膜具有更均一的厚度，通常会在湿法制膜第二步中辅助使用刮刀装置控制薄膜的厚度[8]。此外，为了能够连续生产可食用膜，连续流延法已被应用于湿法加工可食用膜，主要是通过将成膜液流延到带式输送机上，并设定恒定的输送速率，输送到干燥室内进行干燥[50]。通过流延法制备的薄膜具有良好的功能特性，其中包括均匀的厚度分布、较高的透明度、较好的机械性能以及良好的阻隔性能。实验证明，通过湿法制备的薄膜具有更好的氧气和水蒸气阻隔性能[51]。湿法加工虽操作简单且不需特定的仪器设备以实现生产，但在加工过程中所需时间较长，无法准确控制可食用膜的厚度以及难以制造大尺寸薄膜，这是限制湿法制膜在食品行业中得到广泛应用的重要因素。

<h1 style="text-align:center">第二节
可食用膜与营养素递送</h1>

　　传统可食用膜只能对包装食品进行一定程度的物理保护，且单一可食用膜的物理特性较差，无法满足现今的生产、生活需要，这些问题在一定程度上限制了可食用膜的广泛应用。为了解决上述问题，可以向可食用膜中加入精油、多酚、香料、维生素等营养素，通过以蛋白质、多糖等生物大分子为外壳，对精油、多酚、香料、维生素等营养素进行包埋，构建营养素递送体系，制备可食用膜。在加入营养素后，由于营养素与蛋白质和多糖之间存在的相互作用，加入的营养素可能会改变薄膜的微观网状结构，从而对薄膜的机械性能、阻水性能等物理特性产生有利影响，增强薄膜对食品的物理保护。

　　此外，先进的食品包装技术不仅要为包装食品提供良好的物理保护以避免食品的损伤，同时应具备一定的功能特性，如抗氧化、抗菌等。这些功能特性能够延缓食品的氧化褐变、控制水分和气体的进出与交换，实现营养素的缓慢释放，从而延长食品的保质期，实现经济效益最大化（图10-2）。

一、常见的可食用膜递送的营养素

（一）抗菌活性成分

随着人们对天然防腐剂的需求不断增长，对人体无毒害且具有良好抑菌性能

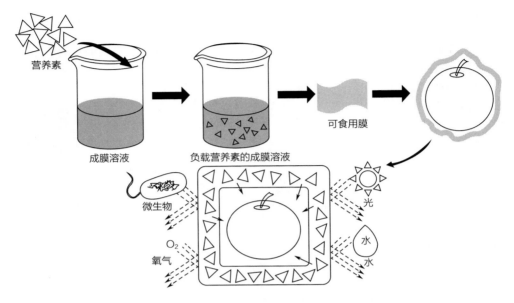

图10-2　负载营养素的可食用膜对于包装食品的保护

的可食用膜包装越来越受到人们的重视。通过制备抗菌可食用膜并包覆在食品表面，可以有效抑制食品表面微生物的繁殖，减少贮藏期间食品腐败现象的发生[10]，以延长食品保质期、减少食品浪费并保证食品安全。常见的用于添加到可食用膜中的天然抗菌活性成分主要有精油、香料等。

　　植物精油（如丁香精油、肉桂精油、百里香精油等）和香料（如木棉、茴香、八角等）已被添加到可食用膜中生产制备抗菌薄膜。含有抗菌活性物质的可食用膜对包装食品进行包装时，薄膜与食品发生接触，其中含有的抗菌活性物质从薄膜内部扩散至食品表面或包装内部顶部，与其中的空气发生相互作用，以减缓或阻碍食品表面微生物的增长。抗菌可食用膜的有效性主要取决其中活性物质的扩散能力及速度，其中最理想的状态是能够实现缓控慢放，以保证对食源致病菌如大肠杆菌、金黄色葡萄球菌、鼠伤寒沙门菌（*Salmonella typhimurium*）以及单核细胞增生李斯特菌等微生物的长效杀灭作用。将百里香精油加入淀粉基可食用膜后并对其进行抑菌性能测定。结果表明，负载百里香精油后，可食用膜的抗菌活性显著提升，对大肠杆菌及金黄色葡萄球菌均显示出一定的抑菌作用，其中，对金黄色葡萄球菌的抑制作用更为明显[52]。将竹叶挥发油（一种天然香料）加入玉米淀粉基薄膜中并测定其抑菌性能，也得到了类似的结果。

将精油及香料添加到薄膜中，除了赋予薄膜抑菌特性，精油及香料的加入也会对可食用膜的微观结构产生一定影响，有助于最大限度地提高薄膜性能。例如，将牛至精油、肉桂精油和丁香精油掺入用甘油增塑的明胶和木薯淀粉混合物中，可改善可食用膜的水蒸气和氧气阻隔性能以及可食用膜透明度，从而使可食用膜的功能特性得到提升[53]。有研究人员将用纳米脂质体封装的百里香精油添加至淀粉-结冷胶薄膜中也得到了类似的结果，并且该可食用膜具有很高的氧气阻隔能力，可以有效避免氧气的进入，从而延长包装食品的保质期[54]。

然而，向包装材料中加入精油及香料以实现食品保鲜仍受到一定程度的限制，这主要是由于精油及香料不稳定，在成膜过程中易受热处理薄膜的高温或蒸汽阻力影响而蒸发或降解，从而导致其抑菌特性的丧失[53]，并且精油及香料的抑菌性能极有可能随着时间的推移而降低，因此，抑菌可食用膜可能无法实现在较长贮藏期内的食品防腐与保鲜。同时，精油及香料的刺激性气味对包装食品的感官特性可能产生一定程度的负面影响，会遮蔽包装产品原有的味道并可能在移除可食用膜后存在一定的味道残留，影响消费者的购买欲望，因此，添加精油及香料的抑菌可食用膜的开发与应用仍需进行进一步的探索。

（二）抗氧化活性成分

除了抗菌活性成分，抗氧化活性成分是另一种常见的添加到可食用膜中的生物活性成分，以延缓包装食品的氧化褐变。常见的用于生物活性包装的抗氧化活性物质主要有维生素、类胡萝卜素、多酚类以及精油。与抗菌可食用膜的制备过程相似，将抗氧化活性物质添加到成膜液中，利用分子间的相互作用，如氢键、共价键、非共价键等，将抗氧化活性物质结合到蛋白质或多糖上，以制备抗氧化可食用膜。抗氧化剂发挥抗氧化作用的主要机制是清除单线态氧和自由基来破坏链式反应[55]。通常，多酚在可食用膜中主要发生氢转移和电子转移，以保护包装食品避免发生脂质氧化。氢转移主要是指薄膜中抗氧化剂的氢原子转移到食物中的自由基处与之发生反应[56]，电子转移是指抗氧化剂提供一个电子与食物中的氧化剂结合，从而形成稳定的化合物，破坏氧化剂的氧化性[57]。研究表明，可食用薄膜的抗氧化性取决活性包装中的抗氧化物质浓度及其释放速率[58]，并且，与抗氧化剂直接分散到薄膜中相比，通过包埋将抗氧化活性物质封装于可食用膜中后，抗氧化活性物质的可持续释放对食品保鲜具有更显著的效果[59]。抗氧化活性物质的可持续释放可以实现对包装食品的长效保护，防止食品氧化引发的腐败变质及食品安全问题。

研究人员将从冷榨生咖啡油中提取的绿原酸加入羧甲基纤维素可食用膜中，获得了具有较高氧气阻隔性以及可吸收紫外-可见光的薄膜[60]。将制备的薄膜用于鱼油产品的保护，实验结果表明，加入绿原酸的可食用膜可以有效减缓鱼油的脂质氧化，大大延缓贮藏期间鱼油中初级和次级氧化产物的形成。此外，含有马黛茶提取物的可食用膜在水性介质中表现出更高的释放率，表明其可以在水分含量较高的食品中充当天然抗氧化剂，延缓食品的氧化褐变[61]。因此，添加抗氧化剂的可食用膜可以在一定程度上延缓包装食品的氧化褐变，从而达到延长食品保质期的目的。

多酚的加入除了使薄膜具有良好的抗氧化活性，也在一定程度上影响可食用膜的机械性能和阻隔性能。多酚等物质通常会被用作交联剂加入可食用膜中以改善薄膜的物理性能[62]，这主要是由于多酚可以通过共价相互作用结合到蛋白质上，或通过氢键、静电相互作用、疏水相互作用等非共价相互作用与蛋白质或多糖结合，形成更加复杂致密的网络结构，同时提高复合膜的稳定性。向明胶可食用膜中添加少量原儿茶酸时，明胶膜的表面更加光滑和均匀，根据横截面图片可以观察到沿着明胶网络纵向分布的裂痕和不连续断裂带的逐渐减少，表明原儿茶酸的加入使得薄膜的微观结构发生改变，薄膜均一性增强；同时，原儿茶酸的加入也促使明胶分子发生重排以降低可食用膜的水蒸气透过率并提高薄膜的柔韧性[63]。Li等[64]使用阿魏酸与SPI-纤维素纳米纤维共混制备可食用膜，阿魏酸与二者发生交联，使得共混膜中产生连续且均匀的网络结构，有效增强了可食用膜的机械性能、水蒸气和氧气阻隔性能。除此以外，一些研究表明，部分含有黄酮类化合物或刚性杂环的抗氧化活性物质可以与蛋白质或多糖基质发生物理交联，也可以在一定程度上增强可食用膜的机械性能[65]。

二、负载营养素的可食用膜功能性质

如前文所述，负载营养素后，可食用膜被赋予不同的生物活性，同时，营养素的加入也会使可食用膜的微观结构发生一定程度的改变，从而影响可食用膜的理化性质。接下来，将对负载营养素的可食用膜的机械性能、水和氧气阻隔性能、水溶性、透明度、色泽、抗菌活性、抗氧化活性等方面展开介绍，并对活性可食用膜在食品中的应用现状进行总结。

（一）机械性能

在食品应用中，可食用膜的机械性能在保护食品免受外力机械损伤方面起着重要作用。通常，薄膜的机械性能多用拉伸强度及断裂伸长率表示。其中，拉伸强度表征的是可食用膜对张力的抵抗，即膜强度；断裂伸长率表征的是可食用膜的拉伸能力，即膜的柔韧性。向可食用膜中加入多酚可以有效提升可食用膜的拉伸强度，这主要是由于多酚中的羟基与薄膜基质发生交联反应[55]，二者发生相互作用，使得拉伸强度得到提高。值得注意的是，多酚的加入量不可过多，尤其是在蛋白质与多糖混合基质中，否则多酚与基质发生交联而产生的氢键数量过多，极易削弱基质分子之间原有的交联作用[64]。此外，过量的多酚无法完全与复合基质发生交联，导致剩余的多酚游离在网状结构中，易导致拉伸强度的降低。然而，也有研究表明，对于壳聚糖基可食用膜，酚酸的加入会降低薄膜的力学性能，可能是由于酚酸的加入会干扰有序晶体结构的形成，阻碍聚合物之间的相互作用，从而降低了薄膜的机械性能，这可能与加入的酚酸结构有关[17]。与多酚不同的是，负载精油的可食用膜的拉伸强度均表现出一定程度的下降[66, 67]，因为精油的添加导致了表面异质性并且增加了可食用膜的粗糙度。此外，当蛋白质作为基材时，精油的加入减少了蛋白质分子间的连接从而导致薄膜分子强度的降低，因此表现为较低的拉伸强度。

与拉伸强度不同，加入营养素后，大部分可食用膜的断裂伸长率会得到一定程度的提升，即可食用膜的柔韧性提高。在以明胶为基质的可食用膜中添加原儿茶酸后，原儿茶酸特有的小分子结构可以分散到明胶网络中，促使明胶网络的重排，继而使得薄膜的柔韧性得到提高[63]，在玉米蛋白基可食用膜中加入多酚类物质也可观察到类似的结果[17]。精油以具有高变形能力的油滴形式保留在可食用膜中，在形变过程中促进聚合物链的滑动使得薄膜的柔韧性得到提高，且由于精油与成膜基质的良好相容性，精油的加入并不会使可食用膜的表面微观结构产生裂纹、气泡等不良现象[66]。

（二）阻隔性能

可食用膜包覆在包装食品的表面进而起到对包装食品的保护作用，因此，具有良好屏障性能的可食用膜可以形成有效保护屏障。由于水分可能会为某些微生物的生长提供合适的生存环境、氧气会导致脂肪酸酸败以及食物氧化褐变、二氧化碳可能会导致部分包装食品发生脱碳现象[68]，可食用膜应阻止食品与周围环境和大气之间的水分转移以及与氧气和二氧化碳接触，从而避免包装食品的氧化变质以及由于水分含量改变引起的腐败变质[17]。因此，可食用膜的水蒸气透过率以及氧气、二氧化碳透过率应尽可能保持较低水平。

水蒸气透过率（WVP）主要取决可食用膜的表面特性、内部结构和含水量[16]。加入营养素后，薄膜的水蒸气透过率通常会有一定程度的降低。添加多酚后，可食用膜的阻隔性能通常会得到一定程度的增强，这主要是由于多酚与基质之间的相互作用降低了可食用膜对水分子的亲和力[21]。向壳聚糖膜中加入酚酸时也得到了相似的结果，酚酸的加入降低了氢基团与水形成亲水键的可能性，导致壳聚糖膜对水的亲和力降低[17]。在加入姜黄素的WPI膜中，水蒸气透过率也表现出一定程度的下降，这与姜黄素中含有的苯环具有一定的疏水性从而导致可食用膜的疏水性增加有关[69]。

若加入精油，由于精油自身固有的疏水性，可食用膜的阻隔性能也会得到一定程度的提升，主要原因有三个：一是疏水性精油的加入改变了可食用膜的亲水性；二是疏水性精油与基质发生共价交联，氢键以及共价相互作用，可能使得氢基团与水形成化学键的可能性减小，降低了可食用膜的透过率[16, 70]；三是精油增加了膜结构的复杂程度进而增加了气体穿过的曲折系数，气体需要通过更长的距离才能穿过可食用膜进入包装食品内部[71]。

在考虑可食用膜的阻隔性能时，除了测量气体透过率，膜的厚度也是一个重要的影响因素。通常，加入营养素后，可食用膜厚度有一定程度的增加，这是由于营养素可以在一定程度上促进分子间的相互作用，使得网状结构更加致密，膜结构更加紧凑，从而导致宏观上膜厚度的增加[68]。膜厚度的增加可以有效降低气体的透过率，对于提升可食用膜的阻隔性能具有积极影响。

（三）水溶性

薄膜在水中的溶解度是用于食品包装的可食用膜的一个重要特性，该特性反映了可食用膜的防水性能。针对不同的包装食品需选用不同水溶性的可食用膜，当用于包装含水量较高的食物时，薄膜的防水性以及在接触水后的完整性起着至关重要的作用[72]。为了保证在高环境湿度下，可食用膜仍能够为包装产品提供良好的保护作用，通常，可食用膜应具有较低的水溶性或基本不溶于水，以保证产品的完整性[22]。

　　然而，可食用膜的水溶性与加入的营养素本身的水溶性具有很高的相关性。一般来说，若加入的物质具有一定的疏水性，可食用膜的水溶性会得到一定程度的降低；反之，可食用膜的水溶性则会增强。研究表明，将枣果糖浆废料提取物（主要成分为多酚）加入混合基可食用膜中，由于提取物的加入削弱了蛋白质分子间的相互作用，使得其中的水溶性成分更易从网状结构中渗出，从而导致可食用膜的水溶性增强[58]。在壳聚糖可食用膜中也得到了相似的结果，由于多酚的加入，薄膜与水分之间的相互作用加强，可食用膜的水溶性得到较大幅度的提升[17, 18]。而当加入精油等疏水性营养素时，可食用膜的水溶性则会下降[22, 72]，这主要是由精油自身的疏水性决定的，且可食用膜的疏水性随着精油添加量的增加而降低[73]。

（四）光学性能

　　可食用膜的光学性能对于确定可食用膜是否适合应用于食品包装系统具有重要意义。因为可食用膜的颜色及透明度会影响包装食品的外观以及消费者可接受度[58, 69]。可食用膜的光泽度与表面形态密切相关，通常，可食用膜的表面越光滑、越规则，可食用膜越有光泽[53]。透明度可以表示可食用膜对紫外可见光的阻隔性，由于紫外可见光不利于食品的贮藏[21]，当食品暴露于紫外可见光下时，紫外光会加速包装食品发生氧化变质，导致营养流失，食品变色变味[17, 22]。根据包装产品的特性，通常选择具有较高不透明度的深色包装用于包装脂质食品，以减少光的直射，避免催化脂质氧化以延长食品保质期[34]。

　　向可食用膜中加入自身具有一定颜色的营养素后也会对可食用膜的颜色产生一定的影响[67]，由于多酚、精油及香料自身的固有颜色，可食用膜的亮度会降低，颜色加深，且色差增大[12]。同时，添加不同营养素对可食用膜颜色的影响也不同，当向可食用膜中加入姜黄素及原儿茶素后，由于光散射效应及营养素自身的黄色，可食用膜的亮度降低，色差变大，可食用膜颜色偏黄[63, 69]。而当加入花青素时，可食用膜的黄绿度减小，这主要是由花青素本身的颜色所决定的[34]。

　　当精油作为营养素添加至可食用膜中时，精油挥发扩散至整个可食用膜网络中，促使聚合物表面折射率的变化，引起光的散射，导致可食用膜的亮度降低[73]。同时，精油的加入使可食用膜的结构规则性遭到一定程度的破坏，在随后的干燥过程中油滴的乳化会增加可食用膜的表面粗糙度，导致空气–可食用膜界面的镜面反射率降低[70]，直接降低可食用膜的光泽度[54, 72]。值得注意的是，添加不同种类精油也会对可食用膜的光泽产生不同影响。研究发现，向可食用膜中分别加入牛至精油和肉桂精油，添加肉桂精油的可食用膜的光泽度最低，原因可能是可食用膜的表面形貌受干燥期间油的种类的影响以及在干燥过程中，部分精油可能会从内部渗出至表面，从而导致可食用膜的光泽度受到影响[53]。添加精油后，可食用膜的颜色也会发生一定的变化，通常可食用膜的颜色会偏黄，可能与精油中油性化合物能够吸收较低波长的光有关[66]。

与可食用膜的颜色类似，加入营养素后，可食用膜的透明度通常也会表现出降低的趋势[18, 69]，并且对光的吸收能力更强，这主要是由于部分酚类营养素中带有的芳族基团可以吸收紫外辐射[18, 21]。添加营养素后可食用膜透明度的变化也取决添加的营养素类型。精油的加入也降低了可食用膜的透明度，因为精油分布在可食用膜网络中可引起光的散射[72]。

（五）抑菌性

细菌、霉菌等微生物的繁殖极易导致食品的腐败变质，缩短食品的保质期并导致食品安全问题，添加某些具有抑菌活性的营养素可以显著提高可食用膜的抑菌性能。在可食用膜与环境中的空气或包装食品直接接触时，达到缓慢释放抗菌物质的目的，提供良好的微生物抑制作用，实现长效抑菌。营养素中的多酚及精油主要通过其中的酚类物质实现抑菌：当负载营养素的可食用膜与微生物接触时，营养素中的酚类成分可以破坏由磷脂形成的细胞膜，增加细胞膜的渗透性，使得其中的营养物质泄漏，造成微生物的凋亡[16, 66]。Cui等[15]将石榴皮提取物添加到壳聚糖–玉米蛋白可食用膜中，观察到单核细胞增生李斯特菌数量的减少。将制备的可食用膜包覆在猪肉上时，样品上的细菌数量迅速减少，并且在第10天时才在样品中检测到较高的菌落数。在加入花椒精油的玉米淀粉基可食用膜[72]以及添加竹叶挥发油的玉米淀粉基可食用膜[73]中都观察到了类似的结果。

值得注意的是，多酚以及精油等营养素对于革兰阳性菌以及革兰阴性菌的抑制作用不同，因此，负载这些营养素的可食用膜在包装食品保鲜过程中也表现出不同的抑菌活性。Wang等[73]将竹叶挥发油加入玉米淀粉基可食用膜中，并探究其对大肠杆菌以及金黄色葡萄球菌的抑制效果，研究表明负载竹叶挥发油的可食用膜对金黄色葡萄球菌的抑制作用大于大肠杆菌。虽然金黄色葡萄球菌外层具有较厚的肽聚糖层，是阻挡精油的天然物理屏障，但是精油的亲脂性使得精油更容易通过扩散方式穿过肽聚糖层，进而起到对细菌的杀灭作用[16]。而大肠杆菌的肽聚糖层外还存在脂多糖[66]，且大肠杆菌等革兰阴性菌的细胞膜不能渗透亲脂性化合物[73]，可以有效阻止精油的进入，进而降低精油的抑菌作用。另外，营养素的添加量也显著影响可食用膜的抑菌性。当添加量较低时，营养素可能与基质之间存在一定的相互作用，且由于微生物表面存在肽聚糖层，可食用膜的抑菌效果不明显[63]。

　　负载具有抑菌活性营养素的可食用膜可以成功用作抗菌剂，通过抑菌物质向周围环境的缓慢释放实现长效抑菌，对于食品级活性可食用膜的开发具有重要意义，但是，由于精油以及香料等物质可能具有一定的生物毒性，在进行应用前，应进行毒性测定，保证食品安全[65]。

（六）抗氧化活性

　　未添加营养素的可食用膜，如WPI可食用膜、壳聚糖可食用膜，也表现出一定的抗氧化活性，但该性能较弱，不能对包装产品形成有效的保护[22, 69]。因此，通常向可食用膜中加入营养素以增强可食用膜的抗氧化活性。如前所述，酚类化合物和精油具有良好的抗氧化活性，因为它们具有较强的自由基清除能力和金属螯合力。在大多数情况下，可食用膜的抗氧化活性随着多酚以及精油等抗氧化剂浓度的增加而增强。实验表明，添加姜黄素后，明胶基可食用膜的抗氧化活性得到显著提升，且随着姜黄素的添加量从0.2mg/mL增加至1.0mg/mL，其ABTS自由基清除率从20%增加至65%左右，抗氧化能力与姜黄素的添加量成正比[69]。可食用膜也应具有长效抗氧化性以实现对于包装食品的长期保护，将儿茶素添加到酪蛋白酸钠可食用膜中可以增强可食用膜的抗氧化活性，贮藏90d后，可食用膜的抗氧化活性未发生显著改变，表明可食用膜具有长效抗氧化的功能特性。此外，外部环境条件如湿度等也显著影响可食用膜的抗氧化活性，高环境湿度下可食用膜的抗氧化活性降低得更快[11]。

　　此外，抗氧化活性物质应与可食用膜具有良好的相容性，在使用过程中，其中的抗氧化活性成分可以迁移到可食用膜表面，与氧化剂反应，从而限制食品的氧化。值得注意的是，随着贮藏时间的延长，添加儿茶素的可食用膜的表面抗氧化活性在相对湿度较高的条件下得到显著提高，这可能是由于在此相对湿度条件下，可食用膜中的水分含量增加，使得可食用膜网络结构变得松散，其中的抗氧化活性物质扩散至表面，提升了可食用膜的表面抗氧化活性[11]。因此，选择抗氧化可食用膜用作食品包装时，要充分考虑包装食品的性质及食品所处的环境。

三、负载营养素的可食用膜在食品中的应用

多酚、精油及香料等营养素具有良好的抗氧化及抗菌活性，负载营养素的可食用膜已被广泛用于各类食品中以延长食品保质期，减少食品安全问题（表10-2）。

表 10-2　负载营养素的可食用膜在食品中的应用

负载营养素	应用	主要结论	参考文献
乳链菌肽、ε - 聚赖氨酸和绿茶提取物	法兰克福香肠	可食用膜可替代香肠中的亚硝酸盐并抑制香肠中微生物的生长，在贮藏期间法兰克福香肠仍具有良好的感官特性	[20]
茶多酚	草莓	减少贮藏期间草莓的质量损失，延缓营养物质的消耗，延长草莓的保质期	[74]
传统辣木提取物	鲜切梨片	减缓鲜切梨片的氧化褐变程度，在 8℃ 的冷藏条件下保持鲜切梨片的理化特性和感官特性	[75]
香芹酚、柠檬醛、精油	太平洋白虾	有效稳定肌肉组织中的蛋白质构象，减少水分损失并保留了白虾胸部和腹部之间的粘连，防止白虾黑变病的产生，保持白虾的新鲜度	[76]
丁香精油	比目鱼鱼片	在冷藏阶段抑制微生物的生长来延长比目鱼片的保质期，丁香精油的特征气味增强了比目鱼鱼片在贮藏期间的感官特性	[77]
Zataria multiflora 精油、肉桂醛	新鲜碎牛肉饼	能够延缓牛肉中蛋白质的氧化并降低贮藏期间的过氧化值以及维持牛肉 pH 稳定，牛肉饼在贮藏 20d 后仍具有良好的感官特性	[78]
姜黄素、胆酸	猪肉	抑制沙门菌（*Salmonella* spp.）和大肠杆菌的生长繁殖，将鲜肉的保质期增加到 17d	[79]

（一）水果及蔬菜

水果及蔬菜富含维生素、有机酸、矿物质以及膳食纤维，具有极高的营养价值，是人体每日获取必需营养素的重要来源。但是，水果及蔬菜的水分含量较高，

蒸腾作用较强，果蔬在贮藏期间极易失水皱缩，同时其中的营养物质发生分解以及表面微生物进行繁殖，从而对果蔬外观产生不良影响，影响果蔬的进一步销售与食用。最少加工水果和蔬菜是近年来一种新的果蔬消费形式，由于消费者购买后无须经过后续处理即可直接食用，受到广大消费者的喜爱。然而在贮藏期间，除了受到上述因素的干扰，最少加工水果和蔬菜经处理后暴露的表面则易发生氧化褐变，造成果蔬的腐败变质。因此，选用负载适当营养素的可食用膜对新鲜水果和蔬菜进行包装，可最大限度保护果蔬免受损伤，减缓腐败变质过程。

将含有茶多酚的普鲁兰多糖-羧甲基纤维素可食用膜用于采摘后草莓的保鲜包装，可以显著降低草莓在贮藏期间的失重率，这主要是由于该可食用膜的水蒸气透过率较低，能够显著降低草莓在贮藏期间的水分损失[74]。研究人员用含有D-柠檬烯可食用膜包装采摘后的芒果，也得到了相似的结果，未经处理的芒果在贮藏10d后质量损失达到11.38%，而选用可食用膜封装后的质量损失仅为3.02%[80]，失重率显著降低。

负载营养素的可食用膜在果蔬贮藏期间营养物质的保留以及感官特性的维持方面具有重要作用。在鲜切梨片表面覆盖载有传统辣木提取物的木瓜可食用膜后，在贮藏6d的时间内，覆盖可食用膜的鲜切梨片表面的氧化褐变程度明显低于空白对照组[75]，这主要是由于其中的抗氧化活性物质可以迁移到可食用膜表面与鲜切梨片表面的氧化剂反应，延缓氧化褐变程度。在使用百里酚-海藻酸钠可食用膜对苹果切片进行保鲜时，可食用膜可将苹果切片的保质期延长2d，通过减少质量损失、抑制其中微生物的繁殖、延缓苹果褐变来实现[33]。

（二）肉及其制品

肉是人类饮食的重要组成部分，能够向人类提供充足的蛋白质以及矿物质。然而，肉制品极易腐败变质，主要是由于蛋白质及脂质的氧化，从而导致肉及其制品在外观颜色、风味质地上的恶变以及营养物质的损失。负载抗菌、抗氧化活性物质的可食用膜为肉及其制品的贮藏提供了新的思路，在可食用膜中掺入活性营养素后可以有效抑制肉及其制品中微生物的繁殖、水分流失以及蛋白质和脂质的氧化及水解，延长食品的保质期。

将草本提取物掺入木薯淀粉可食用膜中可以有效延长碎牛肉的保质期，在贮藏期间可以维持碎牛肉表面的红色并减少表面微生物的生长[5]。与市售PVC薄膜相比，用儿茶素–明胶可食用膜包覆的猪肉糜在冷藏保存7d后，其菌落总数大大降低[81]。上述研究表明，负载营养素的可食用膜已被广泛应用于肉制品保鲜，且具有良好的效果。除了将可食用膜用于鲜肉的保存、贮藏，在香肠以及熟肉丸[82]等熟肉制品贮藏过程中也可在其表面包覆可食用膜以延缓肉类腐败及脂质氧化。有研究者将加入榄仁树提取物的海藻酸盐基可食用膜用于香肠的保鲜，在不影响食品感官的前提下提供多样的肉制品贮藏方式，可以延长富含脂肪的肉制品的保质期[83]。

香肠及熟肉制品的加工中通常会加入亚硝酸盐减少肉制品在贮藏期间的腐败变质并保护肉制品的颜色。虽然亚硝酸盐被允许添加到食品中，但其仍具有一定的致癌性并可能造成亚硝酸盐中毒。负载乳链菌肽、ε–聚赖氨酸和绿茶提取物的壳聚糖可食用膜可作为香肠加工中亚硝酸盐的替代品。未添加亚硝酸盐的法兰克福香肠在冷藏45d后，仍具有良好的感官特性和质地特性[20]，这表明该可食用膜是亚硝酸盐的良好替代品，这为负载营养素的可食用膜在食品领域的应用提供了新的思路。

（三）水产品

除了果蔬及肉制品，具有抗菌抗氧化活性的可食用膜也被用于水产品的保鲜，并显示出良好的保护性能。将传统保鲜膜与富含多酚提取物的淀粉基可食用膜共同用于熏鱼片的贮藏，二者均可起到良好的包装效果[27]。与传统保鲜膜相比，富含多酚提取物的可食用膜在维持熏鱼片的感官特性方面表现出更显著的效果，主要表现在一天后熏鱼片呈现出更浓郁的金色、更坚硬的质地以及更良好的风味。在使用负载抗菌、抗氧化物质的可食用膜包覆白虾[76]以及草鱼鱼片[84]时也得到了相似的实验结果，表明负载营养素的可食用膜可以有效延缓水产品的变质，保持其原有感官特性。

值得注意的是，选用负载丁香精油的可食用膜对比目鱼鱼片进行包覆时，除了可以延长比目鱼鱼片的产品保质期，基于精油自身的特殊气味，在可食用膜与比目鱼鱼片接触时，精油可以提供良好的气味特征，在一定程度上丰富了贮藏后比目鱼鱼片的感官特性，改善产品的风味[77]。由此可见，负载营养素的可食用膜在实现传统保鲜膜功能的同时，也为维持产品的感官特性及增强产品风味提供了可能。

第三节
纳米乳液基可食用膜与营养素递送

一、制备方法

纳米乳液具有更高的物理和化学稳定性，与普通乳液相比能够更好地负载营养素，制备的可食用膜具有更优的物理性能以及功能特性。纳米乳液基可食用膜的制备方法主要包括高能乳化法–湿法/干法和超声波辅助法–湿法/干法。前者通过定子和转子之间的高速运动形成强剪切力使原料破碎乳化进而形成更小的液滴。后者通过超声波技术提供高能量产生克服拉普拉斯压力的剪切力，将液滴分解成更小、更均匀的纳米级液滴[85]，再通过干法或湿法加工制备可食用膜。

除传统的干法以及湿法外，静电纺丝技术也可用于制备纳米乳液基可食用膜。与传统方式不同，静电纺丝技术是一种通过使用电力牵引聚合物溶液形成微小射流，最终使其固化来生产纳米纤维的技术，通常，纤维的直径在100~1000nm[86]。研究表明，通过静电纺丝技术可成功制备负载肉桂精油的聚乙烯醇电纺纳米纤维膜[87]。与传统方法相比，由于静电纺丝生产纤维膜的过程较为简便，精油在制备过程中的损失较小，采用静电纺丝技术制备的纤维膜中的挥发性抗菌剂得以有效的保留，因此，纤维膜表现出更显著的抗菌作用。此外，静电纺丝技术生产的可食用膜具有更大的表面积，可食用膜的阻隔性能及抗菌抗氧化性能均得到显著提升[88]。

二、负载营养素的纳米乳液基可食用膜的功能特性

超声辅助处理是制备纳米可食用膜液常用的辅助技术之一，超声处理后，获得的纳米乳液具有更小的液滴且液滴在基质中的分布更加均匀，纳米乳液基可食用膜的结构更加松散，薄膜均匀性得到改善，且厚度增加[89]。纳米乳液较小的液滴存在形式也增强了可食用膜网状结构的连续性[90]，增加了水分子通过可食用膜的路径的曲折度，有效降低水蒸气分子的迁移速率和避免光线分散[91]，因此，可食用膜的水蒸气透过率显著降低，透明度显著提升。纳米乳液基可食用膜也显著降低了可食用

膜的吸湿性,并通过限制蛋白质链的流动性降低可食用膜中成膜材料的水合能力,提高可食用膜的耐水性[56],扩大了可食用膜在水产品及水果等含水量较高的食品中的应用范围。

与普通乳液相比,由于比表面积增加,纳米乳液可以增大生物活性成分与包装食品之间的接触面积及接触可能性,提高可食用膜的抗菌抗氧化能力,并有效降低生物活性物质的使用量,从而有效节约生产成本。纳米乳液较小的粒径可能会增加活性物质如精油与细菌之间的相互作用,促使精油中的疏水分子破坏细菌细胞膜的通透性导致其中营养物质从内部泄漏,加速对细菌的杀灭作用。由于纳米乳液可以更好地封装精油并提高其稳定性,负载肉桂精油的淀粉基纳米乳液制备成可食用膜后仍具有较高的精油浓度,可以延长精油向培养基中释放抗菌物质的时间,从而实现长期的抑菌效果[92]。

在可食用膜的生产加工中通常需要提供较高的温度条件或进行长时间干燥以形成可食用膜,然而,具有抗菌抗氧化的生物活性物质通常具有不稳定、易降解等特性,在加工过程中极易造成营养素的分解从而降低可食用膜的生物活性,这是当前负载营养素的可食用膜面临的一项挑战。纳米乳液基可食用膜为解决上述问题提供了良好的思路。纳米乳液具有良好的物理稳定性,可以保护活性成分免受环境条件的影响,减少可食用膜制备过程中因干燥和氧化而造成的营养物质的损失。同时纳米乳液形成的较小液滴可以提高干燥过程中乳液的稳定性并且保持膜结构的致密性[93]。

三、负载营养素的纳米乳液基可食用膜在食品中的应用

纳米乳液基可食用膜具有更强的抗菌抗氧化活性,在预防脂质氧化、抑制微生物的生长等方面具有显著作用,常用于肉制品的保鲜。肉制品的pH直接或间接反映了产品的风味、颜色、持水性以及保质期,负载具有抗菌活性物质的纳米乳液制备的可食用膜对微生物的生长具有更好的抑制作用并可延迟碱性氮化物的形成,在肉品贮藏期间保持其pH的基本稳定。另一方面,负载抗氧化活性物质的纳米乳液基可食用膜通过减缓初始氧化和过氧化物形成的进程显著延缓了肉制品在贮藏期间的脂质氧化,维持其原有的最佳化学和感官特性[78]。

通过减缓氧化变质以及抑制微生物的生长,纳米乳液基可食用膜已被证实可有

效延长包装产品保质期。有团队用富含生姜精油的纳米乳液基可食用膜包裹鸡胸肉并置于4℃下冷藏保存12d后，鸡胸肉仍具有良好的消费者可接受度，且可食用膜的包覆减少了贮藏期间鸡胸肉与新鲜鸡胸肉之间的颜色差异并减少了烹饪损失[78]。使用传统塑料保鲜膜贮藏猪肉丸子48h后，猪肉丸子中的菌落总数已超过国家标准中的标准限量值，不符合食用标准；而肉桂精油–木薯淀粉纳米乳液基可食用膜则在96h内仍使菌落总数维持在较低水平[94]。将负载姜黄素的纳米乳液基可食用膜用于鸡肉保鲜时也得到了类似的结果，与普通保鲜膜相比，可食用膜将鲜肉的保质期增加至17d[79]，这为负载营养素的纳米乳液基可食用膜的开发，以及制备新型生物活性薄膜以提高食品质量和延长其保质期提供了新的思路。

参考文献

[1] Taghizadeh M, Mohammadifar MA, Sadeghi E, et al. Photosensitizer-induced cross-linking: A novel approach for improvement of physicochemical and structural properties of gelatin edible films[J]. Food Research International, 2018, 112: 90-97.

[2] Khedri S, Sadeghi E, Rouhi M, et al. Bioactive edible films: Development and characterization of gelatin edible films incorporated with casein phosphopeptides[J]. LWT-Food Science and Technology, 2021, 138: 110649.

[3] Tsai M, Weng Y. Novel edible composite films fabricated with whey protein isolate and zein: Preparation and physicochemical property evaluation[J]. LWT-Food Science and Technology, 2019, 101: 567-574.

[4] Karimi KN, Radi M, Amiri S, et al. Fabrication and characterization of alginate-based films functionalized with nanostructured lipid carriers[J]. International Journal of Biological Macromolecules, 2021, 182: 373-384.

[5] Khumkomgool A, Saneluksana T, Harnkarnsujarit N. Active meat packaging from thermoplastic cassava starch containing sappan and cinnamon herbal extracts via LLDPE blown-film extrusion[J]. Food Packaging and Shelf Life, 2020, 26: 100557.

[6] Fakhouri FM, Costa D, Yamashita F, et al. Comparative study of processing methods

for starch/gelatin films[J]. Carbohydrate Polymers, 2013, 95(2): 681-689.

[7] Huntrakul K, Yoksan R, Sane A, et al. Effects of pea protein on properties of cassava starch edible films produced by blown-film extrusion for oil packaging[J]. Food Packaging and Shelf Life, 2020, 24: 100480.

[8] Leite LSF, Ferreira CM, Corrêa AC, et al. Scaled-up production of gelatin-cellulose nanocrystal bionanocomposite films by continuous casting[J]. Carbohydrate Polymers, 2020, 238: 116198.

[9] Rojas-lema S, Nilsson K, Trifol J, et al. "Faba bean protein films reinforced with cellulose nanocrystals as edible food packaging material" [J]. Food Hydrocolloids, 2021, 121: 107019.

[10] Seydim AC, Sarikus-tutal G, Sogut E. Effect of whey protein edible films containing plant essential oils on microbial inactivation of sliced Kasar cheese[J]. Food Packaging and Shelf Life, 2020, 26: 100567.

[11] Helal A, Tagliazucchi D, Conte A, et al. Antioxidant properties of polyphenols incorporated in casein/sodium caseinate films[J]. International Dairy Journal, 2012, 25(1): 10-15.

[12] Kokoszka S, Debeaufort F, Lenart A, et al. Water vapour permeability, thermal and wetting properties of whey protein isolate based edible films[J]. International Dairy Journal, 2010, 20(1): 53-60.

[13] Atarés L, De Jesús C, Talens P, et al. Characterization of SPI-based edible films incorporated with cinnamon or ginger essential oils[J]. Journal of food engineering, 2010, 99(3): 384-391.

[14] Jiang J, Xiong YL, Newman MC, et al. Structure-modifying alkaline and acidic pH-shifting processes promote film formation of soy proteins[J]. Food Chemistry, 2012, 132(4): 1944-1950.

[15] Cui H, Surendhiran D, Li C, et al. Biodegradable zein active film containing chitosan nanoparticle encapsulated with pomegranate peel extract for food packaging[J]. Food Packaging and Shelf Life, 2020, 24: 100511.

[16] Zhou L, Wang Y. Physical and antimicrobial properties of zein and methyl cellulose composite films with plasticizers of oleic acid and polyethylene glycol[J]. LWT-Food Science and Technology, 2021, 140: 110811.

[17] Liu W, Xie J, Li L, et al. Properties of phenolic acid-chitosan composite films and preservative effect on Penaeus vannamei[J]. Journal of Molecular Structure, 2021,

1239: 130531.

[18] Garavand F, Cacciotti I, Vahedikia N, et al. A comprehensive review on the nanocomposites loaded with chitosan nanoparticles for food packaging[J]. Critical Reviews in Food Science and Nutrition, 2020,62(5)：1383-1416.

[19] Alirezalu K, Hesari J, Nemati Z, et al. Combined effect of natural antioxidants and antimicrobial compounds during refrigerated storage of nitrite-free frankfurter-type sausage[J]. Food Research International, 2019, 120: 839-850.

[20] Agarwal C, Koczan Z, Borcsok Z, et al. Valorization of Larix decidua Mill. bark by functionalizing bioextract onto chitosan films for sustainable active food packaging[J]. Carbohydrate Polymers, 2021, 271: 118409.

[21] Yong H, Wang X, Zhang X, et al. Effects of anthocyanin-rich purple and black eggplant extracts on the physical, antioxidant and pH-sensitive properties of chitosan film[J]. Food Hydrocolloids, 2019, 94: 93-104.

[22] Moalla S, Ammar I, Fauconnier M, et al. Development and characterization of chitosan films carrying *Artemisia campestris* antioxidants for potential use as active food packaging materials[J]. International Journal of Biological Macromolecules, 2021, 183: 254-266.

[23] Shafie MH, Yusof R, Samsudin D, et al. Averrhoa bilimbi pectin-based edible films: Effects of the linearity and branching of the pectin on the physicochemical, mechanical, and barrier properties of the films[J]. International Journal of Biological Macromolecules, 2020, 163: 1276-1282.

[24] Guo Z, Ge X, Yang L, et al. Utilization of watermelon peel as a pectin source and the effect of ultrasound treatment on pectin film properties[J]. LWT-Food Science and Technology, 2021, 147: 111569.

[25] Sharifi KA, Pirsa S. Biodegradable film of black mulberry pulp pectin/chlorophyll of black mulberry leaf encapsulated with carboxymethylcellulose/silica nanoparticles: Investigation of physicochemical and antimicrobial properties[J]. Materials Chemistry and Physics, 2021, 267: 124580.

[26] Borah PP, Das P, Badwaik L S. Ultrasound treated potato peel and sweet lime pomace based biopolymer film development[J]. Ultrasonics Sonochemistry, 2017, 36: 11-19.

[27] Lopes J, Gonçalves I, Nunes C, et al. Potato peel phenolics as additives for developing active starch-based films with potential to pack smoked fish fillets[J].

Food Packaging and Shelf Life, 2021, 28: 100644.

[28] Gujral H, Sinhmar A, Nehra M, et al. Synthesis, characterization, and utilization of potato starch nanoparticles as a filler in nanocomposite films[J]. International Journal of Biological Macromolecules, 2021, 186: 155-162.

[29] Bangar SP, Whiteside WS. Nano-cellulose reinforced starch bio composite films- a review on green composites[J]. International Journal of Biological Macromolecules, 2021, 185: 849-860.

[30] Liu Y, Ahmed S, Sameen DE, et al. A review of cellulose and its derivatives in biopolymer-based for food packaging application[J]. Trends in Food Science & Technology, 2021, 112: 532-546.

[31] Almasi h, Ghanbarzadeh B, Entezami AA. Physicochemical properties of starch-CMC-nanoclay biodegradable films[J]. International Journal of Biological Macromolecules, 2010, 46(1): 1-5.

[32] Tabari M. Investigation of carboxymethyl cellulose (CMC) on mechanical properties of cold water fish gelatin biodegradable edible films[J]. Foods, 2017, 6(6): 41.

[33] Santos LG, Silva GFA, Gomes BM, et al. A novel sodium alginate active films functionalized with purple onion peel extract (*Allium cepa*)[J]. Biocatalysis and Agricultural Biotechnology, 2021, 35: 102096.

[34] Chen J, Wu A, Yang M, et al. Characterization of sodium alginate-based films incorporated with thymol for fresh-cut apple packaging[J]. Food Control, 2021, 126: 108063.

[35] Luangtana-anan M, Soradech S, Saengsod S, et al. Enhancement of moisture protective properties and stability of pectin through formation of a composite film: Effects of shellac and plasticizer[J]. Journal of Food Science, 2017, 82(12): 2915-2925.

[36] Soradech S, Limatvapirat S, Luangtana-anan M. Stability enhancement of shellac by formation of composite film: Effect of gelatin and plasticizers[J]. Journal of Food Engineering, 2013, 116(2): 572-580.

[37] Soradech S, Nunthanid J, Limmatvapirat S, et al. Utilization of shellac and gelatin composite film for coating to extend the shelf life of banana[J]. Food Control, 2017, 73: 1310-1317.

[38] Oliveira filho JGD, Bezerra CCDO, Albiero BR, et al. New approach in the

development of edible films: The use of carnauba wax micro- or nanoemulsions in arrowroot starch-based films[J]. Food Packaging and Shelf Life, 2020, 26: 100589.

[39] Romani VP, Olsen B, Pinto Collares M, et al. Cold plasma and carnauba wax as strategies to produce improved bi-layer films for sustainable food packaging[J]. Food Hydrocolloids, 2020, 108: 106087.

[40] Santos FKGD, Silva KNDO, Xavier TDN, et al. Effect of the addition of carnauba wax on physicochemical properties of chitosan films[J]. Materials Research, 2017, 20(Suppl. 2): 479-484.

[41] Cortés-rodríguez M, Villegas-yépez C, Gil González JH, et al. Development and evaluation of edible films based on cassava starch, whey protein, and bees wax[J]. Heliyon, 2020, 6(9): e04884.

[42] Calderón-castro A, Vega-garcía MO, de Jesús zazueta-morales J, et al. Effect of extrusion process on the functional properties of high amylose corn starch edible films and its application in mango (*Mangifera indica* L.) cv. Tommy Atkins[J]. Journal of Food Science and Technology, 2018, 55(3): 905-914.

[43] Zhang S, Gu WC, Cheng ZY, et al. Development of edible packaging materials[J]. Advanced Materials Research, 2014, 904: 189-191.

[44] Ceballos RL, Ochoa-yepes O, Goyanes S, et al. Effect of yerba mate extract on the performance of starch films obtained by extrusion and compression molding as active and smart packaging[J]. Carbohydrate Polymers, 2020, 244: 116495.

[45] Zhu J, Gao W, Wang B, et al. Preparation and evaluation of starch-based extrusion-blown nanocomposite films incorporated with nano-ZnO and nano-SiO2[J]. International Journal of Biological Macromolecules, 2021, 183: 1371-1378.

[46] Gao W, Zhu J, Kang X, et al. Development and characterization of starch films prepared by extrusion blowing: The synergistic plasticizing effect of water and glycerol[J]. LWT-Food Science and Technology, 2021, 148: 111820.

[47] Vieira MGA, Da Silva MA, Dos Santos LO, et al. Natural-based plasticizers and biopolymer films: A review[J]. European Polymer Journal, 2011, 47(3): 254-263.

[48] Deng L, Kang X, Liu Y, et al. Characterization of gelatin/zein films fabricated by electrospinning vs solvent casting[J]. Food Hydrocolloids, 2018, 74: 324-332.

[49] Velaga SP, Nikjoo D, Vuddanda P R. Experimental studies and modeling of the drying kinetics of multicomponent polymer films[J]. AAPS PharmSciTech, 2018, 19(1): 425-435.

[50] Cai J, Xiao J, Chen X, et al. Essential oil loaded edible films prepared by continuous casting method: Effects of casting cycle and loading position on the release properties[J]. Food Packaging and Shelf Life, 2020, 26: 100555.

[51] Wang P, Li Y, Zhang C, et al. Characterization and antioxidant activity of trilayer gelatin/dextran-propyl gallate/gelatin films: Electrospinning versus solvent casting[J]. LWT-Food Science and Technology, 2020, 128: 109536.

[52] Yuan L, Feng W, Zhang Z, et al. Effect of potato starch-based antibacterial composite films with thyme oil microemulsion or microcapsule on shelf life of chilled meat[J]. LWT-Food Science and Technology, 2021, 139: 110462.

[53] Acosta S, Chiralt A, Santamarina P, et al. Antifungal films based on starch-gelatin blend, containing essential oils[J]. Food Hydrocolloids, 2016, 61: 233-240.

[54] Sapper M, Wilcaso P, Santamarina MP, et al. Antifungal and functional properties of starch-gellan films containing thyme (*Thymus zygis*) essential oil[J]. Food Control, 2018, 92: 505-515.

[55] Kumar P, Tanwar R, Gupta V, et al. Pineapple peel extract incorporated poly(vinyl alcohol)-corn starch film for active food packaging: Preparation, characterization and antioxidant activity[J]. International Journal of Biological Macromolecules, 2021, 187: 223-231.

[56] Ghadetaj A, Almasi H, Mehryar L. Development and characterization of whey protein isolate active films containing nanoemulsions of *Grammosciadium ptrocarpum* Bioss. essential oil[J]. Food Packaging and Shelf Life, 2018, 16: 31-40.

[57] Oroian M, Escriche I. Antioxidants: Characterization, natural sources, extraction and analysis[J]. Food Research International, 2015, 74: 10-36.

[58] Rangaraj VM, Rambabu K, Banat F, et al. Effect of date fruit waste extract as an antioxidant additive on the properties of active gelatin films[J]. Food Chemistry, 2021, 355: 129631.

[59] Falguera V, Quintero JP, Jiménez A, et al. Edible films and coatings: Structures, active functions and trends in their use[J]. Trends in Food Science & Technology, 2011, 22(6): 292-303.

[60] Vidal OL, Barros Santos MC, Batista AP, et al. Active packaging films containing antioxidant extracts from green coffee oil by-products to prevent lipid oxidation[J]. Journal of Food Engineering, 2022, 312: 110744.

[61] Farias NSD, Silva B, de Oliveira Costa AC, et al. Alginate based antioxidant films

with yerba mate (*Ilex paraguariensis* St. Hil.): Characterization and kinetics of phenolic compounds release[J]. Food Packaging and Shelf Life, 2021, 28: 100548.

[62] Kaczmarek B, Mazur O. Collagen-based materials modified by phenolic acids-a review[J]. Materials, 2020, 13(16): 3641.

[63] Zhong C, Hou P, Li Y, et al. Characterization, antioxidant and antibacterial activities of gelatin film incorporated with protocatechuic acid and its application on beef preservation[J]. LWT-Food Science and Technology, 2021, 151: 112154.

[64] Li T, Xia N, Xu L, et al. Preparation, characterization and application of SPI-based blend film with antioxidant activity[J]. Food Packaging and Shelf Life, 2021, 27: 100614.

[65] López De Dicastillo C, Bustos F, Guarda A, et al. Cross-linked methyl cellulose films with murta fruit extract for antioxidant and antimicrobial active food packaging[J]. Food Hydrocolloids, 2016, 60: 335-344.

[66] Abdollahi M, Damirchi S, Shafafi M, et al. Carboxymethyl cellulose-agar biocomposite film activated with summer savory essential oil as an antimicrobial agent[J]. International Journal of Biological Macromolecules, 2019, 126: 561-568.

[67] Song X, Zuo G, Chen F. Effect of essential oil and surfactant on the physical and antimicrobial properties of corn and wheat starch films[J]. International Journal of Biological Macromolecules, 2018, 107: 1302-1309.

[68] Arciello A, Panzella L, Dell Olmo E, et al. Development and characterization of antimicrobial and antioxidant whey protein-based films functionalized with Pecan (*Carya illinoinensis*) nut shell extract[J]. Food Packaging and Shelf Life, 2021, 29: 100710.

[69] Taghavi Kevij H, Salami M, Mohammadian M, et al. Fabrication and investigation of physicochemical, food simulant release, and antioxidant properties of whey protein isolate-based films activated by loading with curcumin through the pH-driven method[J]. Food Hydrocolloids, 2020, 108: 106026.

[70] Shen Z, Kamdem DP. Development and characterization of biodegradable chitosan films containing two essential oils[J]. International Journal of Biological Macromolecules, 2015, 74: 289-296.

[71] Sánchez-gonzález L, Cháfer M, Chiralt A, et al. Physical properties of edible chitosan films containing bergamot essential oil and their inhibitory action on Penicillium italicum[J]. Carbohydrate Polymers, 2010, 82(2): 277-283.

[72] Wang B, Sui J, Yu B, et al. Physicochemical properties and antibacterial activity of corn starch-based films incorporated with *Zanthoxylum bungeanum* essential oil[J]. Carbohydrate Polymers, 2021, 254: 117314.

[73] Wang B, Yan S, Gao W, et al. Antibacterial activity, optical, and functional properties of corn starch-based films impregnated with bamboo leaf volatile oil[J]. Food Chemistry, 2021, 357: 129743.

[74] Shao P, Niu B, Chen H, et al. Fabrication and characterization of tea polyphenols loaded pullulan-CMC electrospun nanofiber for fruit preservation[J]. International Journal of Biological Macromolecules, 2018, 107: 1908-1914.

[75] Rodríguez GM, Sibaja JC, Espitia PJP, et al. Antioxidant active packaging based on papaya edible films incorporated with *Moringa oleifera* and ascorbic acid for food preservation[J]. Food Hydrocolloids, 2020, 103: 105630.

[76] Laorenza Y, Harnkarnsujarit N. Carvacrol, citral and α-terpineol essential oil incorporated biodegradable films for functional active packaging of Pacific white shrimp[J]. Food Chemistry, 2021, 363: 130252.

[77] Da Rocha M, Alemán A, Romani V P, et al. Effects of agar films incorporated with fish protein hydrolysate or clove essential oil on flounder (*Paralichthys orbignyanus*) fillets shelf-life[J]. Food Hydrocolloids, 2018, 81: 351-363.

[78] Amiri E, Aminzare M, Azar H H, et al. Combined antioxidant and sensory effects of corn starch films with nanoemulsion of *Zataria multiflora* essential oil fortified with cinnamaldehyde on fresh ground beef patties[J]. Meat Science, 2019, 153: 66-74.

[79] Khan MR, Sadiq MB, Mehmood Z. Development of edible gelatin composite films enriched with polyphenol loaded nanoemulsions as chicken meat packaging material[J]. CYTA: Journal of Food, 2020, 18(1): 137-146.

[80] Lan W, Wang S, Chen M, et al. Developing poly(vinyl alcohol)/chitosan films incorporate with d-limonene: Study of structural, antibacterial, and fruit preservation properties[J]. International Journal of Biological Macromolecules, 2020, 145: 722-732.

[81] Kaewprachu P, Osako K, Benjakul S, et al. Quality attributes of minced pork wrapped with catechin-lysozyme incorporated gelatin film[J]. Food Packaging and Shelf Life, 2015, 3: 88-96.

[82] Akcan T, Estévez M, Serdaroğlu M. Antioxidant protection of cooked meatballs

during frozen storage by whey protein edible films with phytochemicals from Laurus nobilis L. and Salvia officinalis[J]. LWT-Food Science and Technology, 2017, 77: 323-331.

[83] Kalem IK, Bhat ZF, Kumar S, et al. The effects of bioactive edible film containing *Terminalia arjuna* on the stability of some quality attributes of chevon sausages[J]. Meat Science, 2018, 140: 38-43.

[84] Wu J, Ge S, Liu H, et al. Properties and antimicrobial activity of silver carp (*Hypophthalmichthys molitrix*) skin gelatin-chitosan films incorporated with oregano essential oil for fish preservation[J]. Food Packaging and Shelf Life, 2014, 2(1): 7-16.

[85] Ranjbaryan S, Pourfathi B, Almasi H. Reinforcing and release controlling effect of cellulose nanofiber in sodium caseinate films activated by nanoemulsified cinnamon essential oil[J]. Food Packaging and Shelf Life, 2019, 21: 100341.

[86] Kayaci F, Uyar T. Encapsulation of vanillin/cyclodextrin inclusion complex in electrospun polyvinyl alcohol (PVA) nanowebs: Prolonged shelf-life and high temperature stability of vanillin[J]. Food Chemistry, 2012, 133(3): 641-649.

[87] Wen P, Zhu D, Wu H, et al. Encapsulation of cinnamon essential oil in electrospun nanofibrous film for active food packaging[J]. Food Control, 2016, 59: 366-376.

[88] Munteanu B, Sacarescu L, Vasiliu A, et al. Antioxidant/antibacterial electrospun nanocoatings applied onto PLA films[J]. Materials, 2018, 11(10): 1973.

[89] Feng X, Wang W, Chu Y, et al. Effect of cinnamon essential oil nanoemulsion emulsified by OSA modified starch on the structure and properties of pullulan based films[J]. LWT-Food Science and Technology, 2020, 134: 110123.

[90] Hasheminya S, Dehghannya J. Development and characterization of novel edible films based on Cordia dichotoma gum incorporated with *Salvia mirzayanii* essential oil nanoemulsion[J]. Carbohydrate Polymers, 2021, 257: 117606.

[91] Oliveira Filho JGD, Bezerra CCDO, Albiero BR, et al. New approach in the development of edible films: The use of carnauba wax micro- or nanoemulsions in arrowroot starch-based films[J]. Food Packaging and Shelf Life, 2020, 26: 100589.

[92] Chu Y, Cheng W, Feng X, et al. Fabrication, structure and properties of pullulan-based active films incorporated with ultrasound-assisted cinnamon essential oil nanoemulsions[J]. Food Packaging and Shelf Life, 2020, 25: 100547.

[93] Kong R, Wang J, Cheng M, et al. Development and characterization of corn starch/

PVA active films incorporated with carvacrol nanoemulsions[J]. International Journal of Biological Macromolecules, 2020, 164: 1631-1639.

[94] Iamareerat B, Singh M, Sadiq MB, et al. Reinforced cassava starch based edible film incorporated with essential oil and sodium bentonite nanoclay as food packaging material[J]. Journal of Food Science and Technology, 2018, 55(5): 1953-1959.

第十一章

食品级
材料基气凝胶

　　气凝胶（Aerogel）是一种具有三维网状结构的纳米材料，独特的纳米多孔结构使其具有广阔的应用前景。气凝胶被国际理论和应用化学联合会定义为一种由微孔结构构成，孔洞内的分散介质为气态的凝胶[1]。气凝胶已被广泛应用于建筑、化学、航空航天、医药等领域，但在食品方面的应用较为匮乏，仍处于探索阶段。本章主要介绍了食品级气凝胶的性质、种类、制备及结构的影响因素，并阐明了营养素递送的机制、负载方法、影响因素和应用前景。

第一节
食品级材料基气凝胶的概述与制备

一、气凝胶的性质

　　气凝胶是一种具有高孔隙率（>90%）、高比表面积（>200m²/g）、极低的固体密度（0.0001~0.2g/cm³）、高热稳定性的纳米固体材料。高孔隙率和高比表面积使气凝胶具有优异的吸附催化性质；极低的固体密度使气凝胶成为地球上最轻的固体加工材料[2]；高热稳定性使气凝胶在食品工业生产中能够更好地保持原有结构。完整的块状气凝胶结构示例如图11-1所示。

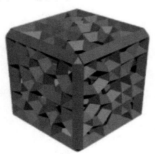

图11-1　块状气凝胶的结构

此外，气凝胶还具有低热导率、高负载率等特性。气凝胶的多孔性质使其可以达到降低易挥发物质挥发速率和控制负载物释放速率的效果，例如，淀粉气凝胶可以降低反-2-己烯醛的挥发速率[3]，负载在纤维素气凝胶的耶巴马黛茶（Yerba-mate）表现出缓慢而渐进的释放[4]。

二、食品级气凝胶相比无机气凝胶的优势

食品级气凝胶与无机气凝胶相比，优势在于其出色的生物可降解性、生物相容性以及低毒性，因为食品级气凝胶由可食用的多糖、蛋白质、种子黏液制成。多糖气凝胶的生物降解可以发生在口服消化过程中，因为唾液中含有可以消化多糖而不会消化蛋白质的α-淀粉酶（一种糖苷水解酶）；蛋白质气凝胶的生物降解发生在肠道消化过程中，因为肠道中的胰蛋白酶可以将其降解，并通过肠道黏膜吸收，这是营养素的首要释放场所[5]；种子黏液气凝胶的优势在于其不仅能够提高水不溶性生物活性化合物的生物利用率，而且还能增强其黏稠度和稳定性[6]。食品级气凝胶还可提供用于促进细胞间相互作用的功能位点和生物化学信号，降低组织免疫反应，同时赋予刺激性反应以促进营养素的整体释放[7]。此外，食品级气凝胶还有更优异的力学特性，例如，与SiO_2气凝胶相比，热变性蛋白质气凝胶在胃和肠道中有更高的抗崩解稳定性[2]。因此，食品级气凝胶的巨大潜力值得我们去探索。

三、食品级气凝胶的种类及特点

（一）多糖气凝胶

1931年Kistler首次利用植物多糖（琼脂和纤维素）制备气凝胶[8]，开启了多糖气凝胶世界的大门。多糖气凝胶原料易得、成本低廉、性能易被改善[9]，是一类重要的食品级气凝胶，在食品领域也有着广阔的应用前景。目前为止，对于多糖气凝胶的研究主要集中在淀粉气凝胶、纤维素气凝胶、壳聚糖气凝胶、卡拉胶气凝胶以及果胶气凝胶。

1. 淀粉气凝胶

淀粉是自然界中最丰富的生物聚合物之一，含有两种D-葡聚糖生物聚合物，

即直链淀粉和支链淀粉。用于制备气凝胶的淀粉来源广泛，如小麦、玉米、土豆、豌豆、木薯、马铃薯等，其中由豌豆淀粉制备的气凝胶比表面积最高[10]。淀粉的糊化和回生过程对于淀粉气凝胶的制备至关重要。在制备淀粉气凝胶过程中，气凝胶的比表面积会因为回生时间的增加而显著降低[11]。纯直链淀粉凝胶由于会发生强烈的回生过程，导致形成异质结构，不能承受制备气凝胶干燥过程中的压力，所以无法制备结构完整的气凝胶。但在一定程度下添加高比例的直链淀粉会减少前驱体水凝胶在回生和溶剂交换过程中的收缩[10]，增加气凝胶孔隙数量，提升气凝胶的比表面积，降低固体密度。此外，高含量直链淀粉气凝胶会形成更紧密的超分子结构和更强的网络结构[12]。糊化温度也会显著影响淀粉气凝胶的比表面积，随着温度的升高，淀粉气凝胶的网络结构和凝胶机械强度会更高，比表面积达到峰值后降低[13-14]。但是淀粉气凝胶仍存在机械强度低、水稳定性差的缺点，这些缺点可以通过与其他聚合物交联改善[15]，例如，与柠檬酸三钠交联的淀粉气凝胶的机械强度得到增强[3]，与琼脂交联的淀粉气凝胶拥有更好的机械性能和水稳定性[16-18]。

2. 纤维素气凝胶

纤维素是自然界中分布最广、含量最多的多糖，由β-D-吡喃型葡萄糖基组成。纤维素气凝胶是继无机气凝胶和合成聚合物气凝胶材料之后的"第三代气凝胶材料"。同时纤维素气凝胶结合了纤维素的可再生和气凝胶的多孔隙的优点，使纤维素基材料得到进一步发展[19]。用于制备气凝胶的纤维素有多种来源，包括植物纤维素（如大米、燕麦、桉树等）、细菌纤维素（如木醋杆菌）等。不同纤维素气凝胶的性质有所区别，例如，大米纤维素制成的气凝胶有更好的三维结构，桉树纤维素制成的气凝胶则具有较小的孔隙[20]。由于纤维素强烈的自缔合性质和较高的结晶度，纤维素气凝胶的吸水能力较差[21]。而纳米纤维素拥有更大的比表面积和更多的羟基，这可以促进气凝胶与水的相互作用，与纤维素气凝胶相比具有更强的吸水能力[21]，但会使气凝胶的抗氧化活性小幅度降低[4]。半纤维素也含有非晶体结构和大量的游离羟基，这可以提升气凝胶的吸水能力[21]。纤维素气凝胶和纳米纤维素气凝胶具有相似的性质，二者对负载的生物活性物质都有更优异的全局释放性，负载物都表现为缓慢而渐进的释放[4]。但二者有时又表现出不同的性质，例如，纤维素气凝胶在疏水模拟介质中有更好的释放动力学，而纳米纤维素气凝胶在亲水模拟介质中有更好的释放动力学，并且纳米纤维素气凝胶比纤维素气凝胶具有更高的热稳定性[4]。

3. 壳聚糖气凝胶

壳聚糖是一种可再生的生物聚合物，在自然界中的丰富程度仅次于纤维素，所以被称为地球上第二丰富的碱性线性多糖。壳聚糖是由存在于甲壳类动物的外壳、节肢动物的外骨骼和真菌的细胞壁中的甲壳素脱乙酰基衍生而来的[22]。虽然壳聚糖气凝胶和纳米纤维素气凝胶有相同的表观密度和真实密度，但壳聚糖气凝胶的导热系数比纳米纤维素气凝胶低，这意味着壳聚糖气凝胶有着良好的热稳定性[23]。此外，壳聚糖气凝胶还有优异的抗菌活性[22]。但是壳聚糖气凝胶也有着较为突出的缺点，如机械强度低、酸性条件下（pH<5.5）易水解、对生物活性化合物的吸附速度慢[24]。这些缺点可以通过添加微晶纤维素而改善，因为发生双向再生而交联的微晶纤维素具有较高的结晶度，可以提升壳聚糖的抗水解和机械强度[24]。

4. 卡拉胶气凝胶

卡拉胶是从海藻中提取，由β–D–半乳糖和3，6–脱水–α–D–半乳糖单元交替单元组成，通过α–（1，3）和β–（1，4）糖苷键相连的线形硫酸化亲水性多糖[5]。根据酯基的含量和位置可以将卡拉胶分为λ、κ、ι、ε、μ型[25]。目前对卡拉胶气凝胶的研究主要是以κ（Kappa）型卡拉胶为主。κ–卡拉胶凝胶形成的过程首先由卷曲结构旋转成螺旋结构，然后再由螺旋结构盘旋为双螺旋结构，最后双螺旋聚集形成凝胶[26]。卡拉胶气凝胶具有良好的吸附稳定性、优异的循环性和高吸附容量等优点[27]。卡拉胶气凝胶还具有与纤维素气凝胶相似的纤维状结构[26]，但是卡拉胶气凝胶体积收缩率高的缺点也很突出。在制备卡拉胶水凝胶前驱体时，κ–卡拉胶的硫酸盐官能团被水合，因此纤维之间的离子强度和排斥力被增强，但在随后的溶剂交换过程中，使用的有机溶剂会使硫酸盐离子周围的水分子减少，导致纤维间的排斥力减弱[5]，整个制备过程中纤维排斥力先增强后减弱，导致κ–卡拉胶气凝胶的体积收缩。卡拉胶水凝胶中的硫酸盐官能团和离子是控制卡拉胶气凝胶体积收缩的关键因素，硫氰化钾（KSCN）可以与卡拉胶聚合物发生强相互作用，通过增加结构中螺旋的形成而有效地稳定了螺旋结构，因此可以降低卡拉胶气凝胶的体积收缩率[26]。此外，卡拉胶气凝胶的结构与卡拉胶聚合物浓度有很大关系，并且在一定体积下，卡拉胶气凝胶的比表面积与卡拉胶浓度呈线性关系[26]。随着卡拉胶浓度的增加，气凝胶的结构逐渐变粗糙、气孔更加规整，且因为卡拉胶分子易聚集成较大的孔状结构，所以高浓度的卡拉胶会使聚合物的聚集体增大，气孔的孔径增大，数量增多[27-28]。而低浓度的卡拉胶会形成纤维连接较少的松散多孔网络结构[26]。

5. 果胶气凝胶

果胶通常作为胶凝剂，是一种阴离子聚合物，主要由α-（1，4）糖苷键相连形成的半乳糖醛酸组成，广泛存在于柑橘、苹果等植物的果皮中。根据甲酯化程度的不同，可以将果胶分为低甲氧基果胶（酯化程度<50%）和高甲氧基果胶（酯化程度>50%）[29]。两种果胶形成凝胶的条件不同，高甲氧基果胶在低pH（3.0～5.0）和糖浓度高时形成凝胶，低甲氧基果胶在含Ca^{2+}情况下形成凝胶[30]。酰胺化果胶可以改善果胶凝胶的机制，使其可以在更大的Ca^{2+}范围内形成凝胶[5, 30]。果胶气凝胶的密度随着果胶浓度和pH的升高（1.8～3.5）而增加，然而果胶气凝胶的孔隙率和孔径却恰恰相反[31]。果胶浓度的增加也会使果胶气凝胶的孔壁厚度增加[32]。此外，Ca^{2+}的添加对果胶气凝胶的结构有很大的影响。随着Ca^{2+}浓度增加，果胶气凝胶的比表面积、孔隙率、孔径均减小，并且会降低果胶气凝胶的收缩率[31]。果胶气凝胶还是一种导热系数低于空气的生物基绝热材料[32]。

（二）蛋白质气凝胶

蛋白质气凝胶可食用性高、营养价值高，有很好的细胞相容性和细胞黏附性，并且与多糖气凝胶相比，蛋白质气凝胶在水溶液中具有抗崩解能力。蛋白质的种类对气凝胶结构有一定的影响，进而影响营养素的装载。蛋白质凝胶网络受多种力的影响，包括氢键、范德华力、疏水相互作用、静电相互作用和二硫键[33]。目前对于蛋白质气凝胶的研究集中在乳清蛋白气凝胶、蛋清蛋白气凝胶和酪蛋白酸钠气凝胶。

1. 乳清蛋白气凝胶

乳清蛋白是一种从牛乳中提取的动物蛋白，其营养价值高、易被人体吸收，有"蛋白质之王"的美誉，按其稳定性的不同可以分为热稳定乳清蛋白和热不稳定乳清蛋白，由于热不稳定乳清蛋白发生不可逆聚集后产生交联凝胶结构，而这种结构有利于形成气凝胶的网络结构，所以对乳清蛋白气凝胶的研究主要集中在以热不稳定乳清蛋白制备气凝胶。乳清蛋白气凝胶的特别之处在于其是一种不溶于水的气凝胶，并且在制备过程中，气凝胶的结构并不会因为形成水凝胶时产生的共价二硫键而崩解[34]。Chen等[35]发现用冷冻干燥的方法制备纯乳清蛋白气凝胶机械强度差，质地偏脆，即使增加乳清蛋白的浓度也无法解决此问题。但Betz等[34]实验结果表明，使用超临界干燥方法在中性至碱性范围（pH为7～10）可以形成均一致密、机械性能稳定、高比表面积的乳清蛋白气凝胶，夏[36]的实验结果显示出乳清蛋白气凝胶的机械强度和致密程度随着乳清蛋白浓度的增加而增强。此外，乳清蛋白气凝胶的机械强度还可以通过与其他聚合物进行交联来提高，如纳米纤维素、微晶纤维素和海藻酸盐。因为纳米纤维素呈棒状结构，所以当其与乳清蛋白交联时，会穿插在乳清蛋白结构中，起到支撑蛋白质链的作用，进而增强了乳清蛋白气凝胶的机械强度，并且在干燥过程中，由于其趋向于乳清蛋白的正电荷域，起交联剂的作用，进而增加了乳清蛋白气凝胶的弹性[37]。但是在干燥过程中，由于纳米纤维素会发生"团聚"现象而起褶皱，从而降低了乳清蛋白气凝胶的比表面积和孔体积。相反，微晶纤维素的添加会增加乳清蛋白气凝胶的比表面积和孔体积，因为其在水凝胶的微观结构中会形成"水池"结构，进而导致与微晶纤维素混合的乳清蛋白气凝胶拥有更高的水分吸附率和营养素负载率，但因其带电量较少，不能与乳清蛋白结合，降低了乳清蛋白气凝胶网络的连续性，致使气凝胶的弹性降低[37]。将乳清蛋白与海藻酸盐交联也可以增强乳清蛋白气凝胶的机械性能，但会导致气凝胶的热学性能略有下降，可以通过与Na^+交联实现热学性能的改善，从而使乳清蛋白气凝胶的机械性能提高十倍[35]。

2. 蛋清蛋白气凝胶

蛋清蛋白是一种易获得且营养价值高的优质蛋白质来源。蛋清中含量最高的蛋白质成分为卵清蛋白，约占蛋白质总量的54%（质量分数）。受蛋清来源的限制，需要对蛋清进行预处理，目前主要有巴氏杀菌蛋清和喷雾干燥蛋清两种蛋清来源：巴氏杀菌蛋清的蛋白质含量是10%（质量分数）；喷雾干燥蛋清可以选择任意初始蛋白质含量的蛋清，并且以喷雾干燥蛋清为原料制备的蛋清蛋白气凝胶比以巴氏杀菌蛋清为原料制备的蛋清蛋白气凝胶的比表面积高，但喷雾干燥蛋清价格昂贵[38]。蛋清蛋白水凝胶结构的决定性因素是pH和离子强度[38]，因为超临界干燥可以保留水凝胶的结构性质，所以pH和离子强度也是蛋清蛋白气凝胶结构的决定性因素，但蛋白质浓度不会影响气凝胶的比表面积[38]。pH对蛋清蛋白结构的影响与卵清蛋白等电点有关，只有当蛋白质溶液pH 远离卵清蛋白等电点（pH为4.6）时，才能形成网络均匀致密、比表面积大的气凝胶[39]。在碱性条件下，特别是在pH>9的条件下，形成气凝胶网络过程中，蛋白质分子的聚集过程因蛋白质静电荷在分子之间产生很强的排斥力而减缓，使得未折叠的蛋白质分子比例增加，进而加剧蛋白质分子之间的相互作用，因此形成了连接完整的蛋白质网络，并且硫醇与二硫化物的交换反应会在蛋白质分子之间形成二硫键，增强了气凝胶的机械性能[38-39]。此外，离子强度对气凝胶结构也有很大的影响。加入CaCl₂或NaCl都会屏蔽蛋白质的静电电荷，这会降低蛋白质分子之间的斥力以至于无法形成二硫键，从而导致在形成凝胶时蛋白质分子更快速的聚集，使蛋白质分子展开程度更小，更无序，形成无规则球形、低比表面积、大孔径的聚集体[38-39]，并且气凝胶的比表面积随着氯化钠浓度的增加而减小[39]。在体外消化实验中，蛋清蛋白气凝胶被用以装载鱼油，实验结果表明蛋清蛋白气凝胶与乳清蛋白气凝胶相比有着更高的装载能力，且只有在酸性条件下制成的气凝胶才能释放出少量的鱼油，并且释放速率较低[40]。

3. 酪蛋白酸钠气凝胶

酪蛋白是一种主要存在于乳中，营养价值很高的链状结合蛋白。酪蛋白酸钠是一种以酪蛋白为原料的钠盐，形成凝胶后会产生对胃蛋白酶消化的抵抗性，但不会影响胰蛋白酶和胰酶对其的水解，从而使酪蛋白酸钠气凝胶具有控释效果[40]。酪蛋白的浓度对气凝胶的制备影响很大，当酪蛋白浓度超过10%（质量分数）时会导致酪蛋白酸钠溶液的黏度过大，影响溶液的乳化过程，以至于几乎无法制备水凝胶前驱体[38]。将鱼油负载在酪蛋白酸钠气凝胶的实验中发现，酪蛋白酸钠气凝胶对鱼油的负载率较低，而蛋清蛋白气凝胶的负载率是酪蛋白酸钠气凝胶的三倍，但是令人出乎意料的是，酪蛋白酸钠气凝胶对于鱼油的释放率却高于蛋清蛋白气凝胶[40]。此外，将酪蛋白与转谷氨酰胺酶交联制备的气凝胶可以用于装载热敏性物质或活性微生物[40]，但交联酪蛋白酸钠气凝胶的比表面积和负载率仍低于乳清蛋白气凝胶和蛋清蛋白气凝胶[38]。

（三）种子黏液气凝胶

黏液是一种存在于种子外部黏液表层的可溶性纤维[41]。种子黏液通常由多种多糖和少量蛋白质混合构成，不同种子黏液制成气凝胶的性质有所不同。区别于多糖气凝胶和蛋白质气凝胶的是种子黏液气凝胶的研究相对较少，但目前研究表明，种子黏液气凝胶有着良好的结构特性，在食品领域的应用价值既表现在其稳定性高和可以增稠的性质，还表现在可以提高水不溶性生物活性化合物的生物利用率[42]。目前为止对种子黏液气凝胶的研究主要有山茶籽黏液气凝胶、巴兰古种子黏液气凝胶和亚麻籽黏液气凝胶。

1. 山茶籽黏液气凝胶

山茶籽是一种含油量高且富含ω–3不饱和脂肪酸的油籽。山茶籽黏液具有吸水性、持水性、溶胀性等特点，在水溶液中可以形成三维网状结构。山茶籽的提取率受温度影响较大，室温下提取率要低于在85℃下的提取率[42-43]，因此，合适的提取温度对于山茶籽黏液的提取率非常重要。当山茶籽黏液质量分数高于10%时，可以制得结构稳定的山茶籽黏液气凝胶。而且，对山茶籽黏液的处理方式会影响最终形成的山茶籽黏液气凝胶的性质，Ubeyitogullari等[42]还在实验中对比了山茶籽黏液粉末气凝胶（PMA）和浓缩山茶籽黏液气凝胶（CMA）性质的差异，结果表明，PMA的比表面积、结晶度与CMA都相似，但因具有凝胶结构的浓缩黏液制备的CMA具有更长的溶胀时间，所以使得黏液在水中分布更均匀，进而拥有更高的孔隙率。此外，CMA的黏液纯度和多糖纯度高于PMA，这会导致CMA的热稳定性和黏度均高于PMA。

2. 巴兰古种子黏液气凝胶

富含碳水化合物、蛋白质、纤维的巴兰古种子黏液（BSM）是从扁柄草中提取的[5]。它是一种溶于水后会形成黏稠、混浊、无味液体的长链高相对分子质量多糖[44-45]，并且具有生产成本低、药用性能好的优点[46]。巴兰古种子黏液气凝胶的三维网络结构具有大量微米孔隙，但气凝胶结构在溶剂交换和超临界CO_2干燥后会大幅度收缩，进而降低了气凝胶对生物活性物质的负载率。

3. 亚麻籽黏液气凝胶

亚麻籽中富含木脂素和多酚类抗氧化物。亚麻籽黏液气凝胶内部具有更均匀致密的聚合网络，但在制备亚麻籽黏液气凝胶时，由亚麻籽黏液制成的水凝胶性能较弱以至于无法保持形状，进而导致气凝胶的形状发生改变[47]。相较于巴兰古种子气凝胶，亚麻籽黏液气凝胶结构的收缩幅度较小，比表面积较高。亚麻籽黏液气凝胶在负载亚麻木脂素浓缩物[含有大于35%（质量分数）开环异落叶松树脂二糖苷（SDG）]时，浓缩物的负载阶段对负载量有很大影响，在形成凝胶前加入浓缩物的SDG含量要比在溶剂交换时将浓缩物与乙醇混合的含量高[47]。

四、食品级气凝胶的制备方法

（一）前驱体的形成

传统食品级气凝胶的前驱体制备使用的是溶胶–凝胶法，即先将原材料在催化剂的作用下通过搅拌、超声等方式发生水解缩聚反应后形成均一的溶胶，然后通过判别交联链的属性，将溶胶以物理或化学的方法定型为水凝胶[48]。物理交联水凝胶是依靠氢键或在溶胶中加入$CaCl_2$、$CaCO_3$等无机盐提供的离子键在聚合物链间形成可逆的交联[49]。并且只有加入正确的离子种类和价态才能形成凝胶[50]。化学交联水凝胶是依靠通过在溶胶中加入具有生物相容性的乙二醇二缩水甘油醚、戊二醇等偶联剂或交联剂在聚合物链间形成共价键而交联。并且化学水凝胶的比表面积和孔容会在添加一定浓度交联剂时达到峰值[51]。化学交联水凝胶可以通过控制反应条件进而达到控制水凝胶结构的目的，但其不易降解，周期长并且操作烦琐，因为在某些情况下需要将未交联的交联剂去除。物理交联水凝胶虽然操作简单、周期短，但是容易因为环境条件的改变而变回溶胶[51]。

（二）干燥

干燥是制备气凝胶的关键步骤，决定了气凝胶最终结构的形态、孔隙率和结构的完整性。干燥的目的是将凝胶中的溶剂与凝胶网络结构相分离，但要制备成良好气凝胶的前提是在干燥过程中不破坏原始结构。通常制备气凝胶的干燥方法主要分为四种：超临界干燥、亚临界干燥、冷冻干燥及常压干燥，其中超临界干燥是最常用也是效果最好的干燥方法。

1. 超临界干燥

超临界干燥（Supercritical drying）的概念最早由Kistler提出[8]，它是指在封闭容器中加热凝胶，将干燥溶剂的温度、压强均提升至其超临界点以上，从而消除凝胶孔洞内的气液相界面，进而消除了表面张力和毛细管应力，避免了在溶剂消除过程中，三维多孔结构的崩塌，达到干燥气凝胶的目的[1, 52]。在超临界干燥之前需要将填充在网络结构中的溶剂置换为更易去除的溶剂[53]，应用乙醇或丙酮这类在CO_2中溶解性高的试剂置换水凝胶中的水，因为超临界CO_2对水的亲和力低[54]。超临界干燥的过程属于双向传质：超临界CO_2和乙醇分别进出醇凝胶的孔洞，该过程不经历气液相转变[55]。超临界CO_2是最常用的超临界溶剂，因为它具有高选择性、扩散性、低黏度和适当的临界性质[44]。由表11-1可以看出，相比水和其他有机溶剂，CO_2的临界温度和临界压强都是最低的，并且有机溶剂可燃，达到超临界温度会存在一定安全隐患，而CO_2较低的临界温度使得实验操作更为安全，还可以最大限度地减少气凝胶分子水平的变化，保证气凝胶骨架结构发生较小的变化，凝胶表面的化学基团也可以相对稳定地存在[56-57]。超临界干燥的缺点也很突出：首先，超临界干燥需要大量的溶剂和昂贵的超临界气体，并且实验设备造价也高，因此实验成本较高；其次，超临界干燥的时间成本较高，因为超临界干燥需要漫长的溶剂交换过程[58]；此外，因为实验过程需要高压操作，并且乙醇和丙酮易燃，易发生爆炸事故，所以还存在一定的危险性[53]。

表 11-1 气凝胶超临界干燥介质的临界条件

干燥介质	临界温度 /℃	临界压强 /MPa
液态 CO_2	31	7.39
丙酮	235	4.7
甲醇	240	8
乙醇	243	6.4
水	374	22

超临界干燥具体操作过程为：将醇凝胶完全浸入充满液态CO_2的高压釜中并密封，将反应釜内的压力和温度均提升至CO_2临界点以上，高纯度的液态CO_2会与凝胶中的乙醇发生置换，缓慢恢复到常压后释放高压釜中气化的CO_2来实现凝胶的干燥[47]。

2. 亚临界干燥

亚临界干燥（Sub-critically drying）是一种较少使用的方法，它与超临界干燥的区别在于亚临界干燥的干燥条件是在干燥介质的临界条件之下，降低了实验的危险性，但实验成本依旧很高[59]。

3. 冷冻干燥

冷冻干燥（Freeze-drying）的原理是将冷冻后的气凝胶直接在低压条件下进行干燥，使水凝胶中的水直接升华，通过越过固−液−气转化过程来消除气液弯曲液面，消除了表面张力，降低了毛细管力，避免了在水蒸发过程中凝胶结构的破坏[60]。但是在冷冻过程中，逐渐形成的小冰晶会对凝胶孔隙结构造成机械损伤，并且水在冻结过程中体积会变大，导致气凝胶的结构坍塌[61]。但使用液氮或液态丙烷会使冰晶的形成速率小于成核速率，减小了冷冻过程对气凝胶结构的损伤[62]。相比超临界干燥，冷冻干燥具有性价比高、操作简便、安全性高的优点。因其制备条件为冷冻，所以制备的气凝胶也称"冻凝胶"（Cryogel）。

冷冻干燥的具体操作：先将水凝胶放入冰箱中或将水凝胶放入盛有液氮的容器中以达到冷冻的效果，然后再将已经冷冻的凝胶放入已经预冷的干燥机中进行低压干燥。

4. 常压干燥

常压干燥（Ambient pressure drying）是最简便的，也是成本最低的干燥方法，即在常温常压下将凝胶中的溶剂蒸发掉的方法。但为了减少气–液界面张力对气凝胶结构的损伤，通常需要用表面张力较小、易挥发的溶剂替换水凝胶中的水，然后再将凝胶表面的亲水基团替换为疏水基团[63]。但因其不能保留原始凝胶体积，所以制备的凝胶又称"干凝胶"（Xerogel）。

第二节
食品级材料基气凝胶与营养素递送

食品级气凝胶具有可食用性、高比表面积、高孔隙率的优点，高内比表面积和高孔隙率赋予了食品级气凝胶更高的负载率，是一种极佳的营养素递送载体材料。

一、营养素递送机制

（一）营养素负载机制

营养素是通过浸渍的方法负载在气凝胶中，浸渍的机制分为两种：物理沉积和分子分散。

1. 物理沉积

物理沉积主要通过用溶有营养素的超临界流体对气凝胶浸渍，然后对充满超临界流体的凝胶进行超临界干燥，在超临界干燥最后的减压阶段，超临界流体会被去除，而营养素会物理沉积在气凝胶内壁，整个过程可以归纳为加压-吸附平衡-降压。其中，吸附平衡是限速步骤，因为超临界流体达到吸附平衡需要10~24h，而营养素通常在几分钟内溶解[64]，与气凝胶基质亲和力较低的营养素就是以这种负载机制被困在气凝胶中[65]。值得注意的是，物理沉积主要是指营养素附着在气凝胶孔隙内壁而不是分散在气凝胶的骨架内[66]。

2. 分子分散

分子分散是营养素在气凝胶基质表面上产生的分子水平上的吸附，利用了营养素与气凝胶基质的高亲和力[65]，这种机制依赖于超临界CO_2与营养素相互作用、营养素与气凝胶基质相互作用以及营养素的溶解度，亲和力决定了营养素在超临界流体和气凝胶中的分配系数，有时会改变气凝胶的结构[67]。

（二）营养素释放机制

营养素的释放基于菲克定律，即扩散量与浓度梯度成正比。主要是将营养素的溶解和气凝胶的水化相结合，营养素在气凝胶中的解除吸附和溶解过程会因为气凝胶骨架的强烈水化而加速[68]。通常营养素释放过程是从气凝胶基质的起始位置运输到气凝胶基质的外表面，最后释放到介质中[2]，具体释放机制主要分为三种[69]：

（1）扩散　在不破坏气凝胶结构的基础上，由气凝胶基质扩散到溶解介质。此情况下，营养素的传质主要取决在气凝胶中的负载率和扩散系数，而扩散速率取决气凝胶的网络结构和营养素与气凝胶基质的静电或疏水相互作用。

（2）侵蚀　主要发生于气凝胶外层或整体，使营养素释放到介质中。而气凝胶基质的侵蚀可以是氢键或共价键的水解，也可以是酶解。

（3）破碎　通过向气凝胶施加剪切力或压缩力而使其结构破碎，使内部的营养素快速释放到介质中。

气凝胶与水接触时首先会发生侵蚀，水会逐渐填满气凝胶的孔隙并使营养素溶解，随后气凝胶结构膨胀，最终导致孔隙崩塌，营养素在这个过程中会被逐渐释放。因此，气凝胶的水化速率和营养素的溶解速率都会限制气凝胶的营养素释放速度。

二、营养素的负载策略

基于气凝胶载体递送的营养素可以通过不同的负载策略进行负载，根据气凝胶的制备步骤可以在四个阶段加入营养素[2]：水凝胶形成前、溶剂交换期间（湿浸渍法）、超临界干燥前和超临界干燥后（超临界浸渍法）。负载营养素的气凝胶结构如图11-2所示。

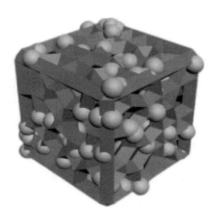

图11-2　负载营养素的块状气凝胶

（1）水凝胶形成前　即在溶胶-凝胶化的过程中加入营养素，使其溶解在溶胶中。这种方法对营养素的溶解性有一定要求：首先，营养素需要稳定地存在于溶胶中，不会因为气凝胶的制备过程而提前分解；其次，要求营养素不溶或微溶在溶剂交换步骤所使用的有机溶剂和超临界干燥步骤所使用的超临界流体中，否则营养素就会在除去超临界流体时一起被除去，导致无效负载。这是最简单、最灵活的一种方法，甚至可以将营养素负载在气凝胶网络结构中。

（2）溶剂交换期间（湿浸渍法）　加入营养素即将营养素溶于溶剂交换的有机溶剂中，形成饱和的营养素-有机溶剂溶液，将饱和溶液与水凝胶进行溶剂交换，使营养素扩散到凝胶的孔隙中，直到达到交换平衡[67]。这种方法也要求营养素不溶或微溶于超临界流体中。

（3）超临界干燥前　加入营养素即在超临界流体中溶解营养素，然后再经过升温加压至超临界流体的超临界条件，将营养素沉积在气凝胶孔隙上，营养素负载量取决营养素在超临界流体中的溶解度。这种方法可以使对有机溶剂敏感的营养素负载在气凝胶中并且可以用较少的操作步骤达到较好的负载效果。

（4）超临界干燥后（超临界浸渍法）　超临界浸渍是在气凝胶形成后，将气凝胶置于含有营养素的液相介质中以达到负载效果。液相一般选择具有高密度、高扩散率、低黏度的超临界流体，如液态CO_2，超临界CO_2可以使有弹性的气凝胶发生可逆溶胀，并降低其黏度，提高营养素在气凝胶中的渗透性[70]。此外，营养素在超临界CO_2中的溶解度是超临界浸渍的主要驱动力[69]，超临界流体较高的密度会促进营养素的溶解，进一步提高了浸渍速度[67]。具体过程与在超临界干燥前加入营养素相似，用溶有营养素的超临界CO_2浸满气凝胶后进行超临界干燥，将营养素负载在气凝胶内部孔隙上。

还有一种新颖的营养素负载方法——真空浸渍法，该方法是通过压力梯度和气凝胶发生形变而促进流体流动，使气凝胶内部气体与液相相交换[33]。这种负载方法负载速度更快，负载率更高。

具体操作：先将气凝胶和液体放置于容器中，再将容器抽至真空状态，在这个过程中，气凝胶孔隙中的部分气体会因高压而膨胀，从而使气泡排出液体进入，直至压力平衡。在压力恢复阶段，气凝胶内的气体会被压缩，气凝胶的结构会因毛细管力而收缩，导致液体迅速填满整个气凝胶结构[71]。

三、营养素负载的影响因素

（一）气凝胶原料对营养素负载的影响

气凝胶原料对营养素负载程度的影响是最大的，因为原料含有特殊的基团，会使气凝胶原料与营养素发生相互作用，这种相互作用不但会影响气凝胶的负载量，还会更大程度地保留营养素的非结晶状态，例如，海藻酸钠气凝胶分子结构中含有羧基基团，羧基基团会导致海藻酸钠与植物酚之间发生静电排斥而降低植物酚的负载量，使海藻酸钠气凝胶对植物酚的负载率低于二氧化硅气凝胶，而二氧化硅气凝胶表面含有的羟基基团可以与植物酚结构中的羟基基团形成氢键，进而增强了植物酚在二氧化硅气凝胶表面的吸附[68]。此外，不同原料制备的气凝胶会具有不同的比表面积，而气凝胶的比表面积是营养素负载率的决定性因素，高比表面积的气凝胶意味着具有更高的负载率。气凝胶的比表面积受气凝胶制备过程中多种因素影响，气凝胶的原料对气凝胶比表面积的影响是由不同原料具有不同的特性导致的，例如，喷雾干燥蛋清蛋白气凝胶比巴氏杀菌蛋清蛋白气凝胶的比表面积高，乳清蛋白气凝胶的比表面积高于酪蛋白酸钠气凝胶的比表面积。

（二）气凝胶制备过程对营养素负载的影响

气凝胶制备过程中交联剂的使用会影响气凝胶的孔隙率和孔径，进而影响营养素的负载率[72]。气凝胶的干燥方法也会影响气凝胶比表面积，常压干燥和冷冻干燥由于会产生毛细应力而使气凝胶大幅度收缩，所以会降低气凝胶的比表面积和孔隙率，进而降低营养素负载率。此外，在气凝胶超临界干燥最后的降压阶段，降压速度通过影响营养素的溶解度进而影响营养素的负载。缓慢降压时，气凝胶会缓慢膨胀，营养素会吸附在气凝胶孔隙内，未被吸附的营养素会被CO_2沉积在孔隙内壁。而快速降压时，气凝胶在迅速膨胀的同时，营养素的溶解性也会迅速降低，导致营养素在气凝胶外层的沉积增强[2]。

（三）营养素浸渍方法对营养素负载的影响

浸渍方法是根据营养素的溶解性进行划分。使用湿浸渍时，如果气凝胶制备过程中添加的营养素溶于后续制备流程的有机溶剂或超临界流体中，则会导致营养素被后续试剂置换或随超临界流体一并除去，进而使得营养素负载率极低。与超临界CO_2亲和力较高的营养素使用超临界浸渍法比湿浸渍法的负载效果好。

（四）温度对营养素负载的影响

温度可以影响气凝胶的结构从而影响营养素的负载，例如，淀粉气凝胶的比表面积在120℃以下随着温度升高而增加并在120℃时达到峰值，此时制备的气凝胶的负载率最高[13]。温度还会在超临界干燥和超临界浸渍过程中对营养素的负载产生影响，因为需要达到超临界温度才能除去超临界流体，在这个阶段中，热不稳定的营养素（如牛磺酸、花青素、胡萝卜素等）受温度影响较大。

四、营养素释放的影响因素

（一）气凝胶与营养素的水化特征

气凝胶原料的水化特征极大程度上影响着营养素的释放。亲水性气凝胶在溶液中会自发吸收水分，导致载体基质侵蚀、溶胀甚至溶解，形成较厚的水化层，并且亲水性气凝胶的水化速率和内部营养素的溶解速率要高于营养素在孔隙中向释放介质扩散的速率[2]。气凝胶骨架的水化可以驱动沉积营养素的置换，促进了营养素的释放。但亲水性纤维素不溶于水和部分有机溶剂，因为链间存在氢键[73]。此外，气凝胶骨架的开放孔隙结构也会影响营养素的释放，保持开放的孔隙结构可以加速营养素的释放，而因膨胀收缩的疏水性气凝胶则会达到缓慢释放的效果[2]。

营养素的结晶度和水化特性也显著影响着营养素的释放，当亲水性气凝胶负载亲水性营养素时，可以达到快速释放的效果，而疏水性营养素的释放一般都是缓慢的。营养素的三个特性决定了营养素释放过程[70]：一是负载营养素的结晶状态；二是固体营养素在气凝胶基质中的分散性；三是固体营养素在释放过程中溶剂的可及性。

（二）pH对营养素释放的影响

人体不同部位的生理环境pH有所不同，胃中的pH为1.2，而十二指肠中的pH为7.4，因此可以通过调控气凝胶pH的敏感性来达到靶向和控释的效果。壳聚糖气凝胶的pH调控是通过诱导壳聚糖链上—NH_2的质子化和去质子化来实现的[74]；羧甲基纤维素气凝胶的pH调控是通过—COOH与—COO⁻的转化来影响气凝胶溶胀比，而—COO⁻的高度亲水特性使得气凝胶可以吸附更多的营养素，进而影响营养素的释放[75]；海藻酸盐气凝胶在酸性环境中的—COOH可以与营养素中的—CONH形成氢键，使气凝胶的结构进一步增强，阻碍了营养素的释放[76]。

（三）气凝胶原料对营养素释放的影响

不同原料制备的气凝胶表现不同的营养素释放效果，气凝胶原料对营养素释放的影响主要因为表面基团的性质不同。营养素可与气凝胶表面的游离羟基相互作用，并且相互作用的强度影响着营养素释放速率。与羟基相互作用较强的营养素需要在高温下才能释放，而相互作用较弱的营养素只需在略高于营养素的解链温度就可释放，释放温度可通过调节气凝胶的水化性质来影响营养素释放[77]。

此外，在气凝胶表面添加涂层也可以达到改善营养素释放的效果。疏水性蛋白质涂层可以改变气凝胶表面电荷和水化特征[73]，表面活性剂涂层可以覆盖气凝胶的孔洞以达到缓释的效果[3]。

五、气凝胶在营养素递送方面的应用

气凝胶递送的营养素主要以维生素、生物活性物质和脂肪酸为主。维生素是人体所必需的营养素之一，大多数营养素人体自身不能合成，一些脂溶性维生素的水溶性很差，而使用气凝胶作为维生素的载体可以使维生素分散于孔隙表面，进而提高维生素的溶出度[78]。玉米淀粉气凝胶对维生素E和维生素K_3有着较高的负载率，并且负载维生素的气凝胶的溶解速率高于未负载的气凝胶，这可以使维生素释放充分[78]；海藻酸钠气凝胶对维生素K_3的负载率要高于维生素D_3。目前对于气凝胶递送生物活性物质主要是花青素、白藜芦醇等。花青素属于生物类黄酮，具有较强的抗氧化能力和自由基清除能力，但这种多酚和类黄酮易分解，气凝胶可以作为保护基质，例如将花青素负载在海藻酸钠和果胶的复合气凝胶中可以达到控释效果[79]。

白藜芦醇是一种非黄酮类多酚有机化合物，具有抗氧化等作用，但是其难溶于水，同样需要气凝胶类多孔材料增强其分散度并提高其溶解率。白藜芦醇在海藻酸钠气凝胶中负载率较高[80]。

目前，对于脂肪酸的递送集中在鱼油中的ω–3多不饱和脂肪酸，它具有减少有害免疫反应、促进循环系统健康的功效，但其对氧化反应敏感，所以需要将其负载到保护基质中以降低其氧化程度。乳清蛋白气凝胶对ω–3多不饱和脂肪酸的负载率和保护效果优于蛋清蛋白气凝胶和酪蛋白酸钠气凝胶。表11-2记录了更多的气凝胶应用实例。

表 11-2　气凝胶的性质及应用

气凝胶原料	气凝胶比表面积/（m²/g）	干燥方法	负载营养素	浸渍方法	参考文献
玉米淀粉	90	超临界干燥	维生素 E、维生素 K₃	超临界 CO₂ 溶解	[78]
小麦淀粉	—	超临界干燥	维生素 E	超临界浸渍	[81]
细菌纤维素	200	超临界干燥	泛醇、维生素 C	溶剂交换期间加入	[82]
微晶纤维素	154 ～ 434	超临界干燥	植醇	超临界浸渍	[83]
苹果果胶	213.5 ± 2.0	超临界干燥	维生素 B₃	水凝胶形成前加入	[84]
柑橘果胶	248.9 ± 3.5	超临界干燥	维生素 B₃	水凝胶形成前加入	[84]
海藻酸钠	400 ～ 430	超临界干燥	维生素 D₃、维生素 K₃	超临界浸渍	[85]
海藻酸钠	183 ～ 544	超临界干燥	植醇	湿浸渍；超临界浸渍	[86]
海藻酸钠 / 果胶	—	冷冻干燥	花青素	水凝胶形成前加入	[79]
海藻酸钠	381	超临界干燥	白藜芦醇	湿浸渍	[80]
乳清蛋白	384 ～ 422	超临界干燥	鱼油	超临界浸渍	[40]
蛋清蛋白	220 ～ 379	超临界干燥	鱼油	超临界浸渍	[40]
酪蛋白酸钠	42	超临界干燥	鱼油	超临界浸渍	[40]

参考文献

[1] 张泽, 王晓栋, 吴宇, 等. 气凝胶材料及其应用[J]. 硅酸盐学报, 2018, 46(10): 1426.

[2] García-González CA, Sosnik A, Kalmár J, et al. Aerogels in drug delivery: From design to application[J]. Journal of Controlled Release, 2021, 332, 40-63.

[3] Abhari N, Madadlou A, Dini A. Structure of starch aerogel as affected by crosslinking and feasibility assessment of the aerogel for an anti-fungal volatile release[J]. Food Chemistry, 2017, 221: 147-152.

[4] de Oliveira J P, Bruni G P, Fonseca L M, et al. Characterization of aerogels as bioactive delivery vehicles produced through the valorization of yerba-mate (*Illex paraguariensis*)[J]. Food Hydrocolloids, 2020, 107: 105931.

[5] Selvasekaran P, Chidambaram R. Food-grade aerogels obtained from polysaccharides, proteins, and seed mucilages: Role as a carrier matrix of functional food ingredients[J]. Trends in Food Science & Technology, 2021, 112, 455-470.

[6] Ubeyitogullari A, Ciftci ON. Fabrication of bioaerogels from camelina seed mucilage for food applications[J]. Food Hydrocolloids, 2020, 102: 105597.

[7] Wei S, Ching Y C, Chuah CH. Preparation of aerogel beads and microspheres based on chitosan and cellulose for drug delivery: A review[J]. International Journal of Biological Macromolecules, 2021, 170: 751-767.

[8] Kistler SS. Coherent expanded aerogels and jellies[J]. Nature, 1931, 127(3211): 741-741.

[9] García-González CA, Alnaief M, Smirnova I. Polysaccharide-based aerogels—Promising biodegradable carriers for drug delivery systems[J]. Carbohydrate Polymers, 2011, 86(4): 1425-1438.

[10] Druel L, Bardl R, Vorwerg W, et al. Starch aerogels: A member of the family of thermal superinsulating materials[J]. Biomacromolecules, 2017, 18(12): 4232-4239.

[11] Zhu F. Starch based aerogels: Production, properties and applications[J]. Trends in Food Science & Technology, 2019, 89: 1-10.

[12] Zheng Q, Tian Y, Ye F, et al. Fabrication and application of starch-based aerogel: Technical strategies[J]. Trends in Food Science & Technology, 2020, 99: 608-620.

[13] Mehling T, Smirnova I, Guenther U, et al. Polysaccharide-based aerogels as drug carriers[J]. Journal of Non-Crystalline Solids, 2009, 355(50-51): 2472-2479.

[14] Ubeyitogullari A, Ciftci ON. Formation of nanoporous aerogels from wheat starch[J]. Carbohydrate Polymers, 2016, 147: 125-132.

[15] Wang Y, Su Y, Wang W, et al. The advances of polysaccharide-based aerogels: Preparation and potential application[J]. Carbohydrate Polymers, 2019, 226: 115242.

[16] Choi I, Lee JY, Lacroix M, et al. Intelligent pH indicator film composed of agar/potato starch and anthocyanin extracts from purple sweet potato[J]. Food Chemistry, 2017, 218: 122-128.

[17] Jumaidin R, Sapuan SM, Jawaid M, et al. Characteristics of thermoplastic sugar palm Starch/Agar blend: Thermal, tensile, and physical properties[J]. International Journal of Biological Macromolecules, 2016, 89: 575-581.

[18] Jumaidin R, Sapuan SM, Jawaid M, et al. Thermal, mechanical, and physical properties of seaweed/sugar palm fibre reinforced thermoplastic sugar palm starch/ agar hybrid composites[J]. International Journal of Biological Macromolecules, 2017, 97: 606-615.

[19] 马书荣,米勤勇,余坚,等.基于纤维素的气凝胶材料[J]. 化学进展, 2014, 26(5): 796-809.

[20] De Oliveira JP, Bruni GP, Fabra MJ, et al. Development of food packaging bioactive aerogels through the valorization of *Gelidium sesquipedale* seaweed[J]. Food Hydrocolloids, 2019, 89: 337-350.

[21] Benito-González I, López-Rubio A, Martínez-Sanz M. Potential of lignocellulosic fractions from *Posidonia oceanica* to improve barrier and mechanical properties of Bio-based packaging Materials[J]. International Journal of Biological Macromolecules, 2018, 118: 542-551.

[22] Rinki K, Dutta PK, Hunt AJ, et al. Chitosan aerogels exhibiting high surface area for biomedical application: Preparation, characterization, and antibacterial study[J]. International Journal of Polymeric Materials, 2011, 60(12): 988-999.

[23] Cervera MF, Heinämäki J, Räsänen M, et al. Solid-state characterization of chitosans derived from lobster chitin[J]. Carbohydrate Polymers, 2004, 58(4): 401-408.

[24] Chen Y, Nie Z, Gao J, et al. A novel adsorbent of bentonite modified chitosan-microcrystalline cellulose aerogel prepared by bidirectional regeneration strategy for Pb (II) removal[J]. Journal of Environmental Chemical Engineering, 2021, 9 (4): 105755.

[25] Necas J, Bartosikova L. Carrageenan: A review[J]. Veterinarni Medicina, 2013, 58(4): 187-205.

[26] Ganesan K, Ratke L. Facile preparation of monolithic κ-carrageenan aerogels[J]. Soft Matter, 2014, 10(18): 3218-3224.

[27] Xiao Y, Fu M, Wu D, et al. Preparation of carrageenan aerogel from extraction of chondrus and application in oil/organic solvents absorption[J]. J Appl Sci Eng Innov, 2020, 7: 44-48.

[28] Manzocco L, Valoppi F, Calligaris S, et al. Exploitation of κ-carrageenan aerogels as template for edible oleogel preparation[J]. Food Hydrocolloids, 2017, 71: 68-75.

[29] Gawkowska D, Cybulska J, Zdunek A. Structure-related gelling of pectins and linking with other natural compounds: A review[J]. Polymers, 2018, 10(7): 762.

[30] Zhang H, Zhang F, Yuan R. Applications of natural polymer-based hydrogels in the food industry[M]//Chen Y. Hydrogels Based on Natural Polymers. Elsevier, 2020: 357-410.

[31] Groult S, Budtova T. Tuning structure and properties of pectin aerogels[J]. European Polymer Journal, 2018, 108: 250-261.

[32] Rudaz C, Courson R, Bonnet L, et al. Aeropectin: Fully biomass-based mechanically strong and thermal superinsulating aerogel[J]. Biomacromolecules, 2014, 15(6): 2188-2195.

[33] Derossi A, De Pilli T, Severini C. The application of vacuum impregnation techniques in food industry[M]//Waldez B. Scientific, Health and Social Aspects of the Food Industry. In Tech, 2012: 25-56.

[34] Betz M, García-González CA, Subrahmanyam RP, et al. Preparation of novel whey protein-based aerogels as drug carriers for life science applications[J]. The Journal of Supercritical Fluids, 2012, 72: 111-119.

[35] Chen HB, Wang YZ, Schiraldi DA. Foam-like materials based on whey protein isolate[J]. European Polymer Journal, 2013, 49(10): 3387-3391.

[36] 夏天利. 乳清蛋白气凝胶的制备、改性及应用研究[D]. 无锡：江南大学, 2018.

[37] Ahmadi M, Madadlou A, Saboury AA. Whey protein aerogel as blended with cellulose crystalline particles or loaded with fish oil[J]. Food Chemistry, 2016, 196: 1016-1022.

[38] Kleemann C, Selmer I, Smirnova I, et al. Tailor made protein based aerogel particles from egg white protein, whey protein isolate and sodium caseinate: Influence of the preceding hydrogel characteristics[J]. Food Hydrocolloids, 2018, 83: 365-374.

[39] Selmer I, Kleemann C, Kulozik U, et al. Development of egg white protein aerogels as new matrix material for microencapsulation in food[J]. The Journal of Supercritical Fluids, 2015, 106: 42-49.

[40] Kleemann C, Schuster R, Rosenecker E, et al. *In-vitro*-digestion and swelling kinetics of whey protein, egg white protein and sodium caseinate aerogels[J]. Food Hydrocolloids, 2020, 101: 105534.

[41] Bhatty RS. Further compositional analyses of flax: Mucilage, trypsin inhibitors and hydrocyanic acid[J]. Journal of the American Oil Chemists' Society, 1993, 70(9): 899-904.

[42] Ubeyitogullari A, Ciftci ON. Fabrication of bioaerogels from camelina seed mucilage for food applications[J]. Food Hydrocolloids, 2020, 102: 105597.

[43] Cao X, Li N, Qi G, et al. Effect of spray drying on the properties of camelina gum isolated from camelina seeds[J]. Industrial Crops and Products, 2018, 117: 278-285.

[44] Farhadi N. Structural elucidation of a water-soluble polysaccharide isolated from Balangu shirazi (*Lallemantia royleana*) seeds[J]. Food Hydrocolloids, 2017, 72: 263-270.

[45] Falahati MT, Ghoreishi SM. Preparation of Balangu (*Lallemantia royleana*) seed mucilage aerogels loaded with paracetamol: Evaluation of drug loading via response surface methodology[J]. The Journal of Supercritical Fluids, 2019, 150: 1-10.

[46] Sadeghi-Varkani A, Emam-Djomeh Z, Askari G. Physicochemical and microstructural properties of a novel edible film synthesized from Balangu seed mucilage[J]. International Journal of Biological Macromolecules, 2018, 108: 1110-1119.

[47] Comin L M, Temelli F, Saldaña MDA. Flax mucilage and barley beta-glucan aerogels obtained using supercritical carbon dioxide: Application as flax lignan carriers[J]. Innovative Food Science & Emerging Technologies, 2015, 28: 40-46.

[48] Hoepfner S, Ratke L, Milow B. Synthesis and characterisation of nanofibrillar cellulose aerogels[J]. Cellulose, 2008, 15(1): 121-129.

[49] Omidian H, Park K. Swelling agents and devices in oral drug delivery[J]. Journal of Drug Delivery Science and Technology, 2008, 18(2): 83-93.

[50] Jin H, Nishiyama Y, Wada M, et al. Nanofibrillar cellulose aerogels[J]. Colloids and Surfaces A: Physicochemical and Engineering Aspects, 2004, 240(1-3): 63-67.

[51] Quignard F, Valentin R, Di Renzo F. Aerogel materials from marine polysaccharides[J]. New Journal of Chemistry, 2008, 32(8): 1300-1310.

[52] Şahin İ, Özbakır Y, İnönü Z, et al. Kinetics of supercritical drying of gels[J]. Gels, 2018, 4(1): 3.

[53] 李芸. 海藻酸钠-二氧化硅复合气凝胶的制备、改性及其性能研究[D].天津：天津大学, 2017.

[54] Hüsing N, Schwertfeger F, Tappert W, et al. Influence of supercritical drying fluid on structure and properties of organically modified silica aerogels[J]. Journal of Non-Crystalline Solids, 1995, 186: 37-43.

[55] Diamond L W, Akinfiev N N. Solubility of CO_2 in water from -1.5 to 100℃ and from 0.1 to 100 MPa, evaluation of literature data and thermodynamic modeling[J].

Fluid Phase Equilibria, 2003, 208(1-2): 265-290.

[56] Li Y, Jiang H, Han B, et al. Drying of cellulose nanocrystal gel beads using supercritical carbon dioxide[J]. Journal of Chemical Technology & Biotechnology, 2019, 94(5): 1651-1659.

[57] Wang P, Emmerling A, Tappert W, et al. High-temperature and low-temperature supercritical drying of aerogels-structural investigations with SAXS[J]. Journal of Applied Crystallography, 1991, 24(5): 777-780.

[58] Mukhopadhyay M, Rao BS. Modeling of supercritical drying of ethanol‐soaked silica aerogels with carbon dioxide[J]. Journal of Chemical Technology & Biotechnology, 2008, 83(8): 1101-1109.

[59] Zuo L, Zhang Y, Zhang L, et al. Polymer/carbon-based hybrid aerogels: Preparation, properties and applications[J]. Materials, 2015, 8(10): 6806-6848.

[60] García-González CA, Alnaief M, Smirnova I. Polysaccharide-based aerogels-promising biodegradable carriers for drug delivery systems[J]. Carbohydrate Polymers, 2011, 86(4): 1425-1438.

[61] Ni X, Ke F, Xiao M, et al. The control of ice crystal growth and effect on porous structure of konjac glucomannan-based aerogels[J]. International Journal of Biological Macromolecules, 2016, 92: 1130-1135.

[62] Nita LE, Ghilan A, Rusu AG, et al. New trends in bio-based aerogels[J]. Pharmaceutics, 2020, 12(5): 449.

[63] Ulker Z, Erkey C. An emerging platform for drug delivery: Aerogel based systems[J]. Journal of Controlled Release, 2014, 177: 51-63.

[64] Xiaoqing W, Xingyuan N, Guoqing Z, et al. Effect of surface modification agents on hydrophobiic, elastic and thermal property of silica aerogels derived from ambient condition[J]. Rare Metal Materials and Engineering, 2012, 41: 454-457.

[65] Wang Y, Yang C, Tomasko D. Confocal microscopy analysis of supercritical fluid impregnation of polypropylene[J]. Industrial & Engineering Chemistry Research, 2002, 41(7): 1780-1786.

[66] Caputo G, Scognamiglio M, De Marco I. Nimesulide adsorbed on silica aerogel using supercritical carbon dioxide[J]. Chemical Engineering Research and Design, 2012, 90(8): 1082-1089.

[67] Gurikov P, Smirnova I. Amorphization of drugs by adsorptive precipitation from supercritical solutions: A review[J]. The Journal of Supercritical Fluids, 2018, 132:

105-125.

[68] Mustapa AN, Martin A, Sanz-Moral LM, et al. Impregnation of medicinal plant phytochemical compounds into silica and alginate aerogels[J]. The Journal of Supercritical Fluids, 2016, 116: 251-263.

[69] Matalanis A, Jones OG, McClements DJ. Structured biopolymer-based delivery systems for encapsulation, protection, and release of lipophilic compounds[J]. Food Hydrocolloids, 2011, 25(8): 1865-1880.

[70] Veres P, Kéri M, Bányai I, et al. Mechanism of drug release from silica-gelatin aerogel-relationship between matrix structure and release kinetics[J]. Colloids and Surfaces B: Biointerfaces, 2017, 152: 229-237.

[71] Fito P, Andrés A, Chiralt A, et al. Coupling of hydrodynamic mechanism and deformation-relaxation phenomena during vacuum treatments in solid porous food-liquid systems[J]. Journal of Food Engineering, 1996, 27(3): 229-240.

[72] Obaidat RM, Alnaief M, Mashaqbeh H. Investigation of carrageenan aerogel microparticles as a potential drug carrier[J]. Aaps Pharmscitech, 2018, 19(5): 2226-2236.

[73] Valo H, Arola S, Laaksonen P, et al. Drug release from nanoparticles embedded in four different nanofibrillar cellulose aerogels[J]. European Journal of Pharmaceutical Sciences, 2013, 50(1): 69-77.

[74] Lv O, Tao Y, Qin Y, et al. Highly fluorescent and morphology-controllable graphene quantum dots-chitosan hybrid xerogels for *in vivo* imaging and pH-sensitive drug carrier[J]. Materials Science and Engineering: C, 2016, 67: 478-485.

[75] Liu P, Zhai M, Li J, et al. Radiation preparation and swelling behavior of sodium carboxymethyl cellulose hydrogels[J]. Radiation Physics and Chemistry, 2002, 63(3-6): 525-528.

[76] Shao L, Cao Y, Li Z, et al. Dual responsive aerogel made from thermo/pH sensitive graft copolymer alginate-gP (NIPAM-co-NHMAM) for drug controlled release[J]. International Journal of Biological Macromolecules, 2018, 114: 1338-1344.

[77] Gorle BSK, Smirnova I, McHugh MA. Adsorption and thermal release of highly volatile compounds in silica aerogels[J]. The Journal of Supercritical Fluids, 2009, 48(1): 85-92.

[78] De Marco I, Reverchon E. Starch aerogel loaded with poorly water-soluble vitamins through supercritical CO_2 adsorption[J]. Chemical Engineering Research and Design, 2017, 119: 221-230.

[79] Chen K, Zhang H. Alginate/pectin aerogel microspheres for controlled release of proanthocyanidins[J]. International Journal of Biological Macromolecules, 2019, 136: 936-943.

[80] dos Santos P, Viganó J, de Figueiredo Furtado G, et al. Production of resveratrol loaded alginate aerogel: Characterization, mathematical modeling, and study of impregnation[J]. The Journal of Supercritical Fluids, 2020, 163: 104882.

[81] De Marco I, Riemma S, Iannone R. Life cycle assessment of supercritical impregnation: starch aerogel+ α-tocopherol tablets[J]. The Journal of Supercritical Fluids, 2019, 143: 305-312.

[82] Haimer E, Wendland M, Schlufter K, et al. Loading of bacterial cellulose aerogels with bioactive compounds by antisolvent precipitation with supercritical carbon dioxide[C]//Macromolecular Symposia. Weinheim: WILEY-VCH Verlag, 2010, 294(2): 64-74.

[83] Lopes JM, Mustapa AN, Pantić M, et al. Preparation of cellulose aerogels from ionic liquid solutions for supercritical impregnation of phytol[J]. The Journal of Supercritical Fluids, 2017, 130: 17-22.

[84] Veronovski A, Tkalec G, Knez Ž, et al. Characterisation of biodegradable pectin aerogels and their potential use as drug carriers[J]. Carbohydrate Polymers, 2014, 113: 272-278.

[85] Pantić M, Knez Ž, Novak Z. Supercritical impregnation as a feasible technique for entrapment of fat-soluble vitamins into alginate aerogels[J]. Journal of Non-Crystalline Solids, 2016, 432: 519-526.

[86] Martins M, Barros AA, Quraishi S, et al. Preparation of macroporous alginate-based aerogels for biomedical applications[J]. The Journal of Supercritical Fluids, 2015, 106: 152-159.

第十二章

食品营养素递送
系统的挑战与展望

近些年来，食品营养素递送系统发展飞速，在食品工业领域的应用形势良好，同时对人体健康具有重要意义，但目前关于食品营养素递送系统的研究仍然存在许多困难。这些未被克服的困难会在一定程度上对现阶段已设计开发出的食品营养素递送系统的性能产生影响，进而阻碍未来食品营养素递送系统的开创性发展。本章将对现阶段食品营养素递送系统面临的挑战进行总结与阐述，并基于当前的困难和挑战对其未来的发展趋势进行合理展望。

第一节
现阶段食品营养素递送系统面临的挑战

一、现阶段食品营养素递送系统发展的概况

天然来源的食品生物活性成分因其溶解度较低、稳定性较差等问题而具有较低的生物利用率，由包括蛋白质、多糖或脂质等在内的多种食品级生物聚合物单独或组合开发的营养素递送系统可有效解决上述问题。目前已研究构建了各种不同类型的食品营养素递送系统，包括纳米乳液与微乳液[1, 2]、皮克林乳液[3]、油凝胶[4]、纳米颗粒[5]、脂质体[6, 7]、纳米胶囊与微胶囊[8, 9]、水凝胶[10, 11]、分子复合物[12]、可食用膜[13]及气凝胶[14, 15]等。这些食品级营养素递送系统可以有效保护活性成分免受恶劣的加工条件及体内不利环境的影响，提高功能性食品成分的溶解度、稳定性和生物利用率。值得注意的是，虽然各种食品营养素递送系统能够在一定程度上解决上述问题，但仍然存在许多现阶段未能有效克服的困难，而这将会阻碍食品营养素递送系统的应用与发展。图12-1总结了现阶段食品营养素递送系统面临的挑战。

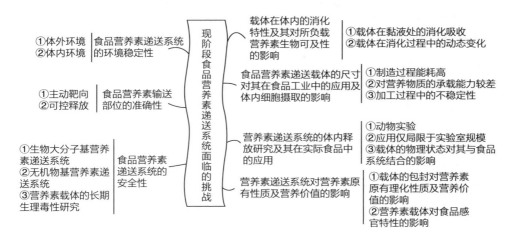

图12-1　现阶段食品营养素递送系统面临的挑战

二、现阶段食品营养素递送系统发展的挑战

（一）食品营养素递送系统的环境稳定性

　　随着生活水平的不断提高，人们对食品营养与品质的要求也越来越高。具有生物活性的营养素因其化学不稳定性以及较差的水溶性而具有较低的生物利用率[16]，正因如此，开发出可用于封装、保护和促进吸收的食品营养素递送系统才显得尤为重要，并且食品营养素递送系统的环境稳定性在很大程度上决定了营养素能否发挥其营养价值。

　　在实际的食品加工、运输和贮藏过程中存在许多导致载体不稳定的环境因素，如pH、光照、温度、湿度等。食品营养素递送系统在上述几种可能对其稳定性产生不利影响的条件下会损失一部分所封装的营养素，这不仅会导致原材料的浪费，也在很大程度上降低了食品营养素载体在食品工业领域的应用价值。除了实际生产过程中的外部环境，体内环境也会对营养素递送系统的稳定性产生显著影响。表12-1总结了人体消化道内各部分的环境条件及功能。口腔中含有的唾液淀粉酶对由食品级生物材料构建的营养素递送载体具有分解作用，这会降低载体的稳定性，从而可能导致营养素的过早释放。此外，口腔中牙齿的咀嚼也会使食品营养素载体的稳定性因受到一定程度的剪切作用而略有下降。随后载体沿着食道进入胃，胃液的酸性环境以及其中含有的胃蛋白酶、α-淀粉酶有可能使得用于构建食品营养素递送载体的材料（如蛋白质或碳水化合物等）发生降解，导致载体失去结构完整性，进而无法保护其中负载的营养物质[17]。因此，提高食品营养素递送系统在体内外环境条件下的稳定性是现阶段食品营养素递送系统所面临的主要挑战。

表 12-1　人体消化道内各部分环境条件及功能

消化道部位	pH	酶	温度	停留时间	功能
上消化道					
口腔	6.5 ~ 7.5	唾液淀粉酶	36.2 ~ 37.2℃	1min	感觉食物的味道并搅拌食物
胃	上部：4.0 ~ 6.5 下部：1.5 ~ 4.0	胃蛋白酶	37.5 ~ 38℃	30 ~ 60min 1 ~ 3h	贮藏食物，通过机械、化学消化后将食物变成食糜
十二指肠	7.0 ~ 8.5	胰蛋白酶、胰淀粉酶、胰脂肪酶	37.5 ~ 38℃	30 ~ 60min	分泌黏液、刺激胰消化酶和胆汁的分泌，是蛋白质的重要消化场所
小肠	近端：5.5 ~ 7.0 远端：6.5 ~ 7.5	淀粉酶、脂肪酶、麦芽糖酶、肠肽酶	37.5 ~ 38℃	1 ~ 5h	消化、吸收的主要场所，将各种营养成分分解为简单的可吸收的小分子物质
下消化道					
大肠	盲肠/右半结肠：5.5 ~ 7.5 左半结肠/直肠：6.1 ~ 7.5	大肠不分泌酶	37.5 ~ 38℃	10h ~ 数天	吸收少量水、无机盐和部分维生素

值得注意的是，相较于利用两种及以上生物聚合物构建的复合载体，仅使用一种生物聚合物构建的载体对环境因素的敏感性往往更高。利用单一蛋白质或多糖构

建的营养素递送系统的结构稳定性很容易受到周围环境因素的影响，不能起到有效保护其内负载营养物质的作用。此外，温度也会对载体的稳定性产生影响。当食物从外界被摄入机体后，胃肠道内各部分温度的差异可能会导致食品营养素载体的物理状态、分子构象发生变化，如脂肪的熔化或用于构建营养素载体的生物聚合物构象的变化。另外，人体胃肠道中的其他因素（如离子强度）也在某些条件下影响着食品营养素递送系统的稳定性。离子强度对因生物聚合物间的静电吸附作用而构建的食品营养素载体的稳定性有显著影响，当离子强度发生变化时，载体的结构稳定性可能会发生明显下降进而导致营养物质的提前释放。

综上所述，各种不利的体内外环境条件对食品营养素递送系统的稳定性具有显著影响，这可能会导致被用于封装营养素的载体在进入人体后的短时间内将营养物质迅速释放，使得营养素无法发挥长期促进健康的功效。因此，食品营养素递送系统中生物活性成分的持续缓慢释放是现阶段需要努力实现的目标，如何更好地增强营养素递送系统的稳定性以最大程度提高营养素的生物利用率成为现阶段食品营养素递送系统的挑战之一。

（二）食品营养素输送部位的准确性

众所周知，肠道是人体重要的消化器官，是食物消化吸收的主要场所，大部分的消化作用和几乎全部消化产物的吸收都是在小肠内进行的。功能性生物活性成分需要被运输到胃肠道的特定部位才能更好地发挥其生物学功能，但由于它们自身的不稳定性很有可能在胃肠道的某些部位提前失去活性或被降解，能够保护活性成分免遭体内恶劣微环境的破坏并将其递送至胃肠道特定作用位点的靶向递送系统有利于最大程度地提高营养物质的利用度。因此，具有靶向递送功能的营养素载体的开发是食品行业现阶段所面临的重要挑战。先前的研究报道的大多都是被动靶向，即通过交联、与其他生物聚合物复合或在原载体基础上增加一层包衣材料等方法对食品营养素载体进行改性，使其免受到达肠道前其他组织（如口腔和胃）内部不利环境条件的影响，进而将被封装的营养成分递送至肠道[18, 19]。但是该方法的特异性不高，有时并不能成功将所封装的营养素准确输送至靶细胞或靶器官。具有主动靶向功能的食品级递送系统（即表面修饰有能够与体内目标器官或细胞表面相应受体产生相互作用并相互识别的靶向分子，能够准确地定位至体内目标部位从而靶向释放营养素的食品营养素载体），这不仅能够很好地克服被动靶向载体在递送所封装的营养物质时特异性不高这一困难，同时也有利于被动靶向载体的保护载体免遭到达目标部位前不利环境条件的影响。然而，遗憾的是目前被发现的针对肠道的靶向分子较少，迄今为止，对基于各种生物聚合物的主动靶向肠道的营养素递送系统的研究开发及应用非常有限。因此，现阶段，基于各种生物材料的营养素主动靶向递送系统的开发是食品营养素递送系统面临的严峻挑战。

　　除了将营养素靶向递送到特定部位，可控释放是食品营养素递送系统另一个有待创新和完善的功能。近年来，刺激响应性递送系统因在一定程度上能够控制其内部所封装的营养素的释放而得到了广泛关注，具有刺激反应性的营养素递送载体利用其对周围环境条件的响应性来实现载体的去稳定化，从而将内部被封装的生物活性物质释放至相应基质中。迄今为止，包括pH、离子强度、温度、光、磁场和酶等在内的各种刺激均已被探索，但目前的研究大多仅考虑单一刺激因素对载体稳定性的影响来设计和开发刺激响应性食品营养素载体，而很多情况下载体的稳定性并不只受单一刺激的影响，除了所考虑的刺激因素，其他刺激也可能对载体的稳定性产生影响，因此，营养素的响应性释放可能无法达到预期效果。

　　胃肠道内不同部位的生理pH的变化使得人们产生对pH触发的刺激响应性食品营养素递送载体的极大兴趣。但如我们所知，小肠和结肠的pH差异较小，在病理状态下还可能出现结肠的pH比小肠低的情况，所以单纯利用pH差异开发的营养素递送载体对活性成分进行控制释放的效果可能并不理想。此外，胃肠转运过程中胃的排空时间在不同情况下有很大差异，但通过小肠的时间却大致稳定在4h，那么由此可知，单纯利用时滞效应进行控制释放同样存在一定难度。载有功能性成分的食品级载体的稳定性还受胃肠道中其他因素的影响，例如，由于肠内病理组织局部具有相较于正常部位稍高的温度，具有温度响应性的营养物质输送系统对解决肠道内健康问题似乎具有良好的效果。亲水或疏水基团接枝的壳聚糖可用于构建温度响应性食品级营养素递送系统，该载体系统可通过温度变化对其溶胀或收缩状态的影响实现去稳定化，从而释放出封装的生物活性物质。利用热敏性聚合物接枝构建的壳聚糖基热响应性纳米水凝胶颗粒能够为壳聚糖层提供保护，并可作为姜黄素的智能递送载体用于靶向治疗胃肠道相关疾病[20]。此外，胃肠道中存在大量的离子和消化酶，因此，对离子或酶敏感的响应性载体的构建也是一种具有良好应用前景的控释策略。综上，如果综合考虑pH差异、时滞效应、温度以及酶中的两种或更多刺激性释放机制以构建刺激响应性营养素递送系统，未来在一定程度上就可避免只考虑单一因素构建的输送系统所存在的难以控制营养素释放的问题，从而有助于生物活性物质更好地发挥其健康功效。因此，对营养素控制释放的相关刺激机制还有待进一步研究。

（三）载体在体内的消化特性及其对所负载营养素生物可及性的影响

各种食品级营养素载体大都是由可生物降解的生物聚合物（主要包括碳水化合物、蛋白质、脂质、多肽等）构建的，这些生物聚合物可在人体特定部位或在特定环境条件下被降解为小分子物质（单糖、氨基酸或游离脂肪酸），进而被机体吸收利用。食品营养素载体都能够在一定程度上保护被封装的营养物质的理化性质不被破坏，但是不同类型载体在体内的消化吸收特性可能不同，并且食品营养素载体（如水凝胶或油凝胶）在体内的消化状况还决定了它们的生物功能[4]。食品级生物活性成分递送系统的发展需要对它们在胃肠道内的消化过程有基本的了解，然而，当前大多数研究只是在相对简易的模拟胃肠液的条件下对营养物质的释放情况进行探究[21]，对于载体自身消化情况的报道却非常少见，而载体自身的消化情况对被封装的营养素的生物可及性以及吸收转化特性可能会有重要影响。

机体吸收纳米颗粒的过程包括黏液穿透、细胞摄取和细胞内运输。目前，已有许多研究证实纳米颗粒有可能会保持一个完整的形态被肠壁吸收，但随后其能否仍完整地被肠腔吸收还没有定论。此外，营养素递送载体与体内黏液层之间的相互作用对载体自身的消化情况以及其内部所封装的营养成分的释放情况的具体影响并未被详细研究。作为天然多糖中唯一的阳离子多糖，壳聚糖因其特殊的正电性而与带负电的黏液层之间存在静电相互作用，这有利于延长基于壳聚糖构建的食品营养素递送系统在肠黏膜处的停留时间，进而促进后续营养物质的细胞摄取过程。然而，值得注意的是，目前学者们对各种类型的食品营养素载体在黏液处可能经历的动态结构或停留时间的变化的关注程度远远不够，而掌握载体在黏液层的具体动态过程将有利于更好地设计与开发食品营养素递送系统，这是由于如果不同种类的载体在黏液处的消化吸收情况存在较大差异，那么对关于载体在黏液穿透过程中的变化的研究将有助于选择最合适的营养物质输送载体。Li等对黏液–脂质体的相互作用进行了研究，发现不同种类的磷脂与黏液间存在不同程度的相互作用，并且脂质体自身的黏弹性还与其是否封装营养素有关[22]。利用黏液层与Caco-2/HT-29-MTX细胞共培养模型，Hempt等于2020年观察到了乳液消化过程中脂质相结构的形成和变化，值得注意的是，他们发现脂质相的结构变化反过来又对乳液的消化过程具有调节作用[23]。使用上述新型的细胞–黏液层共培养消化模型能够获得更多的分析食品营养素递送载体的体内消化情况的方法，进而使研究者们能够更方便地了解到更接近体内真实状态的食品营养素递送系统的消化过程。然而，现阶段黏液层与细胞共培养新型消化模型在食品营养素载体的相关研究中还未被广泛应用，无法对食品级营养物质输送系统在合理范围内的创新性设计提供指导作用。

事实上，在体内相关物理和化学作用的推动下，食品营养素载体的消化过程还可能伴随着其与胃肠道内某些结构或其他物质的相互作用导致的动态变化，例如，蛋白质与胃肠道中的生理表面活性剂间会发生相互作用而形成大小不同且表面化学性质存在差异的蛋白质颗粒[24]。那么如果某种食品营养素载体是以蛋白质为基础构建的，则它们在体内的动态变化对其消化吸收、在循环系统中的运输和最终的生物分布以及被封装营养素的生物学效应的发挥均具有重要影响。此外，相关研究表明，在体内复杂的物理和生化压力的作用下，乳液会经历液滴絮凝、聚集、分层、乳脂化、相分离等动态变化过程并最终出现微观结构的改变，并且乳液结构改变的程度对其内部所封装的生物活性物质的递送效率有显著影响。现有的科学研究并没有过多关注食品营养素递送系统在消化吸收过程中的一些动态变化，而这些变化可能与载体的相关原位功能以及营养素的递送效果有着密切联系，因此相关研究的全面开展与深化具有重要意义。

此外，营养素递送载体的体内消化还受到其他物质对用于构建载体的生物材料修饰改性的影响，例如，用交联剂或相对不易被机体降解的生物聚合物（如多糖）修饰后的生物材料构建的营养素递送载体，其体内消化速率明显下降，这有利于实现控制营养素释放速率的目的[25]。综上所述，食品级营养素递送系统在体内的消化特性以及其内营养素的释放与载体的化合物构成、是否被修饰、界面结构、酶响应性及周围的环境条件等因素有关。然而，目前的研究对营养素载体本身的体内消化特性的关注还远远不够，对食品营养素递送系统的体内消化行为知之甚少，这在很大程度上限制了它们的应用。

（四）食品营养素递送系统的安全性（细胞毒性）

食品级营养素递送系统的安全性问题在近些年来受到了越来越多的关注，然而，以往的研究很少涉及食品级营养素载体的安全性和对人体健康的潜在影响。食品级营养物质输送载体在食品领域有着较为广泛的应用，但它们的许多特性（包括成分、形状、尺寸、聚集状态、亲水性、应用剂量等）都会对其潜在毒性产生影响[26]。另外，营养素载体在体内复杂的环境条件下可能发生的生化反应也会显著影响其生物命运，进而对机体产生副作用。值得注意的是，虽然短期毒理学研究结果显示某些营养素载体对体内正常细胞并没有损伤性，但很多尺寸为纳米级的营养素递送载体因其较小的尺寸而能够轻易穿过生物屏障进入血液，最终堆积在不同器官内，这种情况的长期存在很有可能对身体产生不利影响，导致炎症、细胞毒性、纤维化、免疫反应和氧化应激反应[27]。截至目前，相关研究受到很多限制，因此非常有必要加强对营养素递送载体的长期生理毒性的研究。

迄今为止，报道的大多数食品营养素递送系统都是以食品级生物大分子（主要包括多糖、蛋白质和脂质）为基础构建的，由于良好的生物相容性和可生物降解性，它们能够被人体胃肠道消化[28, 29]，这些载体系统通常被认为对人体是安全的，因此有关于生物大分子基食品营养素递送系统的细胞毒性的研究和报道非常少见。然而，在一些特殊的情况下它们也可能会对机体产生一定程度的毒性作用：一些乳液液滴中包含会阻碍乳液酶解的较难消化的油相，这些未被消化的液滴对机体来说可能存在潜在的毒性作用[28]；若由蛋白质或碳水化合物构建的营养素输送载体在维持它们完整形态的条件下被人体吸收同样有可能引起毒副作用；此外，天然生物聚合物基营养素递送系统与肠道内微生物间的相互作用也是不可忽视的一个重要方面，因为这很有可能导致机体产生一些无法预测的健康状态反馈。除了上述载体由于自身因素引起的对人体的潜在毒性，它们对所封装功能性成分释放特性的改变也可能产生对人体健康的不利影响，它们可能会改变功能性营养成分的释放位点或过度释放被封装的营养成分，进而对机体健康状况产生不利影响，例如，多层生物聚合物包覆的油滴的消化速度会大幅度减慢，致使高度未消化的脂质在富有多种细菌的结肠内被发酵，最终可能会引起胃肠道不适。

与由生物聚合物为材料构建的食品营养素递送系统相比，利用无机物（主要有银、氧化银、氧化锌、二氧化硅和二氧化钛）制备食品级载体的例子非常少见[30]。据研究，无机物基载体很容易在体内各种器官（如心脏、肝脏、肾脏、胃、肠等）中积累，从而干扰正常的胃肠道生理功能以及肠道菌群，并且当过多摄入时，它们将主要通过产生活性氧以促进氧化应激进而对上述器官或组织造成损伤[28]。然而，现阶段关于以无机物为材料构建食品级载体的研究仍存在很多矛盾未能解决。一些研究表明纳米二氧化钛作为营养物质的输送载体在体内不会产生毒性，而另一些研究结果却显示它们是存在潜在毒性的[31]。目前，无论是占据多数的生物聚合物基食品营养素递送系统，还是为数不多的无机物基食品级载体，它们在被摄取后的体内命运和细胞毒性均尚未被详细研究，未来食品营养素递送系统的发展需要对其安全性有较为详尽的研究并给出合理的评价。另外，应落实食品营养素递送载体在食品工业中的应用安全性的相关监督管控措施的制定，这对保护公众消费权益和身体健康具有重要意义。

（五）食品营养素递送载体的尺寸对其在食品工业中的应用及体内细胞摄取的影响

各种类型的生物聚合物基营养素递送系统可被掺入食物基质中以开发功能性食品，然而，开发功能性食品的这一过程中存在诸多困难，如载体在恶劣的食品加工条件下的不稳定性以及载体尺寸对最终生产的功能性食品的应用价值的不利影响。目前，在食品工业领域中应用相对较多的是厘米级的软胶囊以及微/纳米胶囊。通常情况下，软胶囊难以被吞咽，因此软胶囊对婴幼儿、老年人及部分特殊人群来说并不适合；另外，相较于软胶囊，尺寸较小的微/纳米胶囊虽然克服了吞咽困难的问题，但它们的制造过程能耗高，还存在承载能力差等问题。综上，介于厘米尺寸和微/纳米尺寸之间的毫米尺寸的食品营养素递送体系有潜力克服厘米尺寸和微/纳米尺寸的营养素载体所面临的困难，不仅可在一定程度上解决较难吞咽的问题，相较于微/纳米大小的载体可能还具有较高的机械稳定性和对营养素的封装能力。因此，毫米尺寸的食品营养素递送系统在食品工业与医药领域将具有良好的发展潜力和应用前景，对毫米大小的营养素载体的设计与开发也变得尤为重要。在最近的一项研究中，Wang等利用电喷雾方法开发出毫米尺寸的海藻酸盐胶囊，它可实现将鱼油口服递送至小肠，并且经过合适的预处理后，该胶囊还可用于营养素的胃输送，这极大地提高了亲脂性营养素的生物利用率，并扩大了其应用于食品工业领域的营养素递送载体的尺寸范围[32]。值得注意的是，现阶段对毫米尺寸的营养素载体的研究还非常有限，关于毫米大小的营养素递送系统在食品中相关应用的报道更加罕见。此外，同样值得被关注的是目前较为常见的纳米级或微米级食品营养素递送系统在食品工业应用中所面临的挑战，由于在通常情况下纳/微米级的载体由于它们的小尺寸被认为具有更高的稳定性，因此，相较于厘米或毫米尺寸大小的载体，纳/微米级的食品营养素载体在掺入食品时能更好地克服生产过程中一些恶劣的加工条件。然而，它们现阶段面临许多问题，如制造过程能耗高、对营养物质的承载能力较差等，这有待于更深一步地探索。

此外，食品营养素递送载体的尺寸也会对营养素被输送的情况及后续的细胞摄取产生影响，增强细胞摄取被认为是封装后提高生物活性营养物质生物利用率的潜在机制之一。目前已有的多数研究都采用简单的模拟胃肠道模型来评估营养素递送载体的稳定性，进而判断营养素被递送到体内的大致部位，但很少深入分析和报告这些负载营养素的载体通过肠道时的细胞吸收情况以及载体的尺寸大小对生物活性成分在体内转运、吸收和代谢的影响。最近的一项研究结果表明，较小粒径的乳液提高了β-胡萝卜素在小肠内转化和吸收的效率[33]。这也可以说明尺寸较小的载体系统在一定程度上具有更强的促进生物活性物质在消化道中运输以及被吸收的能力。另外，载体的尺寸大小在一定程度上还决定了其被细胞摄取的机制[34]：通常情况下，纳米尺寸的载体被细胞摄取的方式为内吞作用[35]，在进入细胞后，纳米载体会形成尺寸在60～1000nm的囊泡。值得注意的是，肠上皮细胞表面附着有黏液层，其对营养素递送载体的转移的最佳尺寸小于100nm[36, 37]，然而，尺寸在200nm左右的食品营养素载体的递送效果优于100nm左右大小的营养素载体，这是由于200nm左右大小的载体扩散系数较大，是100nm左右大小的载体的3倍[38]。此外，尺寸大于500nm的载体将无法通过黏膜转移，在经过肠道时也不会被肠道细胞内吞，因而它们会在到达血液前被排出体外[39, 40]。另外，纳米尺寸的食品营养素递送系统更容易被单层细胞直接吸收，可提高功能性食品成分的吸收率，有望显著改善生物活性成分的生物利用率。然而，各种类型的食品营养素递送系统的尺寸大小、生物聚合物组成等因素对它们在通过肠黏膜时以及被细胞摄取过程中的影响尚未被详细研究。

在乳液的制备过程中，所使用的乳化剂种类会影响最终形成的液滴大小。Lu等发现非离子表面活性剂（如Tween 80）比生物聚合物（如酪蛋白酸钠或乳清蛋白）能更迅速地吸附到油滴上，并更有效地降低界面张力。因此，在均匀化过程中，经非离子表面活性剂包覆的乳液总是由尺寸较小的液滴组成，同时液滴尺寸较小的乳液稳定性强于液滴尺寸较大的乳液。此外，最重要的是分析结果显示由小尺寸乳液封装的β-胡萝卜素的细胞摄取量高于尺寸较大的乳液[41]，说明通过减小食品营养素递送载体的尺寸有望提高营养物质在体内的生物利用率。纳米脂质载体作为新一代的脂质纳米颗粒，粒径的减小同样可通过增大其表面积以加快分子的溶解速率并使其更快地分散[42]。

由此可见，营养素递送载体的尺寸对营养素的生物利用率大小有重要影响。此外，更加值得注意的是载体被肠道细胞吸收之前，在口腔、胃和小肠等部位经过时的尺寸可能会发生变化。因此，在设计营养素递送载体时，有必要考虑载体的结构特性对营养素的细胞摄取可能产生的影响，以开发出能够更好调控营养素在体内的吸收、分布和利用的递送载体。然而，当前有关于食品营养素递送系统的科学研究并没有对各种尺寸营养素载体的营养物质输送情况及其后续的生物利用状态进行过系统的对比分析，这无论在实验技术还是工作量等方面对科研工作者来说都不失为一个严峻的挑战。

（六）营养素递送系统的体内释放研究及其在实际食品中的应用

由于体内情况极为复杂，当前关于营养素递送载体的释放研究大多是在温度、介质成分和pH等条件与体内环境相似的模拟胃肠液中进行的。然而，影响载体稳定性和营养成分吸收率的因素复杂，未来需要集中于体内研究以更好地评估各种负载营养素的载体的递送性能，这将是营养素递送系统未来发展面临的重要挑战。

与此同时，营养素递送系统在食品工业领域的应用与发展同样具有挑战性。目前，营养素递送系统在食品中的利用大部分仍局限于实验室规模，需要进行更多的研究以评估其与实际食品体系的相容性进而开发其商业价值。首先，载体的安全性一定是消费者关注的重点，可预先使用细胞模型进行实验以确保营养素递送载体的安全性和有效性，随后探索其与实际食品的兼容性以及在食品中应用的优势，以期将不同种类的营养素递送系统更好地与实际食品系统相结合以发挥健康功效。纳米级食品营养素递送系统在食品工业中存在的主要问题包括它们作为果蔬外部的包装材料（如涂层或薄膜）可能会迁移到食品系统中，并且相关研究表明食品基质的pH、温度和放置时间等都会对不同种类食品营养素纳米载体的迁移产生影响[43, 44]，而目前由于食物基质的复杂性，对营养素载体向食品基质中迁移进而有可能引发毒性的研究非常有限，这对营养素递送系统在实际食品中的应用来说是一个重要的挑战。

另外，营养素递送载体的状态也会影响其与食品体系的结合。与其他类型的载体相比，乳液一般呈液态，这使得其在与食品（尤其是干制食品）的结合以及递送生物活性成分方面存在较为突出的困难。因此，现阶段食品营养素递送系统与实际食物基质的结合还有许多有待探究的问题，需要对各种类型以及不同状态的营养素载体与食品体系结合中存在的问题进行有针对性的研究。

考虑到上述关于食品营养素递送系统在食物应用中存在的问题，如安全性、作为包装材料向食物内部的迁移、食物基质的复杂性以及营养素载体的物理状态等，需要进行更广泛的研究以加快推进食品营养素递送系统在食品工业领域的商业化，扩大功能性食品在食品工业中的生产制造规模。

（七）营养素递送系统对营养素原有性质及营养价值的影响

天然来源的生物活性成分由于其化学不稳定性以及较差的溶解性，极大地限制了其在食品工业领域的应用。使用合适的封装技术对营养物质进行封装有诸多好处：掩蔽营养物质原有的不良气味及颜色；减少易挥发营养物质的损失；提高营养物质的物理化学稳定性（保护营养物质免受包括光、氧、热以及酶在内的环境因素刺激）；改善营养物质的溶解性；实现营养物质的控制释放和靶向释放，能够有效提高各种生物活性成分的生物利用率，并且对天然生物活性成分在食品工业领域的发展与应用具有很大推动作用[45]。然而，现阶段已构建的各种食品级营养素递送系统，包括纳米乳液与微乳液、皮克林乳液、油凝胶、纳米颗粒、脂质体、纳米胶囊与微胶囊、水凝胶、可食用膜、气凝胶，虽然它们对营养素的保护作用已经得到广泛证实，并且很多研究结果都显示载体与所封装的营养物质间的相互作用能进一步增强载体的稳定性以减少营养物质的损失。但现有的关于该相互作用对营养素自身性质的影响的科学研究还远远不够。此外，食品营养素递送载体对营养物质进行封装的过程中可能会使营养物质遭受一定程度的损失，如喷雾干燥法的使用会导致封装过程中风味营养物质的大量丢失，这会严重影响食品的口感和质量。因此，现阶段食品营养素递送系统对各种营养素的封装是否会对营养素原有的理化性质、营养价值以及食品的感官特性产生影响还有待探究，这应当成为食品工业领域未来关注的重要问题。

第二节
食品营养素递送系统的未来展望

　　现阶段在食品营养素递送系统的发展过程中仍存在许多困难与挑战，只有对现存的障碍进行不断探索与改进以寻求解决方案，未来才能够进一步扩大以生物聚合物为基础构建的各种不同类型的食品营养素递送系统在食品工业领域的功能性应用范围。图12-2展示了食品营养素递送系统未来发展的趋势。

一、新型食品营养素递送系统的设计

　　未来需要关注新型食品营养素递送系统的设计以满足更多的需求。以往大部分的研究所构建的食品营养素递送系统只包含一种类型的载体，如凝胶、脂质体或乳液等。然而，值得注意的是如果将各有优势的两种或两种以上食品营养素递送系统结合以开发复合营养素递送系统，那么该复合型食品营养素递送系统就同时具备了不同输送载体的优点进而可能发挥协同效应，以实现更高效的营养物质输送。

　　乳液凝胶[图12-2（1）]是一种同时具有乳液和凝胶的某些特性的复杂胶体材料，相较于单纯的乳液体系，乳液凝胶具有增强的贮藏稳定性以及对所封装的营养物质进行控制释放的能力[46]。蛋白质可作为乳化剂稳定皮克林乳液，并对脂质起到较好的保护作用，但其无法耐受体内恶劣的环境以及食品加工过程中的高温和碱性条件，因此其在实际食品中的应用受到限制。为增强单独由蛋白质稳定的皮克林乳液对苛刻的环境条件的抵抗力，Xiao等于2017年将高粱醇溶蛋白纳米粒子稳定的皮克林乳液封装在钙离子交联的海藻酸钠水凝胶基质中，开发了具有较高环境稳定性的口服皮克林乳液，其能被添加到食物基质中以开发功能性食品[47]。此外，乳液凝胶还可以将乳液转化为半固体或固体形式，进而在一定程度上克服单纯乳液体系在掺入干制食品时面临的困难[16]。有研究人员利用壳聚糖制备皮克林乳液，接着将该乳液固定在海藻酸钙水凝胶珠中，建立了一种有效的食品固定化和输送皮克林乳液水凝胶体系[48]。除了乳液凝胶，还有更多的复合型食品营养素递送系统未被开发，未来关于不同类型载体复合以构建新型载体的研究有待进一步深入，以期设计出能够满足更多营养物质递送需求的食品营养素递送系统。

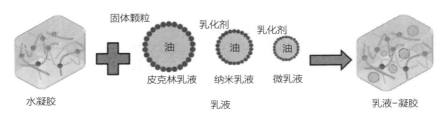

（1）新型食品营养素递送系统的设计

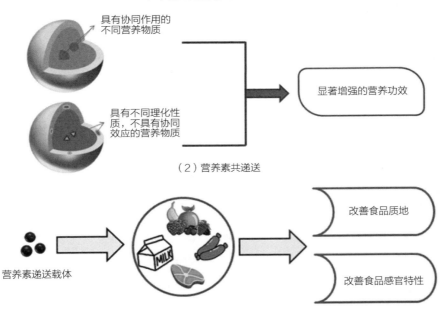

（2）营养素共递送

（3）营养素递送系统在食品基质中的应用

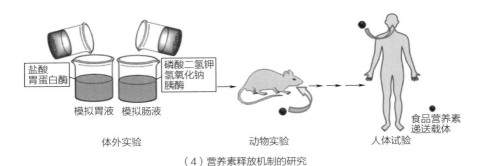

（4）营养素释放机制的研究

图12-2　食品营养素递送系统的未来展望

值得注意的是，在未来开发新颖的和更有效的生物聚合物基复合食品营养素递送系统时，应该更加谨慎地考量它们各方面的性质，如它们的安全性、稳定性、感官特性、在人体内的再分散性、对营养物质的负载效率和对营养物质的控制释放效果以及营养物质的生物利用率等，对它们进行制备过程中残留溶剂的分析、毒性评估以及生物学功能的研究。此外，最重要的是要尽可能地使这些被设计开发出的新型食品营养素递送系统应用于现代食品工业，因此成本因素也是在开发新型食品营养素递送系统时需要考虑的内容。

二、多种营养素共递送

天然生物活性成分对人体健康具有良好的促进作用。然而，随着生活水平的不断提高，人们的生活方式也在发生改变，日常生活中单一的营养素供给已无法满足人类日益增长的健康需求，人们转而更加注重营养保健品的多样化和营养素的均衡摄入。负载有多种营养物质的食品级递送系统，即多种营养素的共递送[图12-2（2）]有望成为食品营养素载体未来的发展方向[49]。如果在食品营养素递送系统中添加多种营养素，这些营养素可能会产生协同作用进而提高其营养价值，那么食品级营养素递送系统的应用前景将更加广阔。例如，水溶性维生素硫胺素具有抗炎功效，并且在能量代谢、免疫功能中发挥重要作用，同时吡哆醇具有与硫胺素相似的生物学活性。研究证实负载两种维生素的壳聚糖微球表现出比封装单一维生素的壳聚糖基载体更强的营养功效，并可有效增强实验大鼠的生长性能、代谢和免疫反应[50, 51]。此外，维生素C和叶酸是人体中重要的营养物质和抗氧化剂，并且它们共同作用可增强单一维生素抵御体内胃肠道恶劣环境的能力。有报道指出壳聚糖包被的同时负载有维生素C和叶酸的脂质体极大地改善了维生素C和叶酸负载的脂质体的抗氧化活性和物理稳定性，并且维生素C和叶酸的组合使用可实现协同效应，是一种更有效的抗氧化策略[52]。

除了上述具有协同作用的各种营养素，日常生活中更多的可能是没有协同效应的营养素，对于这些相互之间不具有协同效应并且理化性质也可能并不相同的生物活性成分，可以采用分区域对不同营养素进行封装的方法以实现多种营养物质的共递送，如可以将亲水性和疏水性的营养物质分别封装在生物聚合物基核壳粒子中的含水核和固体壳内。利用乳清蛋白-阿拉伯胶复合材料对疏水性植物固醇以及亲水性植物乳杆菌（*Lactobacillus plantarum*）进行共封装，与只封装益生菌相比，植物固醇的存在增强了对益生菌的保护作用，进而提高了干酪中益生菌的活力。这为各种类型食品的强化和功能性食品的开发开辟了新的途径，更能满足人们日益增长的健康需求[53]。此外，值得注意的是通过更加精密的设计有希望实现食品营养素递送系统根据需要在不同的时间和部位释放所封装的不同的生物活性成分，从而更好地提高生物活性成分的利用价值[54]。

精油作为天然抗菌剂在新型功能性食品包装中具有出色表现，营养素和精油的共递送在实际食品中也将具有巨大的发展潜力，有望实现延长食品保质期和营养强化的双重目标，也为更具生物学功能的新型食品包装的未来开发和应用提供了新方向[55]。此外，值得注意的是精油本身具有一定的抗菌和抗氧化功效，并且其也可以在乳液基载体系统中充当油相。目前，已报道的用精油作为皮克林乳液的油相，同时在油相中负载脂溶性营养素的食品营养素递送系统非常有限。未来可以根据需求将精油作为油相，并向其中添加具有特定生物学活性的营养物质以开发多功能的皮克林乳液基营养素递送体系。迄今为止，关于营养物质和精油在载体中共负载的报道很少，未来这种营养素和精油共递送的食品营养素递送载体将在食品领域具有良好的发展潜力与应用前景。

三、营养素递送系统在真实食品基质中的应用

将天然来源的生物活性物质添加至食品中除了能够提高食品的营养价值，可能还具有为食品提供其他价值（如改善食品的质地和感官特性）的潜力[图12-2（3）]。值得注意的是，在食品加工过程中引入封装有营养物质的递送载体可能会导致食品原有理化性质的改变，从而对食品的整体特性产生不利影响，如使食品的口感变差。因此，未来将食品营养素递送系统引入实际食物基质中时需要考虑这一过程是否会对食品的质地和感官特性产生不利影响，需要采用先进的技术避免这些不利影响。此外，应该尽可能开创性地设计新的营养物质封装策略，从而实现食品营养素递送系统在实际食品系统中更大可能性的应用，并且未来需要对各种生物活性成分的理化性质进行更加详细的探究以发掘它们可能具有的应用潜力，如改善食品原有的质地和感官品质以提高食品的品质。这有望成为未来食品营养素递送系统应该被考虑并发展的新领域。

四、营养素的释放机制以及其后续的胃肠道行为的研究

迄今为止，几乎所有已开发的食品级营养素递送系统都仅在模拟体内胃肠道条件下建立的简易体外模型中对营养素释放效果进行评估，并没有对食品营养素载体中所封装的营养物质的具体释放机制进行深入探究，而对营养素从递送载体中释放过程的详细研究不仅有助于更好地设计具有更加完善功能的食品营养素载体，并且能够快速扩大食品营养素递送系统在食品工业中的应用。

食品级营养物质递送载体释放营养物质的动态过程与所构建的载体在口腔、胃和肠道环境中的肿胀和解聚过程直接相关，并且被释放的营养物质的实际吸收与其通过肠上皮时的运输过程有关。今后的研究应侧重于深入了解食品营养素递送系统中营养物质的释放机制以及后续的胃肠道命运，着重探究营养物质被释放后在肠道黏液和肠上皮细胞处单独或以相关胶束形式的运输和吸收情况，应在整个胃肠道中研究被封装营养素的释放、降解或者转化为生物可利用形式的过程，这一系列的探究将深入我们对食品级营养素载体的消化和营养素释放机制的理解。未来的科学研究应更多地考虑更加真实的模型（如动物模型以及人体试验），提高对体内试验的关注程度以明晰食品营养素递送系统在体内的长期代谢机制，进而能够对营养素递送系统内封装的生物活性成分的生物利用率有更加准确的评估[图12-2（4）]。此外，还需要确定以各种生物聚合物为基础构建的食品营养素递送系统是否会对机体产生不利的免疫反应，以确保所开发的食品营养素递送系统的安全性和稳定性。值得注意的是，未来可以将体外消化模型和体内模型结合起来进行综合利用，或将目前已有的静态模型以及新型动态单/双/多室模型逐步发展成为能够代替体内分析的方法，以阐明食品营养素递送系统在胃肠道内的消化、营养素释放以及吸收/运输等情况[56, 57]。此外，未来的研究应该更加注重对食品营养素递送系统结构的设计，这将有利于我们更好地了解其在递送营养物质时的动态变化。另外，可以尝试通过调控构建食品营养素载体过程中所用的化学配方及比例、食品营养素载体的粒径以及表面电荷等，达到能够更加方便地研究营养素的释放机制及其后续的胃肠道行为的目的。毫无疑问，解决上述问题仍有很长的路要走。

参考文献

[1] Salvia-Trujillo L, Sun Q, Um BH, et al. *In vitro* and *in vivo* study of fucoxanthin bioavailability from nanoemulsion-based delivery systems: Impact of lipid carrier type[J]. Journal of Functional Foods, 2015, 17: 293-304.

[2] Qiu S, Wang X, Liu X, et al. Tracking *in vitro* digestion and *in vivo* metabolism of water-in-oil-in-water microemulsion as a delivery carrier for α-linolenic acid[J]. Journal of Molecular Liquids, 2020, 320: 114471.

[3] Yu J, Wang Q, Zhang H, et al. Increased stability of curcumin-loaded pickering emulsions based on glycated proteins and chitooligosaccharides for functional food application[J]. LWT-Food Science and Technology, 2021, 148: 111742.

[4] Okuro PK, Santos TP, Cunha RL. Compositional and structural aspects of hydro- and oleogels: Similarities and specificities from the perspective of digestibility[J]. Trends in Food Science & Technology, 2021, 111: 55-67.

[5] Prezotti FG, Boni FI, Ferreira NN, et al. Oral nanoparticles based on gellan gum/ pectin for colon-targeted delivery of resveratrol[J]. Drug Development and Industrial Pharmacy, 2020, 46: 236-245.

[6] Zhao L, Temelli F, Chen L. Encapsulation of anthocyanin in liposomes using supercritical carbon dioxide: Effects of anthocyanin and sterol concentrations[J]. Journal of Functional Foods, 2017, 34: 159-167.

[7] Cuomo F, Cofelice M, Venditti F, et al. *In-vitro* digestion of curcumin loaded chitosan-coated liposomes[J]. Colloids and Surfaces B: Biointerfaces, 2018, 168: 29-34.

[8] Jafari SM, Katouzian I, Rajabi H, et al. Bioavailability and release of bioactive components from nanocapsules[M]// Jafari SM. Nanoencapsulation Technologies for the Food and Nutraceutical Industries. Elsevier Inc, 2017: 494-523.

[9] Han C, Xiao Y, Liu E, et al. Preparation of Ca-alginate-whey protein isolate microcapsules for protection and delivery of *L. bulgaricus* and *L. paracasei*[J]. International Journal of Biological Macromolecules, 2020, 163: 1361-1368.

[10] Yan W, Jia X, Zhang Q, et al. Interpenetrating polymer network hydrogels of soy protein isolate and sugar beet pectin as a potential carrier for probiotics[J]. Food

Hydrocolloids, 2021, 113: 106453.

[11] Kazemi-Taskooh Z, Varidi M. Designation and characterization of cold-set whey protein-gellan gum hydrogel for iron entrapment[J]. Food Hydrocolloids, 2021, 111: 106205.

[12] Sun C, Wang C, Xiong Z, et al. Properties of binary complexes of whey protein fibril and gum arabic and their functions of stabilizing emulsions and simulating mayonnaise[J]. Innovative Food Science and Emerging Technologies, 2021, 68: 102609.

[13] Zareie Z, Yazdi FT, Mortazavi SA. Development and characterization of antioxidant and antimicrobial edible films based on chitosan and gamma-aminobutyric acid-rich fermented soy protein[J]. Carbohydrate Polymers, 2020, 244: 116491.

[14] Santos P dos, Viganó J, Furtado G de F, et al. Production of resveratrol loaded alginate aerogel: Characterization, mathematical modeling, and study of impregnation[J]. Journal of Supercritical Fluids, 2020, 163: 104882.

[15] Kleemann C, Schuster R, Rosenecker E, et al. *In-vitro*-digestion and swelling kinetics of whey protein, egg white protein and sodium caseinate aerogels[J]. Food Hydrocolloids, 2020, 101: 105534.

[16] Mwangi WW, Lim HP, Low LE, et al. Food-grade Pickering emulsions for encapsulation and delivery of bioactives[J]. Trends in Food Science & Technology, 2020, 100: 320-332.

[17] Xiao J, Li C, Huang Q. Kafirin nanoparticle-stabilized Pickering emulsions as oral delivery vehicles: Physicochemical stability and *in vitro* digestion profile[J]. Journal of Agricultural and Food Chemistry, 2015, 63: 10263-10270.

[18] Gautam M, Santhiya D. Pectin/PEG food grade hydrogel blend for the targeted oral co-delivery of nutrients[J]. Colloids and Surfaces A: Physicochemical and Engineering Aspects, 2019, 577: 637-644.

[19] Qin XS, Luo ZG, Li XL. An enhanced pH-sensitive carrier based on alginate-Ca-EDTA in a set-type $W_1/O/W_2$ double emulsion model stabilized with WPI-EGCG covalent conjugates for probiotics colon-targeted release[J]. Food Hydrocolloids, 2021, 113: 106460.

[20] Luckanagul JA, Pitakchatwong C, Bhuket PRN, et al. Chitosan-based polymer hybrids for thermo-responsive nanogel delivery of curcumin[J]. Carbohydrate Polymers, 2018, 181: 1119-1127.

[21] Jiang L, Li S, Wang N, et al. Preparation of dextran-casein phosphopeptide conjugates, evaluation of its calcium binding capacity and digestion *in vitro*[J]. Food Chemistry, 2021, 352: 129332.

[22] Li Y, Arranz E, Guri A, et al. Mucus interactions with liposomes encapsulating bioactives: Interfacial tensiometry and cellular uptake on Caco-2 and cocultures of Caco-2/HT29-MTX[J]. Food Research International, 2017, 92: 128-137.

[23] Hempt C, Gontsarik M, Buerki-Thurnherr T, et al. Nanostructure generation during milk digestion in presence of a cell culture model simulating the small intestine[J]. Journal of Colloid and Interface Science, 2020, 574: 430-440.

[24] Mackie A, Macierzanka A. Colloidal aspects of protein digestion[J]. Current Opinion in Colloid & Interface Science, 2010, 15: 102-108.

[25] Chang C, Li J, Su Y, et al. Protein particle-based vehicles for encapsulation and delivery of nutrients: Fabrication, digestion, and release properties[J]. Food Hydrocolloids, 2021, 123: 106963.

[26] Lu W, Nishinari K, Phillips GO, et al. Colloidal nutrition science to understand food-body interaction[J]. Trends in Food Science & Technology, 2021, 109: 352-364.

[27] Yu M, Ji N, Wang Y, et al. Starch-based nanoparticles: Stimuli responsiveness, toxicity, and interactions with food components[J]. Comprehensive Reviews in Food Science and Food Safety, 2020, 20(1): 1075-1100.

[28] McClements DJ, Xiao H. Is nano safe in foods? Establishing the factors impacting the gastrointestinal fate and toxicity of organic and inorganic food-grade nanoparticles[J]. Science of Food, 2017, 1(1): 6.

[29] Yokooji T, Nouma H, Matsuo H. Characterization of ovalbumin absorption pathways in the rat intestine, including the effects of aspirin[J]. Biological & Pharmaceutical Bulletin, 2014, 37: 1359-1365.

[30] Pietroiusti A, Magrini A, Campagnolo L. New frontiers in nanotoxicology: Gut microbiota/microbiome-mediated effects of engineered nanomaterials[J]. Toxicology and Applied Pharmacology, 2016, 299: 90-95.

[31] Winkler HC, Notter T, Meyer U, et al. Critical review of the safety assessment of titanium dioxide additives in food[J]. Journal of Nanobiotechnology, 2018, 16: 1-19.

[32] Wang P, Li M, Wei D, et al. Electrosprayed soft capsules of millimeter size for specifically delivering fish oil/nutrients to the stomach and intestines[J]. ACS Applied Materials & Interfaces, 2020, 12: 6536-6545.

[33] Chen L, Yokoyama W, Alves P, et al. Effect of encapsulation on β-carotene absorption and metabolism in mice[J]. Food Hydrocolloids, 2021, 121: 107009.

[34] Naahidi S, Jafari M, Edalat F, et al. Biocompatibility of engineered nanoparticles for drug delivery[J]. Journal of Controlled Release, 2013, 166: 182-194.

[35] Sahoo SK, Panyam J, Prabha S, et al. Residual polyvinyl alcohol associated with poly (D,L-lactide-co-glycolide) nanoparticles affects their physical properties and cellular uptake[J]. Journal of Controlled Release, 2002, 82: 105-114.

[36] Lai SK, O'Hanlon DE, Harrold S, et al. Rapid transport of large polymeric nanoparticles in fresh undiluted human mucus[J]. Proceedings of the National Academy of Sciences of the United States of America, 2007, 104(5): 1482-1487.

[37] Lai SK, Wang YY, Hanes J. Mucus-penetrating nanoparticles for drug and gene delivery to mucosal tissues[J]. Advanced Drug Delivery Reviews, 2009, 61: 158-171.

[38] Acosta E. Bioavailability of nanoparticles in nutrient and nutraceutical delivery[J]. Current Opinion in Colloid & Interface Science, 2009, 14: 3-15.

[39] Yoo JW, Mitragotri S, Tirrell DA. Polymer particles that switch shape in response to a stimulus[M]// Tirrell DA. Proceedings of the National Academy of Sciences, 2010, 107(25): 11205-11210.

[40] Norris DA, Puri N, Sinko PJ. The effect of physical barriers and properties on the oral absorption of particulates[J]. Advanced Drug Delivery Reviews, 1998, 34: 135-154.

[41] Lu W, Kelly AL, Maguire P, et al. Correlation of emulsion structure with cellular uptake behavior of encapsulated bioactive nutrients: Influence of droplet size and interfacial structure[J]. Journal of Agricultural and Food Chemistry, 2016, 64: 8659-8666.

[42] Azar FAN, Pezeshki A, Ghanbarzadeh B, et al. Nanostructured lipid carriers: Promising delivery systems for encapsulation of food ingredients[J]. Journal of Agricultural and Food Research, 2020, 2:100084.

[43] Youssef AM, El-Sayed SM. Bionanocomposites materials for food packaging applications: Concepts and future outlook[J]. Carbohydrate Polymers, 2018, 193: 19-27.

[44] Huang Y, Mei L, Chen X, et al. Recent developments in food packaging based on nanomaterials[J]. Nanomaterials, 2018, 8(10): 830.

[45] Rashidi L. Different nano-delivery systems for delivery of nutraceuticals[J]. Food Bioscience, 2021, 43: 101258.

[46] Lin D, Kelly AL, Maidannyk V, et al. Effect of concentrations of alginate, soy protein isolate and sunflower oil on water loss, shrinkage, elastic and structural

properties of alginate-based emulsion gel beads during gelation[J]. Food Hydrocolloids, 2020, 108: 105998.

[47] Xiao J, Shi C, Li Y, et al. Pickering emulsions immobilized within hydrogel matrix with enhanced resistance against harsh processing conditions and sequential digestion[J]. Food Hydrocolloids, 2017, 62: 35-42.

[48] Lim HP, Ho KW, Singh CKS, et al. Pickering emulsion hydrogel as a promising food delivery system: Synergistic effects of chitosan Pickering emulsifier and alginate matrix on hydrogel stability and emulsion delivery[J]. Food Hydrocolloids, 2020, 103: 105659.

[49] Waterhouse GIN, Sun-Waterhouse D. Encapsulation systems containing multi-nutrients/bioactives: From molecular scale to industrial scale[M]// Melton L, Shahidi F, Varelis P. Encyclopedia of Food Chemistry. Elsevier Inc, 2019: 687-694.

[50] Chatterjee NS, Anandan R, Navitha M, et al. Development of thiamine and pyridoxine loaded ferulic acid-grafted chitosan microspheres for dietary supplementation[J]. Journal of Food Science and Technology, 2016, 53: 551-560.

[51] Tejpal CS, Chatterjee NS, Elavarasan K, et al. Dietary supplementation of thiamine and pyridoxine-loaded vanillic acid-grafted chitosan microspheres enhances growth performance, metabolic and immune responses in experimental rats[J]. International Journal of Biological Macromolecules, 2017, 104: 1874-1881.

[52] Jiao Z, Wang X, Yin Y, et al. Preparation and evaluation of a chitosan-coated antioxidant liposome containing vitamin C and folic acid[J]. Journal of Microencapsulation, 2018, 35: 272-280.

[53] Sharifi S, Rezazad-Bari M, Alizadeh M, et al. Use of whey protein isolate and gum arabic for the co-encapsulation of probiotic *Lactobacillus plantarum* and phytosterols by complex coacervation: Enhanced viability of probiotic in Iranian white cheese[J]. Food Hydrocolloids, 2021, 113: 106496.

[54] Dong Y, Wei Z, Xue C. Recent advances in carrageenan-based delivery systems for bioactive ingredients: A review[J]. Trends in Food Science & Technology, 2021, 112: 348-361.

[55] Pérez-Córdoba LJ, Norton IT, Batchelor HK, et al. Physico-chemical, antimicrobial and antioxidant properties of gelatin-chitosan based films loaded with nanoemulsions encapsulating active compounds[J]. Food Hydrocolloids, 2018, 79: 544-559.

[56] Liu W, Ye A, Han F, et al. Advances and challenges in liposome digestion: Surface

interaction, biological fate, and GIT modeling[J]. Advances in Colloid and Interface Science, 2019, 263: 52-67.

[57] Wei R, Zhao S, Feng L, et al. Influence of triacylglycerol on the physical stability and digestion fate of triacylglycerol-bergamot mixed-oil emulsions with nobiletin[J]. LWT-Food Science and Technology, 2021, 144: 111253.